食の豊かさ 食の貧困

近現代日本における規範と実態

Food Capability and Food Poverty

Dietary Norms and Practices in Modern and Contemporary Japan

上田遥◉著
Haruka Ueda

名古屋大学出版会

食の豊かさ　食の貧困——目次

序　章　あいまいな「食の豊かさ」、みえにくい「食の貧困」……… I
1　現代＝再帰的近代の食べ手　I
2　潜在能力としての「食の豊かさ」　3
3　相対的剝奪としての「食の貧困」　4
4　本書の内容　6

第Ⅰ部　現代の食をどう捉えるか——社会と倫理の結節

第1章　食の社会学……… IO
1　農村社会学から食の社会学へ　IO
2　食の社会学の発展史　I2
3　食の近代化論　I6
4　食事モデルと社会表象　25
5　近代家族と戦後体制　28

第2章　食の倫理学……… 32
1　基本命題　32
2　功利主義、義務論、徳倫理　36

3 ウェルビーイング（生活の質）研究 39
4 フード・インセキュリティ研究 42
5 潜在能力アプローチの可能性 48

第Ⅱ部 食規範と実態の歴史的変遷

第3章 「第一の食の近代」の萌芽 …… 56
1 フードシステムの近代化 56
2 近代家族と栄養学 76
3 「米食型食生活」の成立 85

第4章 戦後「食の近代」の再出発 …… 90
1 食生活の戦後体制の確立 91
2 フードシステムの戦後体制と副作用 98
3 「日本型食生活」の成立 107
4 食事型にみる家族の戦後体制の矛盾 116

第5章　「第二の食の近代」の徹底化……122
1　崩食論の本質　122
2　食品安全問題と法的規制化　132
3　食育と栄養主義　137
4　和食の遺産化　141
5　食の貧困と脱政治化　147

第Ⅲ部　現代日本の「善き食生活」と「食の貧困」

第6章　食潜在能力——理論から実践へ——……156
1　食潜在能力理論の応用　156
2　本書で用いるデータ　164
3　分析方法　166

第7章　「善き食生活」の多様性と共通性……176
1　「善き食生活」の主観的価値づけ——健康から品質まで　176
2　食事モデルの客観的評価——食事回数から食事内容まで　183

3　食生活言説と実態との相克　190

第8章　経済的貧困では捉えられない「食の貧困」……196
1　「食の貧困」とは十分な食料がないことか　196
2　貧困シングルマザーの食生活　198
3　シングルマザーの食生活特徴　212
4　シングルマザーの「食の貧困」測定　216

第9章　食潜在能力の測定……224
1　「善き食生活」と「食の貧困」の認定　224
2　食潜在能力の格差はどこにあるか　229
3　現代社会の縮図としての食生活　235

第10章　食料政策の体系化……242
1　食生活支援の実態とニーズ　242
2　食料政策の国際的動向——フランスを中心に　251
3　日本型「食料政策」の体系化へ　261

終　章　豊かさの中の貧困、貧困の中の豊かさ……273
1　食の豊かさ、食の貧困とは何であったか　273
2　研究の制約と批判　275
3　食の豊かさの哲学へ　279

註　285
あとがき　311
付　録　巻末27
参考文献　巻末7
図表一覧　巻末5
索　引　巻末1

序　章　あいまいな「食の豊かさ」、みえにくい「食の貧困」

現代日本における「食の豊かさ」、そして「食の貧困」とは何か。価値が多元化した社会、格差が拡大した社会において、こうした問いはますます切実なものとなった。しかし、突き詰めれば突き詰めるほど、問いの複雑さに気づかされる。豊かさは人それぞれ異なって曖昧だ、貧困も見えづらく隠されている――こうして私たちは思考停止に陥ってしまう。しかし本当にそうだろうか。食の豊かさや貧困が曖昧で見えづらいのではなく、それらを考える方法自体が貧困なのではないか。それらの実証的具体化や、社会的合意形成の努力を欠いてきたからではないだろうか。本書では、こうした問題に正面から取り組んでいきたいと考えている。

1　現代＝再帰的近代の食べ手

そもそも、食の豊かさや貧しさをなぜ今更問い直す必要があるのか。こうした探求を必要とさせる社会的原因を診断することから本書をはじめたい。

社会学では、それを再帰的近代（reflexive modernity）という時代構造に帰する。[1]私たちが今生きている現代とは、富の増大や生活の質の向上に社会を一直線に向かわせる予測可能で単純な近代ではない。現代は、近代化のもたらす矛盾や問題が循環的に作用してくる「再帰的近代」である。リスク社会、個人化、グローバル化、環境問題、新たな貧困など再帰的近代には様々な顔がある。家族や地域共同体という中間組織から放出された個人は、より自由な生き方の選択が可能になる反面、選択の負担やリスクを自身で背負いこむことになる。そうした不確実で複雑な社会をうまく生き抜くには、近代の再帰的プロセスに無自覚なままではならず、徹底的な内省や自己努力が不断に要求される。「君たちはどう生きるのか」と執拗にくりかえされる問いに悩み、それに答え続けていかなければならない。

食生活は、そうした再帰的近代化の影響を最も色濃く表す生活領域の一つである。これまで家族や地域共同体で形成されてきた慣習的な食規範は、その自明性や正当性を失い、新たな食規範の探索がはじまる。ベジタリアン、マクロビ、グルテンフリー、炭水化物ダイエット等々、互いに矛盾する多くの食規範が氾濫する結果、私たちは「一体何を食べればよいのか」と途方に暮れることになる。

ガストロノミをその原義である「自己の飲食（gastros）を律する規範（nomos）」と理解すれば、そうした食規範を喪失したかにみえる現代はガストロアノミ（gastro-anomie）の時代であろう。ガストロアノミを生きる食べ手は、医学、政治、司法、伝統など新たな統御機構による救済を求めるようになる。(2)「正当な」食知識の供給源となった栄養学、個人の食選択に積極介入する食育政策、一連の食品問題（放射能汚染など）や食品不安の増大をきっかけに強化された食品安全法制、和食の遺産化に象徴される伝統食への回帰――これらはいずれも現代日本の食をめぐる再帰的近代の諸相とみなすことができる。

こうした「第二の食の近代」に直面する私たち食べ手にとって、栄養知識のみに頼る介入は限定的効果しか持たない。栄養学的合理性と時には対立するような、食べ手の多様な合理性を尊重し、それと交渉しながら必要な社会的介入策を講じていく必要がある。換言すれば、現代における「食の豊かさ」をめぐる社会的合意の形成が喫緊の課題となっているのである。
反対の側面からみると、これは、そうした「食の豊かさ」から大きく乖離した状態、社会的に許容され得ない食生活状態――すなわち「食の貧困」――をめぐる合意形成の問題でもある。食の豊かさと食の貧困は互いに別個の問題ではなく、表裏一体の問題である。では、この問題系をどのような論理的枠組みによって捉えるか。本書では、社会学に加えて、倫理学にもその打開策を求めることとする。

2　潜在能力としての「食の豊かさ」

「大切なことは、ただ生きることではなく善く生きることである」(『クリトン』)というソクラテスの言葉は、倫理学の重心が本来どこにあったかを教えてくれる。アリストテレスが『ニコマコス倫理学』で幸福を達成するための徳(潜在能力)を探求したことも、徳倫理学としての性格を物語るものであった[3]。

しかしベンサムの功利主義やカントの義務論により「何が正しいか」という問いが倫理学の主流になると、当初の「人はいかに善く生きるか」をめぐる徳倫理的探求は失われる。一九九〇年代以降、国内外で注目を集めている「食の倫理学」もいまだ徳倫理を忘却したままである。

本書で用いる潜在能力アプローチ(capability approach)は、そうした古代ギリシャの徳倫理学を現代に復興させたものとしても捉えられる。潜在能力アプローチは、もともとインドの経済学者アマルティア・セン(一九九八年ノーベル経済学賞)が提唱した理論であるが、それをアリストテレス哲学と結節させたアメリカの哲学者マーサ・ヌスバウムの貢献も見逃してはならない。センとヌスバウムが発展させた潜在能力アプローチは、発展途上国の貧困問題をはじめとして、先進国の健康、教育、ジェンダー問題にも応用範囲を拡大させている。しかし、従来の潜在能力研究において、食生活は量的・栄養的十分性に還元されることが多く、時間、空間、社会関係なども含めたトータルな意味では扱われてこなかった。本書では社会学的視点を統合しながら、潜在能力アプローチをトータルな食生活分析に応用していく。

潜在能力アプローチの理論的構造は第2章で詳述するが、その基本的特徴のみ先に述べておこう。潜在能力とは、個々人がそれぞれ価値をおく「生活の質（well-being）」を達成するための自由（能力・機会）を指す。潜在能力アプローチにおける倫理的評価の情報的基礎は、この潜在能力にあり、その人が持つ資源の豊富さではない。同じだけの食料が与えられても、調理能力や食環境によって、それを「食生活の質」に変換できる程度は個々人で異なるからである。財ではなく、潜在能力に着目することで、個々人がおかれる状況の多様性を考慮することが可能になる。また、それぞれが価値をおくウェルビーイングの多様性を尊重しつつも「多様性の中の共通性」を基礎として社会的決定につなげる方策——共通性アプローチ（intersection approach）——も提供してくれる（セン『不平等の再検討』[4]）。本書でも潜在能力の観点から「食の豊かさ」を考えることとしたい。

そこでこれ以降、食の豊かさ、良い食事、望ましい食生活といった一般的概念を「善き食生活（well-eating）」という理論的概念に置換して論を進めていく。ここでいう「善さ」とは、リベラリズムが前提とする多様な「善の構想」をいい（ロールズ『正義論』）、「食生活」とは、時間、空間、社会関係なども含めた人間的な食生活（モラン『人間の自然性』）を含意している[5]。

3　相対的剝奪としての「食の貧困」

現代日本では、六～七人に一人が貧困状態にある。このような国際的にも高い貧困率をふまえれば、福祉分野のみならず経済、教育、医療、健康など全分野で貧困対策を一層拡充していく必要がある。しかし食生活分野では、どのような支援体系を構築するかという問題以前に、その前提となる実態がよくわかっておらず、より根本的には「食の貧困」を考えるための方法・理論を欠いているのが現状である。

貧困研究において「食」は二通りの位置づけが与えられてきた。一つは、ラウントリーの「絶対的貧困」概念を踏襲した、労働能力を維持するための最低必要栄養としての「食」である。もう一つは、タウンゼントの「相対的剝奪（相対的貧困）」概念をもとにした、生活の質（その部分）としての「食」という位置づけである。相対的剝奪とは、生存に必要な栄養を欠いていることではなく、所属する社会で慣習的になっている諸活動を達成できていない状態を指す。貧困研究ではほとんど顧みられてこなかったが、タウンゼントが当初から、友人と食事すること、毎日朝食を食べること、ふだんから肉料理を食べられること等々、食生活の広範な側面を相対的剝奪概念に取り込んでいたことはもっと注目されてよい。

高度経済成長を終えた現代日本で多くの場合に問題となるのも、相対的剝奪としての「食の貧困」である。とはいえ、実際の研究や政策では「経済的制約に由来する十分な食料が確保できない状態」が主な関心であり、食生活のトータル性まで評価の対象となることはない。さらにいえば「貧困世帯の食生活＝食の貧困」という見解も根強く存在している。たしかに所得は重要な制約要因の一つであるが、ほかにも様々な要因が介在している。経済的に貧困であっても、高い料理能力や子どもの家事参加で「善き食生活」を達成できているケースもある。逆に、現代日本でより一層深刻なのは、経済的資源は豊富にあっても、長時間労働などによって低水準の食生活を余儀なくされているようなケースであろう。どちらのケースも正しく認識するためには、食潜在能力の剝奪という観点から「食の貧困」を捉えていく必要がある。

4　本書の内容

現代日本における「善き食生活」や「食の貧困」とはどのような状態をいうのか――これに答えることが本書の課題である。本書では、現代における食生活の多様性を尊重しつつも、歴史的知見や社会的合意を生かしながら「多様性の中の共通性」を析出する。そうした共通性アプローチをもって、食料政策の立案決定に生かすとともに、個人レベルでも食生活の再構築に資するレファレンスとすることを目指す。こうした目的を達成するため、本書は全三部で構成される。

第I部では、本書全体に一貫する理論・方法として食の社会学と倫理学をとりあげる。両者の融合はあまり先例がないが、互いに弱点を補完しあう理論であることはすぐに理解されるだろう。食の社会学を扱う第1章では、「何を食べるか」の探求を必要とさせる根本原因を再帰的近代という時代構造に求める。食の近代化が進展すれば、食選択の自由は拡大する一方、その負担やリスクを個々人で背負いこむことになる。それは容易なことではなく、食べ手は科学、政治、伝統や自然など新たな統御機構を模索する。食の倫理、食の思想が強く求められるのはこうした文脈である。ここでは食の社会学の視座から、食の近代化過程や食生活をトータルに分析するための方法論を導入していく。

第2章では、社会学が提起する「善き食べ手」の再帰的プロジェクトを倫理学の立場から引き受ける。功利主義、義務論、徳倫理という三つの学的潮流、周辺研究（食関連ウェルビーイング、フード・インセキュリティ）の成果と限界を精査し、そこでの課題を克服しうる潜在能力理論の可能性について論じる。

惜しいことに、食の社会学（主にフランス学派）や潜在能力アプローチの重要性は国内の食生活分野においてほとんど認知されていない。そのため第1・2章では、学説史も含めて、それらの理論的示唆を体系的に紹介するよう努めた。

実証研究を進めるなかで次第に明らかになるのが、一般市民にとって「善き食生活」を表明すること自体必ずしも容易ではないということである。どのような食生活を送るべきか自分でもわからない、栄養バランスや一日三食といった平凡な内容しか思いつかない――こうして頭を抱える姿に何度も出会った。こうした「善の構想力」が徹底的に要求されるようになったのが現代（再帰的近代）であるから、やむを得ない側面はあろう。

そのため第II部では、食事モデルを構成する各要素（回数、場所、食事型など）について、近代から現代までの歴史的変遷をたどる。歴史的想像力によって現代の「善き食生活」を内容的に豊富化させ、何を継承発展させるべきかを見定めることがここでのねらいである。第3章では、近代の新様式となった「米食型食生活」に焦点を当て、フードシステムと家族の両面からその成立条件をみることで「第一の食の近代」の輪郭を描く。第4章では、洋風化や成熟化など様々に語られてきた戦後史を「食生活の戦後体制」という観点から一体的に捉え直す。一九八〇年代の「日本型食生活」言説はこの戦後体制の維持・強化をねらうものであったが、本格的段階に移行した「第二の食の近代」への対応は不完全であった。第5章では、拡大する規範－実態の乖離すなわち「崩食」現象を再検証し、新たに台頭してきた統御機構（栄養学、食品安全法制、食育政策、和食遺産など）の分析から、徹底化された「第二の食の近代」の諸相をみる。再帰的近代化という視点から、近現代日本の食文化史を再考し、現在の分析につなげる。

第III部は本書の中核部である。全国市民九七三名へのアンケート調査、都市圏在住のシングルマザー五三名へのインタビュー調査から得た二種類のデータを用いて、現代日本の「善き食生活」と「食の貧困」の実像に迫る。人々は何をどのように食べているのか、そして、どのように食べたいと望んでいるのか。方法論を扱う第6章はテクニカルな内容を多く含むため、一旦読み飛ばし必要に応じて参照していただく形でもかまわない。ただしこの部分が「善き食生活」や「食の貧困」の捉え方を強く規定している点は十分に留意されたい。

第7章では、全国市民における「善き食生活」の規範と実態をトータルに捉え、多様性の中の社会的合意点を見出す。第8章では、貧困率が特に高いとされるシングルマザーが、多大な資源制約下でいかなる食生活を送っているかを詳細に描く。こうした知見から、現代の「食の貧困」は経済的貧困と同一視できず、味覚や調理能力なども含めた食潜在能力の観点から理解されるべきことを論じる。逆にいえば、長時間労働や不満足な食環境などの諸条件が揃えば、社会経済的地位が高くても「食の貧困」に陥ってしまうということである。

これらの結果を総合する第9章では、食料政策の立案決定に不可欠となる、食潜在能力水準の測定に挑む。そして現代日本の食潜在能力はどの水準にあるのか、誰が豊かで誰が貧困なのかという問いに答える。その結果、食潜在能力の観点からみれば、社会経済的地位よりも、性別と年齢に由来する不平等が大きいことが明らかになるだろう。食潜在能力の不平等は、ジェンダー格差、高齢化など現代日本が抱える構造的矛盾とも切り離せない問題である。第10章では、国際的動向もふまえながら、食潜在能力拡大のためにいかなる食料政策が必要かを論じる。緊急時のみならず平時の食料安全保障を実現する施策、食料支援と代替的支援を両輪とした貧困対策、政策的実効性を担保する地域圏アンカリングなど、揺れる食料・栄養行政が目指すべき道を示してみたい。

第Ⅰ部　現代の食をどう捉えるか——社会と倫理の結節

第1章　食の社会学

そもそも現代社会の食をどう捉えればよいか。なぜ「善き食生活」や「食の貧困」の探求がこれほど切迫した課題となったか。私たちが生きる「食の再帰的近代」とはいかなる時代か。本章では「食の社会学」の視座からこうした問いに答えることを目指す。

1　農村社会学から食の社会学へ

（1）「食の社会学」の日本的受容

「食の社会学」と題する研究がようやく日本でも盛んになってきた。これまでの社会学でも農業、健康、食文化、市民運動など食に関連するテーマは個別に扱ってきたが、現代の食べ手が直面する複雑な状況に体系的・組織的に接近する動きは比較的新しいものである。

日本では、有賀喜左衛門や鈴木栄太郎に端を発する農村社会学が早くから発達してきた。しかし主な課題は農村・農業であって一般の人々の食卓ではなかった。後者への視点は、公害や農薬などをめぐる市民運動の活発化を背景とし、アメリカの批判的農業・食料社会学（政治経済学）を吸収した一九九〇年代以降にようやく確立されたものである。その間、イギリス社会学の系譜も紹介されてきたが、それが日本で独自の発展を遂げているとは言い難い[1]。

不思議なことに、こうした英米の系譜と比べ、フランスの系譜はほとんど紹介されずにきた。それは単に言語の問題のみならず、食の社会学の背景にある哲学的伝統の難解さがどこか近寄りがたくさせていたのかもしれない[2]。とはいえ後述するように、食生活をトータルに捉える方法論や、再帰的近代＝現代の食卓をめぐる問題の複雑性を理解するための体系的知見を提供してくれるのがフランス学派である。以下では、フランスの学説史を繙きながら、「善き食生活」や「食の貧困」の研究にいかなる示唆があるかを論じていく。

（2）社会科学における「食」の主題化

これまで一般的に紹介されてきた食の社会学の学説史は、おおむね以下のようなものである。食の人類学・社会学研究は、イギリスやフランスの機能主義（デュルケム、ラドクリフ＝ブラウン、マリノフスキなど）やアメリカの文化主義（ボアズ、ベネディクト、ミードなど）にはじまり、構造主義（レヴィ＝ストロース、ダグラス、ブルデュー〔食事論〕など）への批判を経て、今日のポスト構造主義・歴史主義（グッディ、メネル、ワードなど）に至るとされる[3]。

とはいえ、こうした認識は大きく二つの問題を抱えている。第一に、たしかに食の人類学と社会学は密接な発展関係にあるが、この学説史では「社会学」内部における発展史を描くことができていない。後述するように、社会学で「食」が主題化されるためには大きな認識論的障害を克服する必要があった。現代における食の社会学の射程を捉えるうえで、この経緯を素通りすることはできない。第二に、今日のポスト構造主義・歴史主義の範囲が広すぎるため、そこに統一的な方法論を見出すことは難しい。ともすれば、現代における食を分析していれば、何でも「食の社会学」になってしまいかねない（これがまさに日本の現状でもある）。

こうした課題を克服する独自の学説史叙述を展開するのが、フランスの社会学者プーランである。プーランの理論形成過程においては、エドガー・モランとミシェル・バーテロットという二人の学者が大きな役割を果たした[4]。科学哲学的発想を持ち込むことで、社会科学内における「食」の主題化やそれを阻む認識論的障害を摘出することが可能になったのである。

この主題化とは「任意の事象Xを理論的記述の構造に変換すること[5]」をいうが、それはすべて理性的に行われるわけではない。哲学者ガストン・バシュラールが『科学的精神の形成』で明らかにしたように、一七〜一八世紀の科学でさえ、形成過程には非理性的思考（直観、想像、アナロジーなど）が介在し、客観的事実のみをもとにした進歩ではなかった。そこには「科学的進歩を阻害する心理学的条件[6]」ともいうべき認識論的障害がつねに介在していた。以下では、「食」がそうした認識論的障害を克服し、いかに社会学の主題となったかをみていきたい。

2　食の社会学の発展史

(1) デュルケムと認識論的障害

社会学における「食」の主題化を阻む要因は大きく二つあった。一つは、食の下級性である。「食」は哲学的伝統における精神‐身体の二元論において下級とされた身体側に位置づけられ、生理学の課題とされた。一方で、進化論的パラダイムの中での「食」は、下級とされたプリミティブな社会の分析対象すなわち人類学の課題とされ、近代社会を分析対象とする社会学からは除外されてしまった。

もう一つの認識論的障害は、社会学の成立過程それ自体にある。フランス社会学の生みの親デュルケムは、生理学や心理学には還元されない「社会的事実（fait social）」を社会学の分析課題に定めた（『社会学的方法の基準[7]』）。こうした定義は予想外の矛盾を生じさせた。「飲食」はそうした社会的行動様式に包摂される一方、(前述の下級性に由来する障害と同じく）食物は生理学的次元に近すぎるとして除外せざるを得なかった。たしかに、食卓のワインは社会的・文化的な対象物ではあるが、飲み干してしまえば生理的身体に統合される。「食」はその位置づけの両義性ゆえに、社会学内部では長らく「二級の主題」とされてきたのであった。

こうした認識論的障害は一九八〇年代以降の「食べ手の社会学（sociology of eaters)」でようやく克服されるようになるが、そこに至るまでには「食消費の社会学」と「味覚の社会学」という二つの研究プログラムを経る必要があった。

(2) 食消費の社会学

食消費の社会学はル・プレーやエンゲルが先駆的に実施した労働者階層の家計消費研究から生まれた。デュルケム第一世代として仏独の家計消費を分析したアルブヴァクスは、エンゲルの法則に依拠しながら、労働者階層と富裕層の食消費パターンの差異を明らかにした（『労働階級と生活水準』)。ただし、デュルケムの進化論的観点からは、前者の食消費はプリミティブで、社会的次元を欠いていると見ざるを得なかった。他方で、アルブヴァクスは労働者階層の栄養改善のためには、まず彼らの食物への「認識」を理解する必要があることにも気づいており、それは後述する社会表象研究への扉を半ば開くものであった[8]。

一九五〇年代にはフランス国立経済統計研究所（ＩＮＳＥＥ）が生活状況観察研究所と連携して、全国レベルの家計消費調査を開始した。この調査は六〇年代に制度化され、八〇年代にはＩＮＳＥＥデータを用いた社会学的分析が成果を生みはじめた[9]。当初はフランスも、日本の家計調査データを用いた分析と同様に、購買食品の組み合わせから食消費パターンを同定するのみであった。しかし、ますます進展する食習慣の脱構造化（destructuration）を理解するため、多面的な評価項目（時間性、空間性、共食者、日常‐非日常性）を含む分析手法がやがて考案され

（ハーパン「制度としての食事[10]」）、これがのちの食事モデル（modèle alimentaire）研究の体系化につながっていった。

（3）味覚の社会学

一方、味覚の社会学はブルデューの『ディスタンクシオン』にはじまるが、それはアルブヴァクスの進化論的見解への批判に基づくものでもあった。ブルデューにとって味覚は生理的所与ではなく、社会構造（階級）が身体化されたハビトゥスであり、食事はそうした階級的差異を鮮明に表す文化的実践であった。

ブルデューの見解を引き継ぎ、実証研究を進めたグリニョンらも「労働者家庭の食卓はコストの会話からはじまる。（中略）味覚は購買力の反映である」として労働者階級の味覚の自律性を主張した[11]。味覚が階級的に自律的かどうかは、後述する「食べ手の社会学」でも重要検討課題の一つとなっていった[12]。

いずれにせよブルデューにおいて食事とは、娯楽・音楽・絵画などと並んで、ハビトゥスを論証するための文化的実践の一つという限定的な位置づけにとどまっていた。そのため生理学、心理学、社会学にまたがる食のトータル性が十分に認められていたわけではなかった。この意味での主題化こそ「食べ手の社会学」が担うべき仕事となる。

（4）食べ手の社会学

食べ手の社会学成立の契機は、すでにデュルケムの弟子マルセル・モースが準備していた。モースは未開社会のポトラッチ（贈与・贈答）の分析を通じて、それは法的（権利）-政治的（階級・家族）-宗教的（呪術・アミニズム）-経済的（消費・利益）-美的次元（舞踊・食事）すべてに関わることを発見した（『贈与論[13]』）。社会的事実は全体システムに統合されてはじめて分析可能になるのであり、これはデュルケムの方法論への問題提起でもあった。さらに、モースは「身体技法論」の中で、飲食とは単なる生物学的行為ではなく、教育を通して外から強制されるものでもあり、それは生物学‐心理学‐社会学にまたがる「全社会的事実（fait social total）」であるとみた[14]。

モースの全体的視点をより密接に「食」と関連づけたのは哲学者モランである。モランは、人間性とは何かを再考するなかで、「食べる、飲む（中略）という最も基本的なわれわれの生物学的活動は、規範、禁止、価値、象徴、神話、儀式すなわちこの世にある最も殊更に文化的なものと密接に関係」しており、食は「生物‐心理‐社会‐文化的」存在の最たるものだと論じた（『人間の自然性[15]』）。ここに「全人間的事実（fait humain total）」として食を学際的に研究する立場が打ち出されたといえよう。

これをはじめに具体化したのが、モランのかけ声のもとフィシュラーが一九七九年に編集した学術誌『コミュニカシオン』の特集号「食の生物文化人類学に向けて」である。この号は社会学者、人類学者、心理学者など多分野からの論文を収録するが、食のトータル性を主題とする点は共通する。そして、特集号の成功を経て、モランの指導下で博士号を取得したプーラン（一九八五年）とフィシュラー（一九九〇年）の二者に、食の社会学研究の組織化をすでに進めていたコルボーを加えた三者が、それぞれの拠点（トゥールーズ第二大学、フランス国立科学研究所、トゥール大学）で「食べ手の社会学」を制度化していった。

（5）食のトータル性からの再解釈

食のトータル性（totalité alimentaire）という概念をもう少しだけ明晰にしておこう。これは、一九六〇年代以降の科学全体における「学際性」を重視する潮流に由来する概念であるが、フランスの食の社会学では、とりわけ以下のような思想的負荷を帯びている。

第一に、その根底には「人間性」とは何かをめぐる強いヒューマニズム精神が流れている。分析上どれだけ視点が制約されたとしても「人間としての存在を忘れてはならない[16]」のである。

第二に、メタ・ディシプリンの視点である。これは、ディシプリン間の壁を超えた協働や共通的知の同定を促進する「開放的」方向であるとともに、各ディシプリンの内的反省を強く求める「閉鎖的」方向を重視するものでもある。[17] 通常「学際性」といえば、前者の開放的方向が強調されがちだが、フランスでは特に後者の閉鎖性を重視するのが特徴的である。

二〇〇〇年代以降の食の学際的研究についてみると、英語圏ではディシプリン的特徴にあまり拘らず「フード・スタディーズ」として一体的に研究されているが、フランスはこれに懐疑的であり、既存のディシプリン的伝統の枠組みで学際性を取り込もうとする。[18]

こうしたフランス的な閉鎖性（ディシプリンの内的反省）は、食の社会学では以下の具体的戦略として現れる。一方では、食の社会学でこれまで見逃されてきた生理・心理的側面の分析を再評価しようとするものであり、他方では、従来生理学や心理学でのみ扱われてきた対象（肥満、食の楽しみ、食育など）に食の社会学として接近しようとするものである。

端的にいうと、今日の「食べ手の社会学」とは、食の人類学と従来の社会学（食消費、味覚）の射程をそれぞれよりトータルな方面に拡大したものである。以下では本書の関心に直結する「食の人類学」と「食消費の社会学」の展開部分に絞ってその示唆をみていきたい。[19]

3 食の近代化論

（1） 食の普遍性と現代性

「食」は社会学よりも人類学のなかで正当に扱われてきたことを先に述べたが、食べ手の社会学が最初に取り組むべき課題は、こうした人類学的成果の発展的継承であった。フィシュラーは主著『人間＝雑食動物』で、人類学が解明してきた食の普遍的性質として「分類思考」「体内化（incorporation）」「雑食動物のパラドクス」の三つを抽出した[20]。

分類思考とは、潜在的に食とみなされるものを可食・不可食に分類する思考システムを指す。これはプリミティブな社会であれ近代社会であれ、全文化に共通する食べ手の特徴である[21]。この分類思考に従って食物は体内に吸収されるが、この時、生物学的レベルのみならず、心理学的レベルでも体内化作用が生じる。食べ手は、食物の象徴的特徴を自らに充当できると信じて食べる――「我すなわち食したもの」というわけである。こうした魔術的思考（pensée magique）はプリミティブな社会や幼児のみの特徴ではなく、現代の食べ手にも共通している[22]。

本来、雑食動物は食物の選択肢が多く、生存に有利なはずである。しかしその選択肢が多すぎると、結局何を食べるべきか判断できなくなる。人間は、文化によって分類思考をはじめとした「料理システム」（レヴィ＝ストロース「料理構造論」）を持つことで[23]、そうした雑食動物のパラドクスに陥らずに済んでいた。しかし、多数の相矛盾する食規範が氾濫した社会――ガストロアノミ化した社会――では、従来の料理システムが統御的機能を失い、食品不安・パラドクスが再び増大していく。

プーランも、フィシュラーの問題提起を引き継ぎながら、ガストロアノミに直面した現代の食べ手は、科学、司法、政治、伝統、自然といった新たな統御機構を探索しはじめたとみる[24]。これらの統御機構は近代化とともにすでに出現していたものであるが、存在感を一層増していくのが現代（再帰的近代）である。本書でいう「食の近代化」とは、これら二つの近代を含意していることに留意されたい。

（2）「再帰性」とは何か

「食の再帰的近代」の具体的諸相に立ち入る前に、「再帰性」の意味を整理しておきたい[25]。第一に、反省性・省察（reflection）との区別である。知識の増大や科学原則の適用という意味での自己省察はもはや万能ではない。近代化の徹底とともに、環境問題、個人化やグローバル化の矛盾など、当初は無意識的で、予期していなかった問題が副作用的に生じてくる。そうした非省察性および反射性（reflex）を表すために「再帰性（reflexivity）」の概念が用いられる。

第二に、とはいえ「再帰性理論のなかには（一定の条件のもとで）近代化の省察理論が含まれる[26]」。一定の条件とは、両概念の明確な違いを認識するということである。つまり、再帰性を認識（対象化）するということ自体が一種の自己省察であり、前者は後者を含むものである。再帰性とは、非省察性と省察性を弁証法的に統合した概念であるともいえよう。

第三に、再帰性は変革能力（パワー）である。再帰的近代という構造自体を理解できることは、構造からある程度自由になることでもある。逃れられない副作用があるとしても、それに備えて、よりよく――悲観的でも楽観的でもなく――受け入れることはできる。再帰的近代から逃れられないのであれば、むしろ自覚的に挑んでいくべきであろう。

本書でも各所で「再帰的」という形容詞を用いるが、それはこうした「再帰性をふまえた」という意味である。とりわけ「自己の再帰的プロジェクト（reflexive project of the self）[27]」とは、どのような食べ手になりたいかを、再帰的近代のなかで不断に省察、修正、実践していくことを指す。また「再帰的モニタリング[28]」は、再帰的近代のなかで日々のルーティンが揺さぶられ、存在論的安心感が失われた際、再度それを問い直して行為の本質を知ること、そうして行為の変革につなげることをいう。

では次に、「食の再帰的近代」の具体的諸相として、食の医療化、法制化、政治化、遺産化、そして自然との関係についてみていこう。これらの諸現象はすでに近代化（第一の食の近代）とともにみられるものであるが、それらが徹底化し、かつその副作用と対峙しなければならなくなるのが再帰的近代（第二の食の近代）である。

(3) 食の医療化

食の医療化(médicalisation)とは、料理システムの正統性の基盤が、従来の家族・地域・宗教から医学に移っていく現象を指す。一方では、食生活が新たに医学的治療の対象となり、食べ手と医学が治療関係で結ばれていくプロセスを示す[29]。他方では、様々な社会媒体を通じて栄養主義(nutritionism)の価値観が流布され、この中で食が本来もつトータルな価値は栄養(素)的価値に還元されてしまう[30]。こうした食の医療化・栄養主義批判を通じて、社会学と栄養学の新たな協働関係を探求することが本書の基本姿勢であり、それは食べ手の社会学に共通するものでもある。

第II部でみるように、日本における栄養学は明治末期・大正期に誕生し、栄養知識は次第に人々(主に都市中間階級)の食生活空間に浸透していった。戦後は、学校教育や様々な社会的媒体を通じて、栄養知識が全国的かつ全階級にわたって普及するようになり、「食の洋風化」を知識面から支えた。しかし、一九八〇年代の一連の食生活指針を契機として、二〇〇〇年代の食育政策、二〇一〇年代の和食政策、そして現代日本の「善き食生活」認識に至るまで、栄養学の領域が次第に拡大して食事モデル全体を覆うようになり、同時に、実際の食生活にも様々な矛盾をきたすようになる。加速する栄養主義のなかで、私たちは何を得て、何を失ってきたかを再検討する時期に差し掛かっているのである。

(4) 食の法制化

「法的なるもの」による食の統御方法には法的規制化(juridisation)と司法化(judiciarisation)の二つがある。前者は、従来までは社会的に制御されていた食品生産製造段階を次々と法制下におく方向性であり、具体的には近年の食品安全行政の展開を指すものである。一方、司法化とは、法廷裁判による統御形態を指すが、これはとりわけ多国籍アグリビジネスをめぐる訴訟や論争に対応するものである。欧州では特に一九八〇年代以降の食品安全問題を契機として、専門家（科学的知識）への不信と消費者主権の高まりがあり、それに応えるべく食品安全確保のための法整備が進められてきた[31]。

日本国内でも、二〇〇〇～一〇年代の食品安全問題を受け（特にＢＳＥ問題と放射能汚染問題）、食品安全行政の抜本的変化を余儀なくされた。近代から続く食品生産・流通に関わる従来の安全衛生規則だけでは、増大する消費者の食品不安にうまく対処できなくなったためである。二〇〇三年には「食品安全基本法」が制定され、科学的なリスク・アナリシスに基づく政策体系が構築され、食品安全行政における消費者認知の把握やリスク・コミュニケーションの必要性も明確に位置づけられるようになった。それ以降も、トレーサビリティ（牛肉に始まり段階的に多品目へと拡大）や、食品衛生管理手法（ＨＡＣＣＰ）の導入・運用義務化など、消費者の安全のみならず「安心」も確保するための法制化傾向は継続して強化されている。

（5）食の政治化

食の政治化（politisation）は、それまで私的領域とされてきた食生活が社会的、公共的、政策的な対象となっていく傾向を指す。広範な概念であり、ほかの諸傾向と重複する部分もあるが、ここでは実効的な意味での「食料政策化」という部分に絞ってみていきたい。食料政策は従来の生産流通政策と異なり、食料安全保障――それをさらに豊かにした「善き食生活」――の実現を目的とした新たな政策である。フランスでは、二〇一〇年の農業・漁業近代化法以降「全国食料計画」として展開されてきた。これに先立つ「全国栄養健康計画」で見逃されていた側面（品質、楽しみ、食文化、社会正義、地域圏フードシステムなど）を補完し、食生活のトータル性をカバーする政策体系を持っている。「善き食生活」という基本理念、内容決定における社会的討議プロセスの統合（「国民食料会議」の組織化）、食料政策の提言母体「全国食料評議会」への直接的な関与など、「食の社会学」も食料政策の発展過程において重要な役割を担ってきた。

一方、日本において、近代から戦後しばらくの間（農業基本法体制）にわたって主流であったのは、農業・食品流通政策であった（学校給食や公設食堂など一部の例外あり）[32]。一九八〇年代になってようやく、人々の食生活（日本型食生活）を起点とした「食料政策」が構想されはじめ、一九九九年の「食料・農業・農村基本法」下において、農業政策、農村政策、食料政策という三つの政策分類の形を一応とることとなった。しかし、国際的理解における「食料安全保障」ないしは「善き食生活」を基本理念とする統合的な食料政策としては、まだ確立されていない。二〇二四年五月には、二十余年ぶりに「食料・農業・農村基本法」が改正され、今後いかなる食料政策が立案されるかが将来の食生活を大きく左右するといっても過言ではない。本書の第10章ではフランスの経験を参照しながら、日本の食料政策が目指すべき方向を照らしたい。

また、食の政治化をめぐる問題は、国家として人々の食生活にどこまで介入できるか、公共政策としてどの程度の食生活水準まで確保すべきか、そもそも社会的に望ましい食生活は何か、人々の食生活の「自由」をどう考えるか——こうした問題の再検討を要請する。潜在能力アプローチはこれに理論的見通しをつけるものであり（第2章）、本書ではさらに食料関連政策の歴史的変遷（第II部）、現代の「善き食生活」と「食の貧困」の実証分析を通じて（第III部）、この論点を具体的に検討していく。

（6）食の遺産化

食の遺産化（patrimonialisation）とは、伝統食材・地域料理の再発掘など、「伝統」の再価値づけを行い、それを食規範の根拠とする傾向である。フランスでは、国立料理芸術評議会（ＣＮＡＣ）が地方料理のリスト化・登録制度を整備した一九九〇年代から食の遺産化傾向が本格化し、食の社会学、民俗学、歴史学、観光学など多様な分野で研究が進められてきた[33]。

一方、日本では、近代の栄養思想（佐伯矩）や戦後の農業経済学者（中山誠記など）の「食の合理化・洋風化」論に象徴されるように、食文化の「伝統」とは擁護するよりも克服するべき対象であった（第II部を参照）。しかし、一九七〇年代の石毛直道らによる先駆的取り組みを基盤として、一九九〇年代には『全集 日本の食文化』（全一二巻）や『講座 食の文化』（全七巻）、そのほかにも、昭和初期を生きた女性への聞き書きから伝統食を発掘した『日本の食生活全集』（全五〇巻）など、組織的な食文化研究が発展するようになる。本書の第II部も、そうした研究成果を引き継ぐものである。

政策レベルでも、興味深い展開があった。二〇〇三年からユネスコ無形文化遺産という新たな枠組みが整備され、これまで各国が独自に進めてきた「食の遺産化」計画が国際的に議論されるようになった。フランスのガストロノミ（二〇一〇年）を皮切りに、メキシコ料理（一〇年）、和食（一三年）、地中海料理（一三年）、トルコ・コーヒー（一三年）、韓国のキムチ作り（一五年）、ベルギービール（一六年）、シンガポールのホーカー文化（二〇年）、中国の茶文化（二二年）など、食の遺産化登録はとどまるところを知らない。

しかし、こうした食の遺産化の中で「伝統」を定義する難しさが認識されるようになった。例えば、食遺産としての「和食」は、栄養バランス、健康性が重要要素の一つであるという。しかし、日本人の食事が理想的な栄養バランスを達成したのは一九八〇年代である。この場合わずか三十数年前の食事が「伝統的」とされるという論理的矛盾が生じる。ほかにも地域的・民族的・階級的多様性への配慮、米食をめぐる史実の改変、日常－非日常の曖昧性、日本的自然観の思想的基盤の欠落、一汁三菜の規範化など、数多くの課題を析出させる結果となった[34]。「伝統」を美化するのではなく、それが内包する排他性やイデオロギー性と折り合いをつけて、いかに向き合うかも問われている。そして、これは次節でみる「家族」のあり方についても同様である。

（7）人間－自然の関係性

哲学者モランは早くも一九七〇年代に、フランスの食卓において「自然」が人工的世界に対する新たな擬古的

(neo-archaic) 意味をもちはじめていることを見出した。当時は、自然や地域性を重視する「ヌーヴェル・キュイジーヌ」という料理界の新たなパラダイムが台頭し、理想化された農村や自然を求めて食観光が一層発達した時代であり、その背景には工業化やグローバル化により増大した人々の食品不安があった[35]。「第一の近代」により自然と区別された人間は、「第二の近代」に入ると、かえって自然に回帰していくようになったのである。

その変形態の一つが、人間 - 動物の関係性である。一九七八年「動物の権利」世界宣言を一つの契機として、動物福祉が哲学的に再考され、社会的な担保措置が論じられるようになった。BSEや鳥インフルエンザ問題が起こるなかで連日報道された屠畜場や飼育場の様子は、消費者の動物に対する心理的関係の改変を促した。他方で、現代の食べ手は動物のみならず、環境への責任も要求されるようになる。二〇一五年の「持続可能な開発目標」採択を契機として、食生活のあらゆる局面で「持続可能性」と向き合わねばならなくなった。

動物福祉や環境破壊をめぐる問題は日本も例外ではないが、「日本的自然観」という文化的伝統がそうした問題の受容を独特なものにしている。つまり、人間 - 自然の二分法をとる西洋とは異なり、人間 - 自然の共生を重視する文化的伝統が日本には存在するというのである。そうした国内外からの視線は、多分に単純化や楽観主義を含むものであったが、ナショナリズムが強まりつつあった一九八〇年代以降の日本では好意的に受容されてきた。その影響は食分野にも波及し、日本食・日本人シェフの海外進出や輸出政策のみならず、食遺産としての「和食」の基本的精神としても（その思想的背景は特定化されないまま）捉えられるに至った。

たしかに、自然を愛し、それと一体化をはかる日本の「美的自然観」は、古代のアニミズム、中世の仏教思想、近世の儒教の中で醸成されてきたものである。しかし、それはいまだ「科学的自然観」と結節しておらず、食環境を合理的に認識・改革するための思想には昇華していない[36]。

（8）補論――圧縮近代と東アジア

以上、食の再帰的近代の諸相をみてきたが、補論として、韓国の社会学者チャンが提唱する「圧縮近代（compressed modernity）」論について簡単にふれておきたい。この圧縮近代とは「経済・政治・社会・文化的変化が、時間と空間の双方において極端に凝縮した様式で起こり、相互に異なる歴史的・社会的要素のダイナミックな共存が高度に複雑で流動的な社会システムの構築や再構築につながる文明的状況」を指し[37]、東アジア研究者の間で近年着目される概念となっている。

西洋では一九世紀半ばから二世紀をかけて「第一の近代」を成熟させながら、ある程度の社会体制を構築したのち、一九七〇年頃から「第二の近代」に突入した。それに対し、急成長を遂げる東アジアではその期間が大幅に圧縮され、二つの近代の課題が同時的かつ複雑に表出している[38]。

中国、ベトナム、マレーシアなどの東アジア諸国では、「栄養不良の二重負担（飢餓と肥満）」や、性質の異なる食品クライシス（食料安全、食品偽装、食品安全、食論争）の同時発生、十分な社会的合意を欠いた食料政策など、「食の圧縮近代」という言葉がまさに当てはまる状況にある[39]。

こうした東アジアの一般的傾向のなかで日本はどう位置づけられるだろうか。圧縮近代論は日本では十分に認知されていないが、先駆的に受容・咀嚼しているのが家族社会学である[40]。社会学者・落合恵美子が人口動態という観点から分析するように、二つの近代は、それぞれ「第一の人口転換（出生率の減少）」と「第二の人口転換（出生率が人口置換水準を下回る）」に対応する。そして、「第一の人口転換」を終えてから「第二の人口転換」がはじまるまでの期間は、出生率が人口置換水準付近で安定する「第一の近代」の黄金期である。西洋ではこの黄金期を二〇世紀初頭から一九六〇年代頃までゆっくりと成熟させてきたが、日本を除く東アジアでは二つの出生率低下の境目がわからないほど社会の変化が速く、黄金期をほとんど経験していない。こうした両極的な現象に対して、日本では一九五〇年代から一九七〇年代半ばまで、二〇数年の黄金期を経験している。落合は、この中途半端な位置が、家族政策の転換を遅延させ、独特の（時代に逆行した）社会状況を作り上げたとし、こうした日本の状況を「半圧縮近代」の経験と規定している。

家族のあり方は食生活領域にも直接的な影響を与えるものであり、落合の立論は示唆的である。とはいえ、食生活の変容を捉えるには、家族の変容とあわせて、フードシステムの変容も捉えなければならない。さらにいえば、日本の「食の半圧縮近代」の性質を本格的に検討するには、同様の分析作業を東アジア諸国で実施する必要があるだろうが、現状はまだその研究段階に至っていない。本書ではこれ以後、圧縮近代論には深く立ち入らないが、今後の東アジア比較研究を通じて、食生活という視角から「アジアの中での日本」のアイデンティティを探るため、こうした理論的視点は念頭においておきたいと考えている。

4 食事モデルと社会表象

（1）食事の脱構造化と崩食

食の再帰的近代化論と並んで、本書に重要な示唆を与えてくれるのが食事モデルと社会表象理論である。両者はともに、家計調査データ（ＩＮＳＥＥ）を用いて、食消費パターン（購買食品の組み合わせ）を分析する従来の社会学を、よりトータルな視点から構築し直したものと位置づけることができる。日本でも農業経済学を中心に、食消費パターンは盛んに研究されてきたが[41]、後述するような食事モデル・社会表象も含めたトータルな視点は確立されていない。

こうした分析がフランスで提起されるには、いくつかの条件が存在した。第一に、現代フランス人には「伝統的食事（前菜・メイン・デザート）」規範が広く共有されている[42]。このような構造化された食事型があるからこそ、食事型の単純化や間食の増加といった脱構造化（destructuration）が論争の的になるのである。

第二に、デュルケム社会学内部における「制度」や「アノミ」という重要理論の存在である。食事を、参加者が共同体内のルールを内面化し、社会関係の秩序化に貢献するような「制度」とみたアルブヴァクスにとって、それは単なる食材の組み合わせではない。食事を構成する時間性、空間性、社会関係にも分析視点が広げられるべきものであった[43]。

一方、アノミとは、もともとデュルケムが『自殺論』で提唱した社会規範の崩壊状態を指す概念だが、それが食生活分析に持ち込まれて「ガストロアノミ」という新概念の形成に至った。ただし、プーランがのちに修正するように、それは伝統的な食規範の喪失や崩壊というよりも、正当性の弱体化であり、新たな食規範の氾濫による葛藤と混乱というのが現在の実態である[44]。食事の脱構造化は、そうしたガストロアノミ（ひいては食の再帰的近代）の諸相の一つであり、これを理解し、食規範を再構成するための分析理論やデータ構築が要請されるようになった。

フランスと同じく現代日本でもいわゆる「伝統的食事（和食、一汁三菜など）」という社会規範が共有されており、そこからの逸脱を表す「崩食」が問題視されるに至った。これはたしかに「脱構造化」に近い現象ではあるが、両概念の見逃せない相違や、崩食現象の有無については第5章で検証していくこととする。

（2）食事モデルの構成要素

では肝心の「食事モデル」はどのような側面に着目すれば、トータルに把握できるのだろうか。フランスにおける脱構造化の論争を整理したプーランは、「空間（家庭の内外など）」「時間（時間帯・長さ）」「構造（回数・食事内容）」「選択論理（食事選択の主体）」「社会環境（共食者）」「身体ポジション（着座、移動の有無など）」の六つの評価次元を提出した[45]。

のちに、フランスにおける「善き食生活」を探索する実証研究の中で、食材調達面の視点や食の楽しみに関する指標が加えられ、いくつかの再編成が行われた[46]。こうした実証研究の展開をふまえ、本書では「食事回数」「食事場所」「食事開始時間」「食事時間の長さ」「共食者」「調達場所」「食材の品質」「食の楽しみ」「食事内容」の九個（厳密には「食事内容」を食事型と栄養水準に細分類した一〇個）の評価次元を設定することとした。具体的質問・分析方法については、第6章で解説する。

食事モデル研究のもう一つの方法論的示唆は、「規範」と「実態」を区別する必要性を提示したことである。例えば「あなたはふだん何を食べますか」といった基礎的質問でも、規範と実態が混同して回答されるケースが多々ある。こう食べるべきだと思うが、実際はこれを食べている——こうした規範‐実態の「乖離」はガストロアノミ症状の一つの指標になるのであり[47]、本書でもこの視点を分析に生かすこととしたい。

（3）社会表象理論

そうした「規範」の性質を理解する上で、みておくべきなのが社会表象理論である。一般に、食の社会学で表象（representation）という際には、社会表象理論の影響を少なからず受けている。

社会表象とは、一九六〇年代に社会心理学者モスコヴィッシがデュルケムの集合表象概念を批判的に発展させたものである。それは、日常言語にいうイメージ、アイデア、概念に近い意味をもつが、以下の認識論的性質をもつものとして規定される[48]。

社会表象は、(1)一般市民の常識を指し、(2)動的であり、かつ(3)特定的内容を含む。また(4)個人間相違を許容する点で、静的・一般的・同一的である集合表象概念を克服する。それを「社会的」というのは、(5)任意の社会集団内に共有された知であり、(6)一種の社会環境として機能し、(7)彼らの行動を一定程度形成するためである。

第II部以降でみていくように、当該社会の食規範もこうした社会表象としての性質を持つ。それが形成される時の権力関係（栄養学者‐一般市民など）の不均衡には注意が必要だが、一方的に強制されるものではなく、個々の主体が様々に修正しながら内在化するものである。また、実態との乖離はあれど、その人が抱く食規範の範囲内で食事実践が形成されていくため、社会的介入策を考えるうえで（実態と同じくらい）重要なものである。こうした観点から「食べ手の社会学」では健康的な食事・肥満・油脂・自然の社会表象など、現代の主要な食生活論争に関する実証研究を進めてきた[49]。本書の分析もこうした流れを汲むものである。

5　近代家族と戦後体制

(1) 近代家族論

先に「食の圧縮近代」を分析するうえで、家族構造の変動を念頭におく必要があることを述べた。落合の近代家族論をもとにこの点をあらかじめ確認しておきたい（『近代家族とフェミニズム』『二一世紀家族へ』[50]）。

近代家族とは、西洋では一九世紀に誕生した中産階級に特徴的な家族様式を指す。具体的には、(1)家内領域と公共領域の分離、(2)家族成員相互の強い情緒的関係、(3)子ども中心主義、(4)男は公共領域、女は家内領域という性別分業主義、(5)家族の集団性の強化、(6)社交の衰退、(7)非親族の排除、(8)核家族といった特徴を持つ。そして二〇世紀になると、近代家族は中産階級のみならず労働者階級にも普及し大衆化するようになる。

ただし、これは西洋の場合である。日本では二〇世紀初頭（明治後期・大正期）に都市中間階級で「近代家族」が出現し、それが全階級に普及するのは戦後である。後者の段階が完成したことをもって「家族の戦後体制」と呼ぶ。それは次に述べる、人口学的移行期世代の担い手化、再生産主義、女性の主婦化という三つの条件から特徴づけられる。

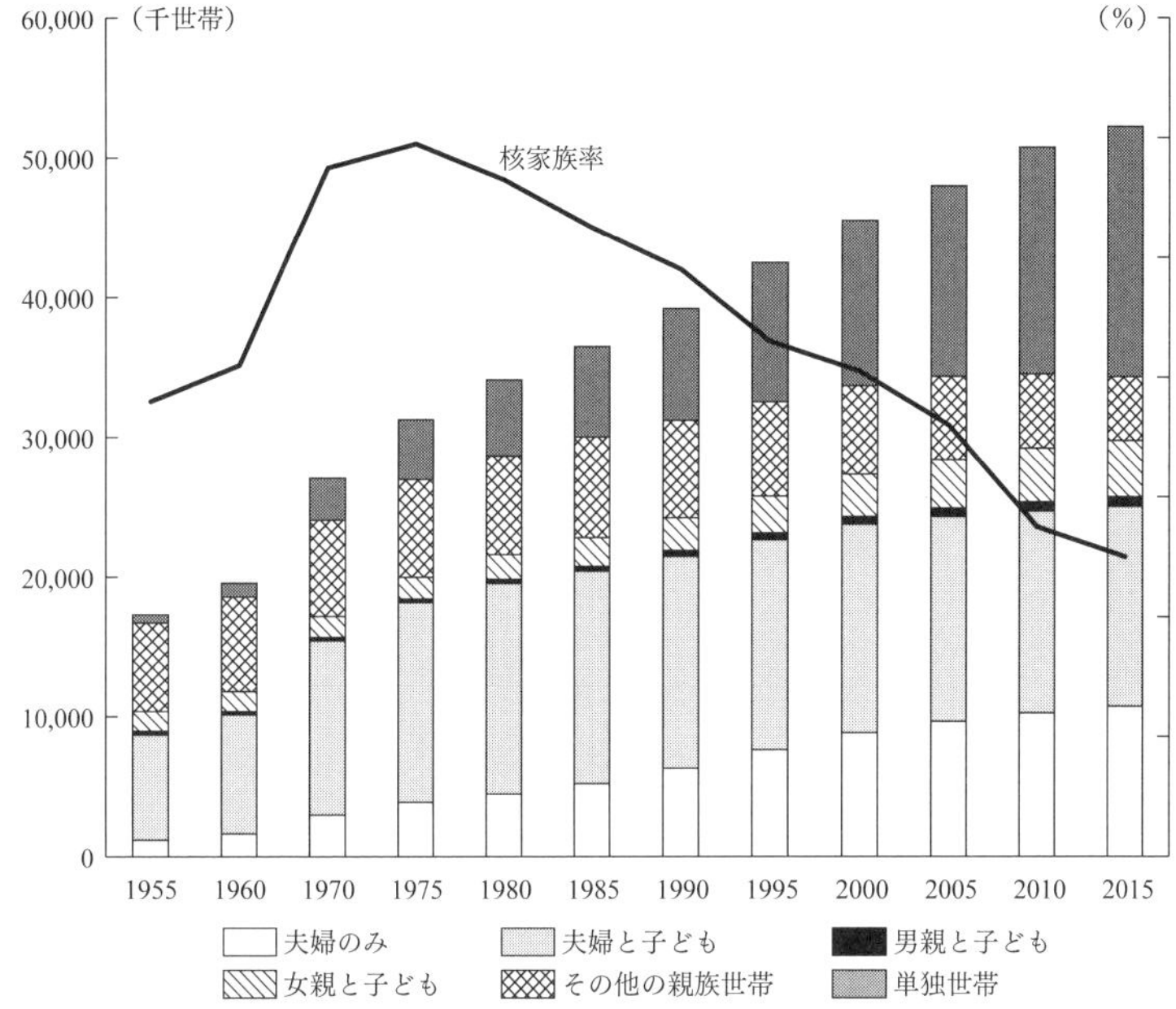

図 1-1　世帯構造と核家族率の変遷

出典）落合（2019）に基づき「人口統計資料集（2020 年版）」から筆者更新。

（2）人口学的条件の喪失

「家族の戦後体制」の第一特徴は、人口学的移行期世代がその担い手となったことである。移行期世代とは、日本が多産少死型社会に本格的に移行しはじめた一九二五〜五〇年に生まれ、戦後に結婚し家庭を作った世代をいう（第一世代「昭和一桁世代」、第二世代「団塊世代」）。

　この世代の重要な特徴は、親世代と比較して約二倍の人口規模をもつことである。親からみれば、一組の夫婦が平均四人の子どもを成人させたということであり、子どもからみれば、兄弟姉妹が多いということである。この兄弟姉妹の多さが、一見自立的にみえる「核家族」の子育て可能条件となった。一九五〇年代後半から増加した核家族世帯は、潤沢な兄妹姉弟ネットワークに支えられていたのであり、夫婦（特に母親）単独で子育てをしていたわけでは決してなかった。

　そして、一九七五年をピークに核家族割合は低下しはじめる。核家族のなかでも典型的であった「夫婦と子ども」割合も著しく低下し、二〇一〇年には「単独世帯」に抜かれてしまった（図1-1）。もはや「家族の戦後体制」の人口学的条件は失われてしまっていることが一目瞭然である。[51]

(3) 再生産主義の崩壊

戦後は二度の出生力（合計特殊出生率）低下を経験した。ベビーブーム最終年（一九四九年）から一九五六年までの間に出生率は人口置換水準（二・一人）付近まで下がるが、これが「第一の出生率低下」である。その後、七〇年代半ばまで約二〇年間にわたり、出生率は約二人で安定的に推移する。しかし七〇年代半ば以降、再び低下しはじめ、人口置換水準を大きく下回ったまま現在に至る（二〇二三年時点で一・二人）。これが「第二の出生率低下」である。

このうち「家族の戦後体制」確立にかかわりが深いのは「第一の出生率低下」である。これは、少子化であるのみならず、産児数の画一化すなわち、女性は誰もが結婚して二人以上の子どもをもつという「再生産平等主義」規範の確立でもある。

しかし、七〇年代後半には「第二の出生率低下」を迎える。既婚女性における無子割合は明治時代の水準にまで上昇した。「生涯独身」（五〇歳まで結婚しない人）の割合も、二〇一五年には男性の23％、女性の14％まで上昇した。誰もが結婚して子どもをもつという時代は去り、家族の戦後体制を支えた「再生産主義」はついに崩壊を迎えた。

(4) 女性の脱主婦化

戦後の女性労働力率の推移をみると、一九二〇年代生まれ、一九三〇年代生まれ、一九四〇年代生まれと若くなるにつれて、M字の谷は深くなっていった。これは、結婚・出産後退職して主婦になり、育児負担が減るとパートや非正規で再労働力化するというライフコースが顕著になったことを表している。戦後において、女性は「社会進出」したのではなく、まず「家庭」に入ったのだった。

この背景には、産業構造の転換があった。以前は既婚女性といえば、農家の嫁や自営業のおかみさんで、家族とともに働かざるを得ないものだったが、高度経済成長下で都市のサラリーマン家庭が増加し、女性は主婦化した。この時代に「女性は主婦であるべき」「女性は家事育児を優先すべき」という規範も大衆化したのである。

しかし、八〇年時点でM字の谷が最も深くなったあと、九〇年以降は年々浅くなっていく。M字が浅くなるとただちに脱主婦化が進展したかというとそうではなく、団塊ジュニア世代が成人となる九〇年代まで戦後体制的ライフコースが残存していたことが明らかになっている。[52] さしあたり八〇～九〇年代を転換点として、女性の「脱主婦化」が顕著になったといえるだろう。

ここまで近代家族論から、いくつかの重要な転換期があることをみてきた。具体的には、都市中産階級で近代家族が誕生した一九二〇年代、近代家族が大衆化し「家族の戦後体制」が確立した五〇年代後半から七〇年代半ば、その前提条件が喪失しはじめているにもかかわらず「家族の戦後体制」が政策的に強化された八〇年代、[53] 女性の脱主婦化が本格化した九〇年代、単独世帯が主流化する二〇一〇年代などである。こうした家族の構造変動は、手づくり料理、一汁三菜、共食など、食規範の形成や変遷にも密接に関連している。

問題はこうした食規範をいかに継承・修正していくかである。再帰的近代から逃れられない私たちは「善き食べ手（自己）」の再帰的プロジェクトに勇気をもって踏み出すほかない。

第2章　食の倫理学

私たちは食の再帰的近代を生きている。「善き食生活」とは何か、どう食べていきたいのか——望むと望まざるとにかかわらず、こうした不断の探求が要求される。増大する食選択の自由、意思決定の重圧に押しつぶされないため、何らかの確固たる食生活指針にしがみつこうとする。本章でみる「食の倫理学」とは、こうした時代的要求から生まれた一つのディシプリンである。

1　基本命題

(1)「食の倫理」の命題

「食の倫理」は近年、様々な局面（肉食、バイオテクノロジー、食品安全、持続可能性など）で問われるようになった。だが、取り組む主題が豊富化する一方、「食の倫理」とは結局何を意味し、いかなる方法を用いて課題解決を導くのかが曖昧化しているのも事実である。明白な方法論的議論はまだ萌芽的であるが、暗黙の了解が無いわけではなく、このディシプリンにはおおむね以下の諸命題が共通しているといえよう[(1)]。

第一命題：食べ物をどう生産・流通・加工・消費するかは、個人（および社会）における「善」のあり方（何を善しとするか）に依存している。

第二命題：そうした「善」は異なる個々人（および社会）間で衝突することがあるため、それを解決するための体系的な方法が求められる。

このうち、第二命題の「体系的な方法」を提供するのが「食の倫理学」というわけである。応用倫理学の一つの領域として、従来の倫理学的方法（功利主義、義務論、徳倫理など）を基礎に、関連分野（経済学、社会学、栄養学など）の知見を統合し、食生活課題がもつ倫理的側面（異なる善の衝突）を分析するのが、このディシプリンの一般形態である。

ここで問題としたいのは、食の倫理学における第一命題の位置づけである。善の衝突の解決方法を探るためにも、そもそも人々の食生活で何が「善」とされているかを知る必要がある。「善き食生活」の内容を明確にできれば、個人間の「善」の共通内容をもって衝突回避の拠点とする可能性が開けるからである（反対に「善」の相違内容に調整を注力できる）。

ただし、こうした明確化作業は容易ではなく、強固な理論や膨大なデータを要請する。それもあってか、第一命題が抱えるこうした複雑性は従来「食の倫理」の分析射程に入ってこなかった。もちろん、ほかにも切迫した食生活課題への応用を優先し、倫理学内の研究発展（徳倫理、潜在能力など）へのキャッチアップが遅れたこと、食の倫理学者の多くが遺伝子組み換えや動物福祉など生産側の分析から出発したため、消費側の本格的分析が遅れたことなどの理由もあるだろう。

（2）「食の倫理学」の方法論的課題

欧米では、生命倫理学者メファムが一九九六年に論文集『食の倫理』を出版して以来、関連書籍が次々と公刊されてきた。食の倫理学における広範な主題をまとめた『食農倫理百科事典』（二〇一四年）は一つの到達点である。しかし、関連書籍の多くは、生命倫理、環境倫理など各分野の研究者が寄稿する論文集であり、「食の倫理」独自の原則や方法論に関する体系的論考を見出すことは難しい[2]。

その点、環境倫理学者サンドラーの著作と食農倫理学者トンプソンの著作には、方法的スタンスが（やはり不十分ではあるが）比較的明確に提示されており、それぞれ『食物倫理入門』と『食農倫理学の長い旅』として邦訳されるなど、国内の食の倫理学にも少なくない影響を与えている。

両者の「食の倫理学」では、肉食を続けるべきか、バイオテクノロジーを推進するべきか、途上国や貧困者に食料援助をすべきか、伝統的食文化（鯨漁、生贄）を残すべきかなど、近年の論争を整理し、問題の複雑性を描き出すことが主な分析内容となっている[3]。

しかし、これらは第二命題（善の衝突の解決）に終始するものであって、それに先立つ第一命題（善の構想）にまで分析が深められていない。人々の「善」の内容を明らかにしないまま、「善」の衝突を根本的に解消することは果たして可能なのだろうか。

これを克服するには、三つの制約を取り除く必要がある。一つは、主題選択の限定性である。たしかに肉食や遺伝子組み換えは重要な主題であるが、これは人々の食生活のほんの一部を構成するものでしかない。いつどこで何を買い、何を作って、いつ誰と食べるかなど「生き方＝食べ方全体」を問うことのできる、トータルな「食の倫理」へと射程を拡大する必要がある。

もう一つは、行為主体の限定性である。伝統的に職業倫理の分析から出発した「食の倫理」では、倫理を問われている行為主体が食農事業者や特定の食べ手（動物福祉、環境保護分野のオルターナティブな消費者など）に限定される傾向にある。もっと一般的な人々の日常の食生活の中で「食の倫理」を問わなければならない。最後に、理論レベルの限定性がある。従来の研究では、徳倫理も（儀礼的に）紹介されるが、その意義は十分に汲み取られていない。徳倫理を食生活課題に応用した先行研究は乏しく、応用されたとしても、先述の二つの制約に阻まれ、徳倫理の矮小化を助長してしまっている。[4]

したがって、徳倫理の意義を十分に汲み取りつつ、第二命題（善の構想）の分析へと射程を拡大していくことが求められる。再帰的近代における「食の倫理学」とは、「どう食べるのが正しいか」の前に「人はいかに善く生きるか＝食べるか」の探求でなければならない。

一方、国内についてはどうか。食の倫理学研究はいまだ全国的に組織されていないが、農学・医学系の学術雑誌・専門誌を主として二〇〇〇年前後から次々と論文が発表されている。[5]

研究の概況をみておくと、二〇〇〇年代は「食品安全」や「職業倫理」を扱う論文が多くみられるが、これは雪印集団食中毒事件、ＢＳＥ問題、食品偽装事件が勃発し、食品事業者の職業倫理やその実践を担保する社会的枠組みが求められたことに呼応している。二〇一〇年代には「倫理的消費」など消費者・市民側の倫理を主題とする論文が出現しはじめる。そうした倫理的消費の具体的局面として、有機食品、地域性、和食、食育、市民主導の食料政策が分析され、国内初の著作『農と食の新しい倫理』にもこうした傾向は踏襲されている。とはいえ、欧米の研究状況と同じく、具体的課題の分析が優先されているため、食の倫理学自体の理論・方法論をめぐる本格的な議論はみられない。

そこで次節以降では、応用倫理学一般における三つのアプローチを振り返り「食の倫理学」の再出発をはかりたい。

2　功利主義、義務論、徳倫理

(1) 功利主義

一八世紀にベンサムが提唱した功利主義は、ある行為の正しさを人々にもたらす快楽と苦痛という結果で判断するアプローチである。[6] 一般に、ある行為がもたらす快楽が苦痛をどれだけ上回るかという一種の費用便益分析をとることが多く、その典型例はシンガーの『動物の解放』における「自身の欲求を少し抑制するだけで動物の多大な苦痛を削減できる。ゆえに私たちは菜食主義者になるべき」という主張にみられる。[7]

より詳しくいえば、功利主義とは、(1)ある選択や行動の善さを結果のみで判断する「帰結主義」、(2)ある状態の善さを効用（utility）情報のみで判断する「厚生主義」、(3)効用情報の善さを効用総和で判断する「合計ランキング」の三つの要素からなるが、それは以下の問題を抱えている。[8] (1)幸福感や欲求などの心的反応をめぐる「適応（adaptation）」問題に対処できていないこと、(2)効用以外の情報（権利、自由など）の本質的重要性が無視されていること、(3)効用総和の大きさのみに関心が払われ、分配における不平等が考慮されていないことである。こうした批判への本格的応答を試みた（功利主義者による）「食の倫理」研究はまだ生まれていない。

(2) 義務論

功利主義とは別の道をいく第二のアプローチが義務論である。「汝の意志の格率が常に同時に普遍的立法になるよう行為せよ」[9] という定言命法に従えば、すべての理性的存在が従うべき法則（義務）に対する尊敬に基づいた行為こそが倫理的ということになる（カント『実践理性批判』）。これが功利主義と本質的に異なるのは以下の二点である。

第一に、義務論に従えば、行為の善悪は、状況に左右されやすい快楽のような主観的感覚ではなく理性で判断されるべきであり、義務と幸福も一致するとは限らない（厚生主義批判）。

第二に、行為の善悪判断においては、その意志（動機）が根拠であって、行為が生む結果はすべて偶然にすぎない（非帰結主義）。一例をあげよう。「正直であれ」という自らの義務を果たすため、人殺しに追われる友人の居場所を明かし、その友人が殺されるという悲劇を招いたとしても、それは偶然の結果であり（居場所を告げている間に友人は逃げるかもしれないし、嘘をついてもばったり人殺しに見つかってしまうかもしれない）、「正直に告げる」という行為自体は倫理的であると弁護される[10]。

ただし、この例には「正直であれ」と「困窮者を助けよ」という義務同士が「衝突」するという同アプローチの難点が含意されている。カント自身は「完全義務」と「不完全義務（通常従うべきだが事情次第で従わなくても許容される義務）」の区別を持ち込み[11]、その後のカント主義的倫理学者も、関連する義務を可能なかぎり特定して比較考量する方法が現実的とする。こうした義務関係の整序をねらう「食の倫理」も萌芽的ではあるが実際に試みられている（カプラン『食の哲学』[12]）。なお、義務は同時に尊重されるべき権利に対応するという考えから、権利主義的（rights-based）アプローチに近似するため（確定できない権利もある）、人間と同様に動物の権利を主張する際にも応用されてきた[13]。

（3）徳倫理とその復興

徳倫理は、これら二つのアプローチと比較にならないほど長い伝統をもつにもかかわらず、近代倫理学では忘却されてきた。アンスコムやマッキンタイアなどの先駆者により、アリストテレスをはじめとした古代ギリシャ倫理における「徳」の現代的意義が掘り起こされ、近年ようやく第三のアプローチとして市民権を得るに至った[14]。

功利主義や義務論が行為の正しさの法則（帰結、動機）の導出を主な目的としたのに対し、徳倫理は「人はどう生きるべきか、いかに善く生きるか」という全く異なる問いから出発する。徳倫理では、正しい行為は（それは二次的課題であるがあえていえば）「有徳な人間」がある状況で行うしかるべき行為であり、分析の重心はそうした「徳」の具体的特徴づけ（勇気、正直さ、寛容性など）に移行していくのである。次第に、徳倫理の伝統は古代ギリシャに限定されなくなったことで（ヒューム、ニーチェ、孔子など）、その原則や内容の確定はますます難しくなっている。

こうした曖昧さを払拭するため、スワントンは最も包括的な「徳倫理の定義」として三つをあげる。(1)「人間の生の開花」（エウダイモニア）を目的として、その実現に必要な徳の性質を探求すること、(2)行為の動機・帰結ではなく行為主体（エージェント）に定位すること、(3)何らかの徳概念を倫理の中心とすることである（第三の性質は第一・第二の性質よりも包摂的である）[15]。こうした諸性質とあわせて、本書の関心から重要と考えられる性質をラッセルは明快に指摘している。

> 徳倫理を（功利主義や義務論から）区別させるのは、各人の生き方全体（a whole life）に関わるものとして倫理を扱うことであり、明白に「道徳的」性質が問われているような状況にのみ倫理が問われるのではないということである[16]。

すなわち、動物を殺すべきか、遺伝子組み換え食品を排除するかといった特別な判断を要する場面に限られず、自らが「善し」とする食生活を送れているか——ゆっくり食卓で過ごせるか、きちんとした食事を作れているか、他者と一緒に食事をとれているかなど——もっと全体的・日常的場面で倫理を問うことができるようになるのである。

興味深いことに、後述する潜在能力アプローチは現代の徳倫理を前進させるものであるにもかかわらず、食の倫理学のみならず応用倫理学でも十分に位置づけられてこなかった。そうしたなか、アリストテレス哲学と潜在能力アプローチの類似性にいち早く着目したのはアメリカの哲学者マーサ・ヌスバウムである。ヌスバウムによれば、潜在能力アプローチとは、(1)ウェルビーイング（エウダイモニア）を達成するための潜在能力（徳）を倫理的枠組みの中心におき、そうした潜在能力の特定を分析課題としており、(2)行為主体による選択・参画の本質的重要性を理論的に統合している、したがって(3)従来の倫理的アプローチ（功利主義、義務論）から区別されるという。[17]スワントンの定義と照らし合わせても、潜在能力アプローチは徳倫理の一形態とみなすべきである。こうしてヌスバウムは、普遍的に保障されるべき「中心的潜在能力」（実践理性、健康など）の特定化作業に挑戦していった。

とはいえ、より広範な分野における潜在能力アプローチの応用可能性を広げたのは、インドの経済学者アマルティア・センである。続いて、センの潜在能力アプローチにおける理論的・実証的示唆を十分に汲み取るため、ウェルビーイングとフード・インセキュリティをめぐる周辺研究の展開を先に概観しておきたい。

3　ウェルビーイング（生活の質）研究

「食の倫理学」で徳倫理的探求を前進させるには、「善き食生活」の内容やそれを実現する「食潜在能力」の性質を明らかにする必要があるが、こうした課題について豊富な知見を生み出してきたのがウェルビーイング（生活の質）の学際的研究、食関連ウェルビーイング（食生活の質）研究である。こうした研究には大きく三つの系譜が存在する。

（1）医学・公衆衛生学的系譜

一つ目は医学・公衆衛生学的系譜である。一九六〇年代から患者のウェルビーイングを重視する医療が着目されはじめ（英国のホスピス活動など）、七〇～八〇年代には疾病別（ガン、高血圧など）のウェルビーイング指標が次々と開発されて、九〇年代には世界保健機関の国際的指標開発に至った。[18] そこでウェルビーイングは、六つの次元（生理、心理、相互依存性、社会関係、環境、精神性）で構成され、それぞれの状態に対する主観的評価と定義される。[19]「主観的」側面への着目からも明らかなように、心理学的系譜とも密接に関連しあいながら発展してきた。[20]

このように、疾病別の臨床研究に端を発していることもあり、介入現場の具体的知見に富む指標開発を進めてきたことが、この系譜の特長である。しかし、そもそもウェルビーイングの性質や構造をどう捉えるかについては、それを構成する次元分類以上に議論が深められることはほとんどない。

（2）心理学的系譜

二つ目は心理学的系譜、とりわけポジティブ心理学という九〇年代以降の新しい学的潮流における「主観的ウェルビーイング」や「幸福」の研究である。[21] ここでは、幸福感や人生満足感などの心的反応と財や個人的特性との複雑な関係性を解明してきた。

しかし、後述する経済学的観点からみれば、幸福感や満足感に限定される心理学的ウェルビーイングの内容は「かなり狭い」といえる。また、幸福感など主観的評価に頼るのはよいが、その際に「適応」問題が軽視されてしまっている。適応とは、自らが置かれる状況に対応するために期待や欲求を変化させる心的反応である。例えば、慢性的に望まれない状態にある貧困者は、少しの状況改善だけで大きな幸福感を抱く可能性がある。そのため、主観的評価のみを根拠に社会的資源の配分を考えると非倫理的な結末を招きかねない。ほかにも、ウェルビーイングの内容決定におけるエージェンシーや民主的実践を統合できていないことなど、いくつかの根本的問題を抱えている。[22]

(3) 経済学＝倫理学的系譜

三つ目は経済学＝倫理学的系譜であり、その理論的基礎がセンの潜在能力アプローチである。そもそも、経済学とは「人はいかに生きるべきか」を探求する学問である。近代以降は数学・工学的手法が主流化していくが、根源的には倫理学と同一である（セン『経済学の再生』[23]）。そのため、人々のウェルビーイングをどう考え、そうした個々人のウェルビーイングで構成される社会的状態をどう評価し、いかに財を分配するかを考究することが、この分野の主要課題となる。

その成立背景は後ほど詳述するが、潜在能力アプローチは厚生経済学・倫理学における伝統的アプローチ（功利主義、基本財）を克服するために生まれた理論である。セン自身が注力してきた飢餓、貧困問題にとどまらず、教育、健康、ジェンダーなど広範な分野で応用されており、もはや単に経済学＝倫理学的アプローチであるとはいえないだろう。

(4)「食生活の質」研究の限界

上記三つの系譜を念頭におけば、「食生活の質」（食関連ウェルビーイング）研究の到達点を明確に摑むことができる。このうち大部分の研究は医学・公衆衛生学的系譜にある[24]。その重要な知見の一つが、異なる文化圏（欧州、北米、日本など）や年齢層（成人、青少年など）が研究対象とされてきたにもかかわらず、「善き食生活」の共通内容を多く見出してきたことである。具体的には「健康的な食材、新鮮で旬の食材、多くの野菜と果物、ビタミンやミネラルを含む食材からなる、栄養バランスのよく多様な食事として概念化される傾向[25]」にあり、それは各国の食事指針（その背景にある栄養学的知見）に一致するということを明らかにしてきた。また、この系譜では「食生活の質」の改善における阻害要因・促進要因の解明も着実に進んでいる[26]。

しかし（ウェルビーイング研究一般と同様に）そもそもウェルビーイング自体をどう捉えるか、具体的知見を「食生活の質」としてどう概念的に統合していくかという理論的課題が残されている。

第二の心理学的系譜の影響はそれほど強くないが、部分的に近年の消費者研究に取り込まれている。[27] そうした研究では、医学的系譜の議論も取り入れてウェルビーイングの多次元性に配慮しながら、「食生活の質」の内容に関する知見を蓄積してきた。それでも、主な分析の関心が食材に対する心的評価（満足感、属性帰属など）に終始する傾向が強く、適応や客観的状況への配慮、エージェンシーの位置づけなどに関する理論的議論は今後の課題である。

第三の経済学＝倫理学的系譜（潜在能力アプローチ）は、センの『貧困と飢饉』をはじめ、もともと途上国の食料問題の実証分析のなかで発展してきた経緯もあり、食生活課題との理論的親和性がある。しかし、先進国・現代的文脈の食生活課題（新たな食の貧困、食育、学校給食など）について潜在能力アプローチの応用研究はまだ歴史が浅く、[28] 本書ではこの方向をさらに前進させることを目指す。

4 フード・インセキュリティ研究

(1) フード・セキュリティの理想と現実

潜在能力アプローチの観点からみれば「食生活の質」研究とも不可分であるが、実際には独立して展開してきたのがフード・インセキュリティ研究である。これはフード・セキュリティ（食料安全保障）すなわち「全ての人が、いかなる時にも、活動的で健康的な生活に必要な食生活上のニーズと嗜好を満たすために、十分で安全かつ栄養ある食料を、物理的にも社会的にも経済的にも入手可能である」状態が確保されて<u>いない</u>ことを指し、表2-1に示したフード・セキュリティに対応する四次元で捉えられる。

この定義に至る経緯を簡単にみておこう。[29] 一九七四年の世界食料会議時点における「食料安全保障」は量的十分性の次元が主な内容であった。しかし、後述するセンの飢饉・飢餓研究の成果もあり、次第にアクセスや利用面の重要性が認められ、一九九六年の世界食料サミットで現在の内容とほぼ同様の広範な定義が提示された。その後、二〇〇二年にアクセスの社会的側面、二〇〇九年にこれら三次元の時間的安定性の側面が追加された。二〇二一年のフードシステムサミットでも「食料安全保障」の重要性があらためて強調され、先進国も含めて各国における近年の食料政策の基本理念になっている。

表 2-1　食料安全保障（food security）の四次元

量的十分性 Availability	食料安全保障の供給面。食料生産，貯蓄，貿易量で規定される。
アクセス Access	国家・国際レベルの量的十分性は，世帯レベルの食料安全保障を意味しない。食料への不十分なアクセスへの視点は，所得，支出，市場価格に対処する政策を要求する。
利用 Utilization	食料中の様々な栄養素を最大限活用する方法。個人レベルの十分なエネルギーや栄養素摂取は，適切なケア，摂食実践，食事準備，食事の多様性，食料の世帯内分配の結果である。その生物学的側面（衛生など）とあわせて，利用の適切さは個人の栄養状態を規定する。
安定性 Stability	食料摂取が適切であっても，断続的にアクセスが不十分で，栄養状態が悪化するリスクがある場合，食料安全保障とはいえない。気候変動，政治的不安定，経済条件（失業，食料価格高騰）も食料安全状態に影響する。

出典）FAO (2008) An Introduction to the Basic Concepts of Food Security
註）この説明は完全ではないが国際的理解を知るには十分であろう。

この理念を社会実装するため、一部の国ではフード・インセキュリティ指標を開発し、食料政策の評価に統合している。アメリカ農務省の指標は、二〇年以上のモニタリング経験を持つ最も代表的なものであろう。「次にお金を得る時までに食料がなくなるおそれがある」「栄養バランスの良い食事をとるためのお金がない」「お金が十分ではなく、必要だと思う量を食べることができなかった」などの一〇項目の質問から世帯レベルのフード・インセキュリティを評価し、二〇二一年時点で全世帯の10％がその状態にある（非常に厳しい状態は3・8％）とする。[30] 同様の指標はイギリスが毎年発行する『食料安全保障報告』でも利用されており、二〇二〇年時点で全世帯の8％がフード・インセキュリティの状態にあるとする。[31] また、国連食糧農業機関（ＦＡＯ）も先進国・途上国共通の「フード・インセキュリティ経験尺度」を開発・運用している。[32]

一方、日本では現在こうした指標が存在しないため、そもそも高望みできる状況にはないが、それでも「食料安全保障」の理想と現実の乖離を認識しておく必要がある。現在利用される広範な指標（アメリカ農務省、FAOを含む）をレビューした研究では、結局は多くの指標が「十分な食料を得ることに関連する経済的制約」に焦点化しており、フード・インセキュリティの多次元性が捉えられず、その存在実態が過小評価されていることを指摘している。[33]

この研究の批判を再整理すると、現状の指標には以下の二つの還元があるといえる。第一に、食生活の多次元性にかかわる還元である。「活動的で健康的な（食）生活」はいつ誰とどこでどのように食べるかといったトータルな活動・状態が考慮されるべきだが、現状は「食料（部分的には栄養）の十分性」のみが評価対象となっている。第二に、こうした食生活を達成する際の影響要因の多様性にかかわる還元である。現状の指標では基本的に「経済的制約」のみが想定されており、時間的制約、健康状態、食環境の状態などは二次的な位置づけにとどまっている。イギリスの『食料安全保障報告』では、アクセス面に関する指標（食材調達場所の近接性、食料品価格など）も別立てで設定されてはいるが、最終的に何％がフード・インセキュリティ状態にあるかを集計する際に、こうした指標が統合されるわけではない。

これには、データの利用可能性も大きく関与しているが（英米ともに毎年の一般世帯調査の付属項目）、理論・方法論的制約の存在も見逃してはならない。「食料安全保障」の概念的豊富化の背景にはセンの潜在能力アプローチがあることを先に述べたが、その理論的意義が十分に汲み取られていないのである。この点については、次の第5節で再論したい。

幸か不幸か、フード・インセキュリティの国際的議論が国内の研究に与えた影響は限定的であった。「十分な食料を得ることに関連する経済的制約」に着目するフード・インセキュリティ指標は、現代日本の実態にしっくりこないこともその一つの要因であろう。先のＦＡＯ指標では、日本におけるフード・インセキュリティ人口はわずか３・８％にすぎない[34]。

しかし、日本の貧困率はＯＥＣＤ加盟の先進国中第一位の水準（16％）にあり[35]、この状態でフード・インセキュリティが国内にほとんど存在しないとはいえないだろう。実際、国内でも食の貧困、食生活の格差といった形で——その定義は曖昧なままであるが——社会問題とされるようになってきた。以下では、国内の「食の貧困」研究を概観し、貧困・低所得世帯の食生活研究に関する国際的動向とあわせて、その限界点を見定める。

（2）日本における「食の貧困」研究

日本の貧困研究、それも相対的視点（タウンゼント）からの貧困研究の興りはかなり遅く、本格化するのは二〇〇〇年代以降である[36]。現代の貧困は「相対的剥奪」すなわち、生存に必要な栄養を欠いていることではなく、所属する社会で慣習的になっている諸活動を達成できる自由があるかどうかという観点で捉える必要がある。例えば一九七〇年代のイギリスでは、親戚や友人と食事やお茶をすること、週四日は肉料理を食べること、ほぼ毎日朝食をとれること、四日に二、三回は手料理の夕食をとることなど、多くの食関連活動も「社会的にまともな生活」の構成要素であった[37]。

しかし、国内外ともに、相対的剥奪研究では、教育や医療も含めた生活全体が対象とされるため、食関連項目を少数しか含むことができず（朝食摂取、野菜摂取、手作りの夕食など）、どうしても「食の貧困」の部分的解明にとどまらざるを得ない。貧困の多次元性が注目されてきた一方で、「食の貧困」内部の多次元性は十分に位置づけられてこなかったといえる。

では食生活に焦点化した研究内部での貧困・格差の視点はどうであったか。日本の栄養学では、二〇一〇年代に至るまで、所得と食生活の関連を分析した研究はきわめて少なかった。国際的な健康格差研究の影響を受け、ようやく二〇一二年に「日本人の食生活の内容を規定する社会経済的要因に関する実証研究」が厚労省委託事業として実施される。この調査結果の公表に伴い、低所得世帯では、野菜類・果物類・魚介類・乳製品の摂取量が少なく、健康・品質への関心も低いこと、また低所得世帯の子どもにおいても、朝食、野菜、外食の摂取頻度が低く、肉や魚の加工品、インスタント麺の摂取頻度が高いことなどの実態が徐々に明らかになってきた[38]。

一方、経済学では、「約二人に一人」が貧困状態にあるシングルマザーを中心に、近年実証研究が進展している。主に政府統計を用いた計量分析により、貧困シングルマザーは食費を大幅に切り詰めていること（エンゲル係数22%、一日あたりの食費平均約一一〇〇円）、シングルマザーの食行動は乱れやすく（欠食率の高さ、買い物・調理頻度の低さ）、子どもへの食育行動（栄養、欠食に対する指導など）も弱くなること、こうした問題的な食行動の背景要因として「生活時間の貧困（就業の場合）」と「世代間連鎖（子ども期の欠食習慣、暮らし向き）」が強く作用していることが指摘されている[39]。

シングルマザー八名（うち二名は経済的貧困者）にインタビュー調査を実施した松田らは、食生活の広範な側面（食事回数、準備者、内容、市販素材・インスタント食品の利用頻度、外食利用頻度、共食者、食卓の雰囲気、買い物方法、購入時の注意点）について、食行動の実態と規定要因（子ども期の食生活、時間的制約など）を網羅的に明らかにしている。計量調査にはない新たな知見を生み出す重要な研究である[40]。

（3）「食の貧困＝経済的貧困」なのか

二〇一〇年代以降、政策レベルでは格差の視点が取り込まれるようになり、民間レベルでもフードバンクや子ども食堂といった食生活支援が盛んになる一方、低所得世帯の食生活実態を包括的（評価次元、背景要因）に解明する研究はまだきわめて少ない。

現在主流となっている政府統計を用いた計量研究では、どうしても設定項目の制約があり、限定的な実態把握にとどまってしまう。そこで、質的手法が有効であると考えられるが、前述の松田らの研究が唯一であり、政策的優先度が高い貧困シングルマザーについては、わずか二名しか実態が報告されておらず、こうした限定的知見によるのみでは有効な食料政策を打てるはずがない。

ほかの先進国では、政府主導の食生活支援プログラム（フードスタンプ、フードバンク）の受給者を対象に、質的手法を効果的に駆使した研究が多くあるが[41]、そもそも類似の政策枠組みが存在しない日本では、経済的貧困者の食生活に特化した研究が進みにくいという前提条件の不利もある。

とはいえ、国内外ともに「食の貧困」概念それ自体の理論的議論には至っていない。繰り返すなら、第一に、経済的貧困者（低所得者）の食生活がすなわち「食の貧困」であるという見解が暗黙の了解となっている。「食の貧困」をフード・インセキュリティと同一視する場合もあるが、先述した理想‐現実の乖離によって、これもほぼ量的十分性と経済的制約の問題に還元されている。たしかに、経済的制約は重要な食生活規定要因ではあるが、ほかにも様々な要因が介在しており、低所得世帯でも質の高い食生活を営んでいる場合がある。逆に、経済的に裕福であっても、低水準の食生活を余儀なくされている場合もある。「食の貧困」は、財の多寡ではなく「潜在能力」（その剥奪）の観点から再定義する必要があり、潜在能力アプローチはこれを可能にする理論体系である。

第二に、多くの研究では「食事内容（とりわけ量的・栄養的十分性）」に焦点化しているが、それではまだラウントリーの「絶対的貧困」観を克服することができていない[42]。タウンゼントが「相対的剥奪」概念に含意させたように、先進国の「食の貧困」については、より多次元の活動（誰とどこでいつ食べるかなど）も評価に統合する必要がある。前章でみた食の社会学は、食生活のトータル性を分析可能とするものであり、潜在能力アプローチとあわせて援用したい。

5　潜在能力アプローチの可能性

（1）潜在能力アプローチの成立史

このように潜在能力アプローチはすでに周辺研究にも影響を及ぼしてきたが、最後に潜在能力研究内部の成立論理を押さえておきたい。本来、センの潜在能力アプローチは（貧困・飢餓研究というよりも）社会的選択理論という経済学の公理的研究のなかから生まれてきた[43]。その発端として、ケネス・アローの「一般不可能性定理」がある。アローは民主主義社会で受け入れられるべき諸条件（パレート原理、非独裁性など）を満たす形では、多様な個々人の価値を基準に社会的評価を形成する集計手続きが存在しないことを証明した[44]。センは、この不可能性を回避するため、アローの理論構造を分析し、そこで除外されていた非厚生情報（自由など）、厚生の個人間比較可能性の重要性を見出した。こうして刷新した社会的選択理論の土台をもって、センは経済的不平等、貧困、飢餓などの具体的主題に取り組んでいった（セン『集合的選択と社会的厚生』『経済的不平等[45]』）。

当時、主流派の経済学や政治哲学は、所得・富分配の衡平性といった倫理的問題を正面から議論していなかった。そこで、センの批判はまず主要な倫理的枠組みとなっている功利主義に向けられた。先に述べたように、帰結主義、厚生主義、合計ランキングで特徴づけられる功利主義は、分配の不平等性、非効用情報（自由、権利など）の重要性の無視、適応問題の軽視といった重大な問題を抱えていた。

次にセンが批判の矛先を向けたのは、同じく功利主義批判から生まれた基本財（primary goods）アプローチである（ロールズ『正義論[46]』）。基本財とは「あらゆる合理的な人間が欲するとみなされる諸物」であり、そこには「諸権利、諸自由や諸機会、所得や富、自尊心の社会的基礎」が含まれる。ロールズが提出した「正義の二原則」ではこの基本財の平等が求められる。正義の第一原則は「自由の優先権」を認め、第二原則はこの自由の優先権を補完する形で、基本財分配における効率性と平等性を求める。後者は「格差原理」と呼ばれ、最も不遇な個人の利益を最大化するよう基本財が配分されることを求める。

しかしセンによれば、この基本財アプローチは物質崇拝主義に陥っている。そこでは基本財に着目するあまり、基本財と個々人の「関係性」、すなわち基本財をウェルビーイングの達成に変換できる水準は個々人で異なることが見逃されている。もし個々人がおかれる状態が均一であれば、基本財アプローチは有効だが、現実はそうではない。所得ではなく所得を用いて何ができるか、自尊心の社会的基礎ではなく自尊心それ自体をどの程度持っているかを問わなければならない。

潜在能力——その人が何をできるかという自由の概念——という、倫理的評価の新たな情報的基礎はこうした背景から提唱された（セン「何の平等か」[47]）。その後の著作で、機能、エージェンシー、公共的理性使用といった諸概念とともに潜在能力アプローチは体系化されていくが、以下では「食」という具体的側面に焦点を当てて理論的発展の経緯をたどろう。

（2）飢饉・飢餓から栄養、栄養から食生活へ

『貧困と飢饉』はセンが「食」を直接扱った最初の著作である。この著作は二〇世紀に世界各地で発生した飢饉について「権原（entitlement）」という新たな観点から、その発生メカニズムを分析したものである。権原とは、何かを所有していることを指し、飢饉の分析で重要となるのは「人々が食料を手にする能力」という意味での権原である。合法的手段に限ると、食料権原は、交易・交換、生産、自己労働、相続・移転などにより得られるが、権原関係が変われば、その人が選択できる権原の幅（集合）も当然変わってくる。

事実、一九四三年のベンガル飢饉は「食料総供給量の減少」ではなく、米に対する労働力の交換関係の悪化（米価上昇、賃金の非上昇）に起因するものであった。これは一九七四年のバングラデシュ飢饉、同年のエチオピア飢

饉（北東部の家畜‐穀物交換に依存する牧畜民）でも同様である。飢饉の原因は「食料総供給量の減少」ではなく「権原の失敗」であった[48]。

食料供給の十分性ではなく、人々と財（食料）の「関係性」に評価の視点を移行させたことがこの研究の貢献であり、先述の「食料安全保障」概念の転換もこうして可能になった。しかし、『貧困と飢饉』の影響力があまりにも大きいためか、従来見逃されてきたのがドレーズとの共同研究『飢餓と公共行動』である。

飢餓の測定ではなく、撲滅のための「行動」に焦点化したこの著作では「潜在能力」の重要性を以下のように論じる。第一に、飢餓には突発的な飢饉と慢性的な栄養失調の二つの側面があるが、特に後者の撲滅において「食料権原」だけでは不十分である。ほかにも飲用可能な水、医療アクセス、衛生状態、教育や知識など多くの要因が関わっている。所得や食料以外の多様な変換要因（conversion factors）と、それらが規定する自由の程度＝栄養潜在能力（nutritional capability）を評価の対象とする必要がある[49]。また、これは「食料安全保障」概念における利用の次元についての理論的根拠にもなっているといえよう[50]。

第二に、機能（functioning）概念の導入である[51]。機能とは、人々が価値をおく諸状態・活動をいい、ウェルビーイングとは諸機能の束で表現される（その定式化はセン『財と潜在能力』参照[52]）。潜在能力は自由概念であるが、機能は結果（厳密には functioning achievement）の概念である。栄養失調という結果が同じであっても、それが貧困や飢饉で余儀なくされているのか、宗教・健康上の理由による断食――自由な選択の結果――なのかで倫理的意味合いは大きく変わる。倫理的評価の基礎は潜在能力におかれるべきであり、直接は把握しづらい潜在能力を分析的に展開していくためにも機能（達成水準）という概念が必要とされる。

こうした議論の一環として、共食や美味しさなど「非栄養的次元における食料利用」関連の機能も考慮されていることは重要である。『飢餓と公共行動』は、中国、アフリカ、インドなどの飢饉を扱うため、この点に関する議論を積極的に展開しているわけではない。しかし、現代日本を扱う本書にとっては、食生活における生物学的＝

基礎的（basic）なものから、社会的＝上級的（sophisticated）なものまで含む機能の多次元性をどう実証的に展開していくかが肝要となる。センが提示した「栄養潜在能力」をトータルな意味での「食潜在能力（food capability）」へと発展させていかなければならない。

第三に、特に食生活領域では、潜在能力と機能の区別が重要となる理由として習慣や選択、味覚の存在を先にあげていたが、これは裏返せば、食選択の自由の本質的重要性を認めているためである。[53] センはこの問題を別稿で展開しているが、[54] 自由概念には「有効な自由（effective freedom）」と「コントロールとしての自由（freedom as control）」の二つの側面がある。「有効な自由」とは、その人がある結果をどれだけ達成できるかを問い、ウェルビーイングを達成するための潜在能力とは主にこちらにかかわる概念である。一方、「コントロールとしての自由」はその人が選択プロセスにどれだけ関与できるか、どれだけエージェンシー（行為主体性）を発揮できるかを問う。自らの信条に基づく食生活の徹底（エージェンシーの自由の増加、例えば断食など）は栄養充足や健康につながる（ウェルビーイングを達成する自由を減少させる）とは限らない。

そのため、さしあたり両者の区別は重要であり、場合によっては、後者を前者の内部に位置づけ直す——食選択それ自体を一つの機能としてウェルビーイング情報の内部に統合する——ことも可能である。本書で扱う食潜在能力とは「善き食生活」の全体、したがって、社会的合意が一見とりづらい機能も含むため、「善」の決定における人々の食選択の自由を確保することは決定的に重要である。

第四に、これが『飢餓と公共行動』の主題でもあるが、潜在能力拡大のための公共行動（public action）である。これは公共政策（飢饉時の食料分配、公衆衛生、初等教育の改善など）のみならず、公衆（the public）による行動を通じた政策ニーズの形成、政策の精査・批判も含む。後者はのちに「公共的理性使用（public reasoning）」として、飢餓のみならずあらゆる社会的不平等の撲滅に不可欠な要件と再定義された（セン『正義の構想』[55]）。

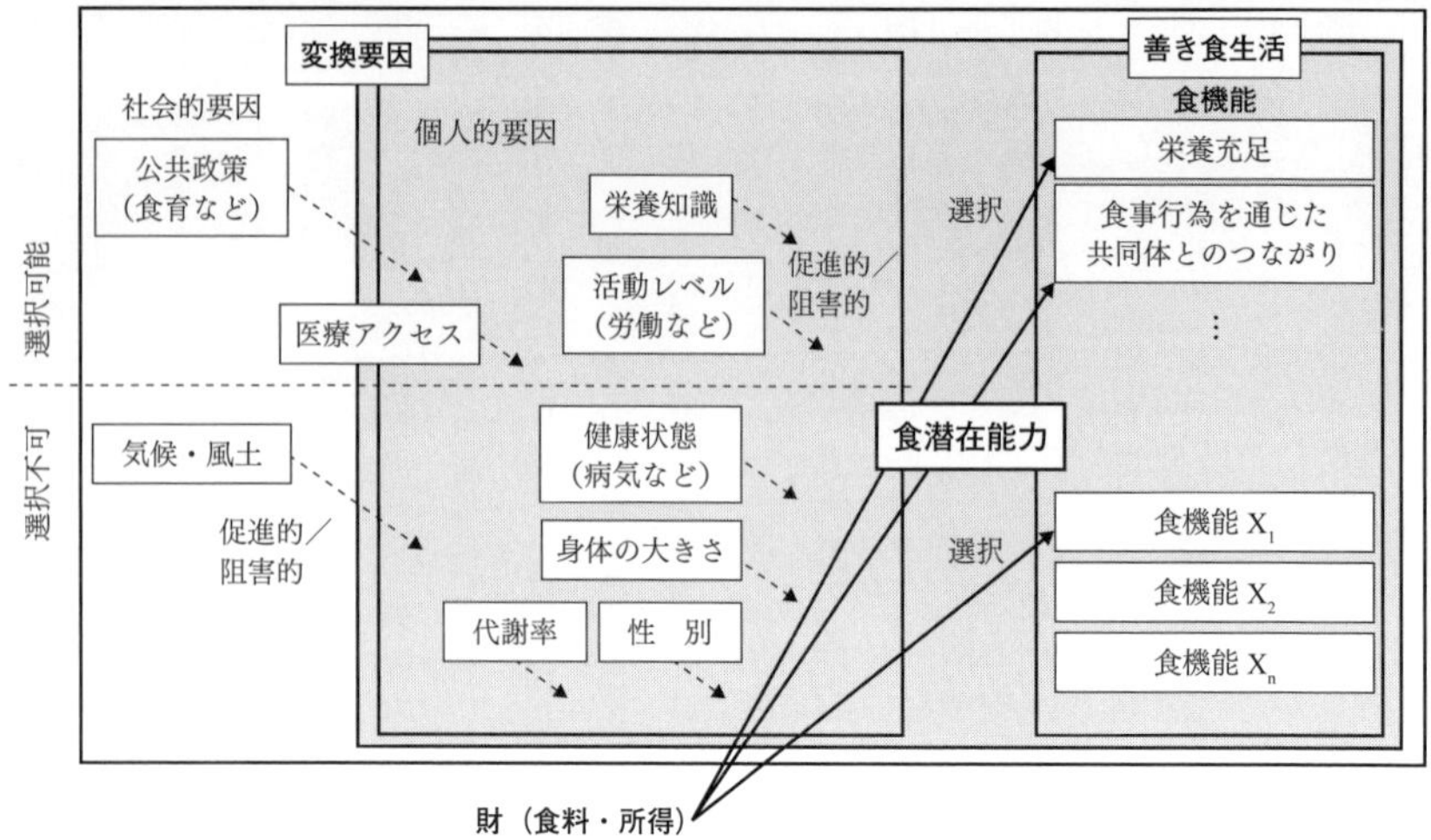

図 2-1　食潜在能力理論の概念図

出典）Ueda（2022c）をもとに筆者作成。
註）食機能・変換要因例は途上国を想定（Sen, 1985a)。

（3）食潜在能力理論

このように潜在能力アプローチはウェルビーイング、潜在能力、機能、変換要因、エージェンシー、公共的理性使用といった諸概念からなる理論体系である。「食料安全保障」をめぐる従来の議論では、食料総供給から食料アクセス（食料権原）への視点のみが注目されていたが、もっと広範な射程をもつ理論であることを再認識しておきたい。とはいえ、これを先進国の食生活分析へと応用するには、とりわけ機能のトータル性をどう考えるかという課題が残されている。

この点については、前章でみた食の社会学の知見を生かしながら克服していきたい。食潜在能力理論の具体的応用プロセスは第III部の第6章でみることとし、本書で用いる分析諸概念を以下のようにあらかじめ定義しておこう。図2-1はその概念的関係性を可視化したものであり、適宜参照していただければ幸いである[56]。

(1)善き食生活（well-eating）とは、その人の食生活の質（食関連ウェルビーイング）を表す。これは「生活の質」全体を表すわけではないが、食生活にかかわるかぎり（食欲に影響を及ぼす運動、睡眠など）その範囲は適宜拡張される。善き食生活の内容の決定においては、その人のエージェンシーの自由が確保されなければならない。

(2)食機能（food functionings または functionings to eat well）とは個々人がそれぞれ価値をおく様々な食関連活動や状態であり、その束（食機能集合）として善き食生活は把握される。食機能には栄養充足といった基礎的なものから、時々外食できることなど上級のものまで含まれる。後者の食機能が公共政策の対象として妥当かどうかは、公共的理性によって社会的に議論・精査されなければならない。

(3)食潜在能力（food capability または capability to eat well）とは、財（食料・所得）から食機能の達成に変換するための自由の程度を表す。この食潜在能力が倫理的評価の対象であって、善き食生活（および食機能）の達成水準（結果）それ自体ではない。実際の研究では、データの制約から、達成水準が評価の対象になることが多いが、達成水準と達成の自由（食潜在能力）は理論的に区別されなければならない。

(4)変換要因（conversion factors）とは、食機能の達成水準に影響を与える様々な要因（個人：栄養知識等、社会：公共政策等）を指す。個々人で異なる変換要因を包括的に考慮することで、個々人の「多様性」の理論的統合が可能となる。

続く第II部では、家族とフードシステムの両面から「食の近代」の展開過程を具体的にみたのち、それを第III部における現代日本の「善き食生活」と「食の貧困」の分析につなげていきたい。

第Ⅱ部　食規範と実態の歴史的変遷

第3章　「第一の食の近代」の萌芽

日本の伝統食といえば「米、味噌汁、菜、漬物」を中心とした食事が想起されるだろうか。しかし柳田國男が『明治大正史 世相篇』で記録するように、それは一九世紀末、近世社会から近代社会への移行に伴い誕生した新たな様式であった。本章ではこの「米食型食生活」に焦点を当て、フードシステムと家族の両面からその成立条件をみることで「第一の食の近代」の輪郭を描く。近代日本の食文化については研究蓄積が厚く、本章もそうした成果に依拠するものである。そうした先行知見を総括しながら「米食型食生活」を食事モデルとして特徴づけ、次章以降の「第二の食の近代」の分析に生かすことを目指す。

1　フードシステムの近代化

(1) 食料生産の近代化

まずは「米食型食生活」を構成する各品目（米、野菜、肉、魚、醤油、味噌）の生産条件が、近代前後でいかに変化したのかを中心にみていきたい。

「米の消費量が、以前は今日のように多くなかった。稲を栽培しなかった土地はすでに弘く、米は通例城下と湊町とより他へは、輸送せらるる途が付いていなかったのである。畠場や山間ではこれを常食に供し得なかったのはもちろん、田を耕す村々でも米の飯は始終控え目であった[1]」と柳田が回想するように、近代以前の庶民の常食は米ではなかった。

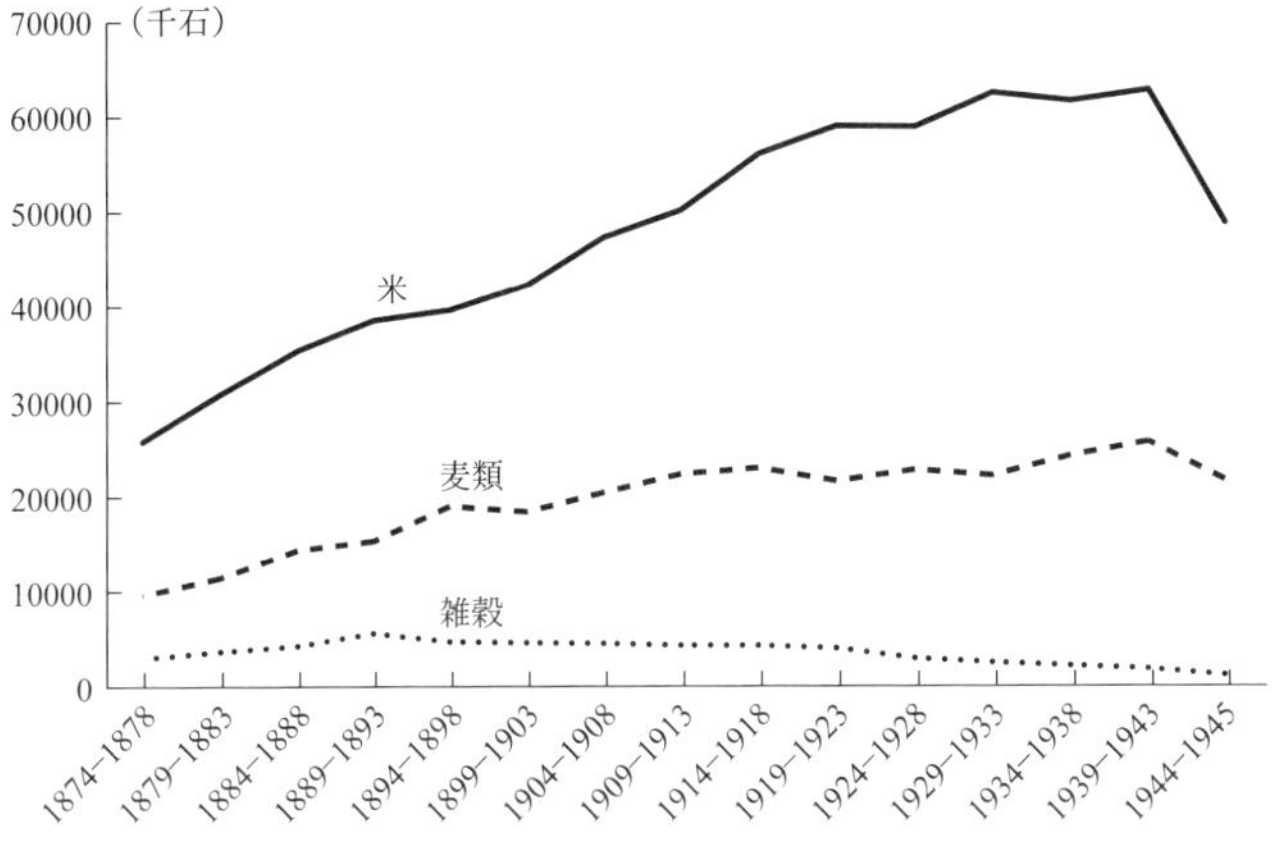

図3-1　米・麦類・雑穀の年間生産量推移

出典）『改訂 日本農業基礎統計』194–201頁
註）米：水陸稲合計（一部，欠落年あり。以下同様），麦類：小麦・大麦・裸麦・エン麦合計，雑穀：アワ・ヒエ・キビ・モロコシ・ソバ合計

近代以前も開墾や二毛作など増産政策はとられていたが、それは米の常食を武士階級や一部の商工階層に広げるのみで、小農はむしろ主食の雑食化の方向に押しやられた。統計上でも、明治初期（一八七四～七八年）の麦類・雑穀生産量は米生産量の49％に及んでおり、庶民（人口の大部分を占める農民）の日常食は雑食であったことがうかがえる。近代最初の全国的な食事調査である一八八一年（明治十四年）の内務省「人民常食種類調査」でも、地域格差は大きいが、日常の主食は全国平均で米53％、麦27％、雑穀14％とあり、生産統計ともほぼ一致している[2]。

近代に入ると米生産は増大し続け、戦時体制で生産力が激減する直前の一九四三年（昭和十八年）には、明治初期の生産量の二・五倍に及んでいた（図3-1）。この増産の背景には、どのような要因があったのだろうか[3]。

第一に、地租改正（一八七三～八〇年）による近代的土地所有権の確立と金納地租への移行である。英仏独など西洋とは異なり、日本では領主の在地性が弱く、農民に土地所有権が認められた。これが、資本家的企業経営ではなく、自己と家族労働力によって自立的に農業経営を行う小農が発達する一つの条件となった。地租の金納固定化は、米価上昇が農民の利益を増大させる構造をもたらし、家族労働力を生かした副業収入や作物転換（野菜、畜産物など）の機会拡大とも相まって、商品経済が農業に浸透していく基盤を作った。また、土地投資の自由化は地主小作関係を拡大したが（明治末には小作地が全農地の半数を占める）、それは必ずしも小農の発展を阻害するものではなかった。こうして比較的均質な小農経営が圧倒的多数を占める近代日本の農業構造が作られた。(4)

第二に、こうした小農の存在を前提として「明治農法」が普及した。これは、肥料の多投（魚肥から大豆粕、化学肥料への転換）、多収性品種の導入、乾田化と畜力耕からなる労働集約型の農法である。篤農の在来技術を基礎としつつも、西洋農学を媒介として、非科学的な要素を排除していくことで体系化された。戦前における食料増産の技術的要因は明治農法に負うところが多く、脱穀機や動力ポンプなどの機械化は一部の中上層経営に限られていた。

第三に、政府が推進した一連の生産増強政策である。一八八九年（明治三二年）の「耕地整理法」制定以降、明治農法の受容基盤となる田区整理と灌漑排水施設の拡充を中心とする土地改良事業が次々と推進された。同年には「農会法」も成立し、以前から民間に存在した農会は系統農会組織（町村－郡－道府県－帝国農会）へと再編された。こうして形成された中央集権的管理システムが、明治農法を強力に普及させるとともに、農村における治安維持的機能も担うこととなる。

一方、一九一八年（大正七年）の米騒動以降は米の輸移入も増大した。植民地（台湾、朝鮮）からの移入米は、最も多い一九三〇年代後半には、国内供給高の二割、輸移入高のほぼ十割を占め、帝国内自給もほぼ達成できるようになった。(5)

野菜については、まず品目別の生産状況をみておこう。『明治七年府県物産表』によれば、根菜類（ダイコン、ゴボウ、ニンジン、カブ）、芋類（サトイモ、サツマイモ）、果菜類（キュウリ、カボチャ、ツケナ、スイカ）は五〇県以上で生産され、近代以前の普遍的な野菜であったことがわかる。これらが好まれた理由は、白米と混ぜて「糧飯」にできるからであった[6]。

近代に入ると、勧業政策として西洋野菜が導入される。明治末までは、依然としてダイコン（作付け十万ヘクタール）をはじめとした在来野菜が主流であり、西洋野菜はわずかであった（最大でもキャベツ〇・三万ヘクタール）。大正・昭和期にかけて、サトイモ、ゴボウ、カブなどの根菜類は減少し、ナスやキュウリなど果菜類の作付けが増加する。ちょうどこの頃は、東北で百姓に転向したばかりの宮沢賢治が、カリフラワー、トマト、アスパラガスなど新奇な西洋野菜を作り売って生き抜いた時代である[7]。一九一〇〜四〇年（明治四三〜昭和十五年）の三十年間に、キャベツ五倍、タマネギ十倍、トマト一八三倍と西洋野菜の作付け面積は大幅に拡大し[8]、後述する「食の洋風化」を供給面から支えた。

この間、作付け面積首位を維持したダイコンは、量的拡大こそみられなかったが、種子屋・農業試験場・農会が一体となった品種改良と生産加工技術の規格化が進み「食卓に毎日のぼる一人二切れの沢庵」が可能になった[9]。こうした青果物生産も小農経営を基礎としていたが、後述する大正期の卸売市場体制の整備とともに、果実、遠隔地野菜、近郊野菜の順で、野菜生産の専業化や系統農会による生産出荷の組織化を通じた主産地形成が進んでいく[10]。戦後にみる大量生産・大量流通のフードシステムの確立は、こうした戦前の努力の延長線上にあるものであった。

畜産業の発展も勧農政策の一環として重要な位置を占めた。畜種改良の主軸である官営牧場を新設して輸入種畜を飼養し、生産した種畜を各府県に配布して改良増殖を図らせるというのが全畜産物に共通した政策方針であった。洋種の血統から、改良増殖技術、牧舎の設計に至るまで西洋知に頼るところが大きかった。農業・運搬における使役の伝統が長かった役肉兼用牛では国内種（和種）が好まれたが[11]、乳牛のホルスタイン種や豚のヨークシャー種などの洋種の導入（血統の西洋化）は畜産業の発展に不可欠であった。

明治初期には、進歩的な農民や帰農士族が中心となった大型経営も生まれたが、多額の投資にみあった成績をあげられなかった。そこで明治中期以降は、小農一般を対象とした畜産奨励が目指されることとなる。とりわけ第一次世界大戦勃発以降の政策強化は目覚ましいものがある。

一九一五年（大正四年）の「畜産組合法」施行により、共同経営や改良増殖事業が一層強化され、三年後に設立された中央畜産会のもとに統一的な生産管理体制が形成された。従来の畜産奨励はもっぱら改良・増産に傾倒していたが、一九二六年（大正十五年）の「乳用卵共同処理奨励規則」公布により、畜産物の処理販売体制の改善も進んだ。また、明治農法の普及に伴い、牛馬耕や畜産排泄物の肥料利用（金肥の代替）の必要性も次第に認識されるようになっていたが、昭和農業恐慌に伴う農家経済の圧迫と一九三一年（昭和六年）公布の「有畜農業奨励規則」は、無畜農業から有畜農業への転換を本格化させた。有畜農業とは「農業経営要素として適切な種類、数量の畜産を有機的に組み入れ」た経営方式（同規則）として、専業的経営よりもむしろ、零細副業的な牛豚飼い、庭先養鶏を基礎とするものであり、これが戦前の畜産経営の性質を決定づけた。

表 3-1　畜産物の生産量推移

	牛 枝肉量	豚 枝肉量	鶏 飼養羽数	牛乳 生産量	鶏卵 生産量
I. 1906-1910	26.5	7.4	18.8	21.5	71.9
II. 1916-1920	42.9	16.3	24.5	35.7	111.4
III. 1926-1930	48.3	32.1	43.9	85.2	222.0
IV. 1936-1940	68.1	60.5	48.8	177.9	352.8
増加率（IV/I）	2.57	8.16	2.60	8.29	4.91

出典）『改訂 日本農業基礎統計』257-268 頁
註）牛・豚：百万 kg，鶏：十万羽，牛乳：万石，鶏卵：千万個

表3-1には全品目で生産状況が追跡可能な一九〇六年（明治三九年）を起点に四つの時期の生産量の変化を示したが、全品目で大正・昭和期にかけて大幅な増産を遂げていることがわかる。また戸数あたりの飼養頭羽数をみると、その大多数は小規模（牛一頭、豚五頭未満、鶏一〇羽未満）であり、戦前においては小農経営の範疇を大きく越え出るものではなかった[12]。

この間、国内生産だけでは畜産物需要の拡大に追いつかず、輸移入も行われた。鶏卵（支那卵）や乳製品（煉乳、

バター）では国内産業への影響の懸念もあり度々の貿易調整を伴いつつではあったが、常時供給不足の役肉用牛では積極的な輸移入方針がとられた。青島牛の輸入は一九一九年（大正八年）以降本格化し、日中戦争勃発（一九三七年）で輸入が急減する以前は、輸入牛の大宗としてその七～八割を占めていた。一方、朝鮮牛は役牛適性があることから生体として移入され、一定期間の使役を経た後、肉用に回された。朝鮮牛の移入も第一次世界大戦勃発後に本格化し、大正末期には全国の屠畜牛頭数の二割強を占めるに至った(13)。

水産業では、近世末期までに沿岸魚場や漁獲技術の開発を終えており、明治期に入っても、しばらくは停滞が続いた。明治末期にようやく、第一に藁縄や麻糸にかわる綿網の導入、第二に石油発動機による漁船動力化という技術的基礎条件の改善が起こった。綿網は耐久性が高く柔軟であるため、捕獲した魚も逃げにくく傷つきにくい。当初の輸入綿糸にかわって、明治末から大正期にかけて編網機の開発が進み、国内生産・廉価供給できるようになった。

同じく西洋に学んだ動力漁船も次第に導入が進み、一九三〇年（昭和五年）頃には三万隻を超えた。綿網と石油発動機は在来技術改良の延長線上にあるものであったが、汽船トロール漁業は完全な輸入によって実現された。早くも一九一二年（大正元年）には総数一三九隻を数え、たちまち乱立乱獲段階に突入したが、第一次世界大戦に伴う汽船売却や法的漁船数制限に助けられ、トロール漁業は同大戦後に再び黄金時代を謳歌した(14)。

こうして近代日本漁業は、トロール・遠洋漁業を主軸とする他産業から参入した大規模資本家経営、地方的上層階級による沖合漁業（マグロ・カツオ釣業など）の中規模資本家経営、沿岸漁業を担う零細漁民の三つの経営主体からなる産業構造を形成するに至った(15)。当然これらの経営体間の利害闘争も大きくなるが、一九〇一年（明治三四年）成立の「漁業法」は、一方で漁民・漁村共同体に沿岸漁業を行う権利を保障し、他方で漁業権規制が及ばない海域での自由経営を保護するという点で、こうした重層的体制を温存するものであった。また日本水産など五大会社をはじめとした漁業資本の拡大は、問屋が支配していた前近代的流通と矛盾をきたし、のちにみる中央卸売市場体制の前提条件を準備するものでもあった[16]。

こうした技術面および生産構造面での変容を背景に、明治末まで百万トン半ばを推移していた一般海面漁業の総漁獲量は、一九三〇年代半ば（昭和八〜十二年）には四百万トンにまで成長した。とはいえ、戦前期の漁獲量の七〜八割を占めていたのは依然として沿岸漁業であり、沖合遠洋漁業の本格的発展は戦後を待つこととなる。そのため、戦前に都市へと供給されたのは、沿岸漁業の大部分を占めるイワシ、ニシン、サバといった大衆魚であり、それらは煮魚、焼魚となって「米食型食生活」を支えていた[17]。

畜産物や水産物とならんで、味噌や醤油などの大豆製品も重要なタンパク源となっていた。国民一人一日あたりのタンパク質供給量（一九三九年）は、畜産物一・七グラム、水産物四・六グラムに対し、醤油二・二グラム、味噌三・七グラムである[18]。近世以来、醤油と味噌は自家醸造が多く、このうち醤油では、自家用への課税が本格化する一九〇四年（明治三七年）時点で、自家用が営業用生産の七割に及ぶほどであったという[19]。自家醸造は醤油・味噌の産業化にともなって衰退していくが、後者の発達はいかなる背景でもたらされたのだろうか。

醤油製造業は、明治初期において工業生産高が酒類、織物類に次ぐ第三位の産業であった。その産業構造は、千葉、香川、兵庫に集中する都市向け大醸造家と、周辺市場向けの中小醸造家からなるが、明治三十年代後半から大正末にかけて、この二層構造を維持したまま、大醸造家の生産規模拡大と中規模醸造家数の量的拡大が並行して起こる。前者の代表格である銚子のヤマサ醤油の場合、明治三十年代に生産過程の部分的機械化（動力圧搾機の導入など）を行い、大正期にかけて、他人資本投入と本格的機械化・工場増設によって生産量を急増させ、「在来産業から近代工業への転換」を遂げた[20]。

スタートは一歩遅れたが、醤油・酒からの転業や地域的棲み分けを経て、味噌製造も次第に産業化していく。のちに国内シェアの約半分を占めることになる長野県では、日露戦争後の都市人口や工場需要の膨張を背景に「味噌すり機や豆洗機がとり入れられ、汽罐《きかん》も蒸気設備に変えられる。タンク類も丈夫で清潔なコンクリートに改造され、エヤーコンプレッサーも用意」された味噌工場が大正期にかけて拡張・増設され、二、三人の職人でまかなわれていた家内工業的味噌造りから、近代的な工業化・大量生産化へと進展した[21]。

技術面のみならず、原料供給面でも大きな変化があった。大豆生産量は一八七四年(明治七年)から一九〇〇年代前半までに二倍近くになるが、その後は三〜四百万石で停滞し[22]、かわりに日露戦争後は朝鮮・満洲からの輸移入が増加する。信州味噌の発展土台となったのは朝鮮大豆(日中戦争以後は満洲大豆)であり、醤油でも大規模経営の場合、一九二〇年代以降は朝鮮・満洲大豆に原料特化していくこととなった[23]。

醤油・味噌にかぎらず、漬物、野菜の塩蔵など、近代の人々は「腹に入れない多分の塩を家々が求めていた[24]」。内地塩の生産増は一九〇〇年代前半に停滞し、塩不足は輸移入で補塡された。当初は、内地塩と輸移入塩との品質格差から、食品製造向けには主に内地塩が利用されていたが、一九一〇年代後半から輸移入塩への依存度を一層高めるようになった[25]。

以上、主要品目の生産条件の変化をみてきた。いずれの品目でも、商品経済の発達が資本投入・増産意欲を引き出し、西洋知を媒介とした技術革新が生産性の向上をもたらしていた。また、こうした食料増産は、国家中央集権的管理システムのもとで効率的に進展し、軍事力の膨張とも結びつきながら、植民地の供給力も組み込むものであった。資本主義、工業化、国民国家、軍事力といった「近代化」の一般的特徴はフードシステムにも確実な変容をもたらし[26]、供給面から「米食型食生活」を支えていたのである。

(2) 食品流通の近代化

生産が拡大しても、それが安定的かつ合理的価格で消費者に届かなければ「米食型食生活」には寄与しない。食料流通再編の必要が強く認識される契機となったのは大正期の「食料問題」である。前近代的な食品流通体制では、膨張する都市消費需要に応えられず、食料品価格は急騰した。一九〇〇年(明治三三年)を基準とすると、米騒動

表 3-2　大正 8 年東京における家計調査

	金額（円）		（%）	
	労働者	教員	労働者	教員
飲食物費	35.094	34.308	100	100
米穀類	18.736	17.963	53.3	52.4
野菜	2.708	2.995	7.72	8.73
魚介	3.037	2.464	8.65	7.18
肉類	1.148	1.834	3.27	5.35
（生鮮品小計）	7.163	7.293	20.4	21.3
半成副食品	1.053	0.927	3.0	2.7
既成副食品	1.456	1.529	4.2	4.5
調味料	2.529	2.989	7.2	8.7
嗜好品	4.243	3.279	12.1	9.6
その他	0.178	0.328	0.5	1.0

出典）『経済学全集 第 52 巻』218–219 頁「月島労働者および東京市内外小学校教員調査」
註）金額は一人当たり毎月の支出金額平均

が勃発する一九一八年（大正七年）の物価指数は、米二・八倍、牛肉二・六倍、鶏卵二・一倍にまで上昇していた。(27) 翌年、社会統計学者・高野岩三郎が東京市内（付近を含む）の工場労働者と小学校教員を対象に実施した調査によれば、当時の飲食費のうちで副食品の生鮮品原料が二割を占めていた（表3-2）。(28) 副食品消費の増加を伴う「米食型食生活」の普及があったからこそ、都市住民（特に低所得労働者）の食生活は従来以上に逼迫し、副食品供給体制の再編も余儀なくされたのである。(29)

そうした食品価格高騰を生んだ前近代的な食品流通とはどういうものであったのか。のちに、京都市中央卸売市場の初代場長となる大野勇は『中央市場建営誌』のなかで以下のように問題点を指摘する。当時の生鮮品市場は開業や取引方法に関する有効な規制や監督を欠いていた。問屋仲買が多数乱立すれば、不毛な競争が起き、作為的・欺瞞的取引も横行する。透明・公正な価格形成は実現されず、買い叩きや売り惜しみが長らく問題となっていた。また取引面以外にも、輸送面の非効率性（鉄道との非接続など）や、都市排水をはじめとした衛生問題も顕在化しつつあり、市場施設の抜本的な改善が内外から要求される状況であった。(30)

流通の近代化はまず小売段階で起こった。「米騒動の応急策として公設市場が設立された」と一般に理解されがちであるが、経緯はもっと複雑である。先にみたように、在来市場の経営・衛生問題、食料価格の高騰、生産組織力の増大（系統農会、遠洋漁業資本）など、米騒動以前から流通体制はすでに構造的矛盾を示しはじめていた。これに（少なくとも政策的に）きっかけを与えた出来事が一九一八年（大正七年）七月の米騒動であって、米騒動の応急策として公設市場が設立されたわけではない。そもそも大阪市公設市場の設置は、米騒動以前の四月である[31]。同年十二月、内務省は公的主体による市場開設、価格の公示、取引方法の監督を旨とする「小売市場設置要案」を発布し、その結果、大都市・近郊都市を中心に公設市場の設置が相次いだ。

公設市場が果たした重要な役割の一つは、それが呼び水となって多くの私設小売市場の開設につながったことである。一九三四年（昭和九年）の東京市内を見渡すと、公設市場十一箇所に対し、私設市場は六一三箇所もあった。これらは郊外電車沿線の新規住宅街に急増したサラリーマン家庭（すなわち近代家族）を主な顧客としていた。私設とはいえ、公設市場の公示価格を無視することはできず、価格の安定化と低廉化も一定程度実現された[32]。小売市場は単なる応急策ではなく「流通機構の改革者たらざるを得なかった[33]」のである。

公設小売市場と地続きにあったのが、中央卸売市場の開設である。早くも一九一二年（大正元年）には、卸売市場法の原案となる「魚市場法案」が準備されていたが、米騒動と公設市場の充実を経て、設置計画がようやく具体化する。内務省は一九二二年（大正十一年）「公設市場の改善を図り尚中央市場を設置し其の機能を発揮せしむるは刻下緊要」という認識のもと「中央市場設置要綱」を提出し、農商務省を主管として翌年「中央卸売市場法」が制定された。一九二七年（昭和二年）には全国初となる京都市中央卸売市場が開設された。図3-2には、流通近代化前後の市場の様子を示したが、ここからも衛生・輸送面における大きな改善をみることができるだろう。京都に続いて、高知、横浜、大阪、神戸、東京と各都市でも中央卸売市場は次々と開設されていった。戦後のフードシステムを考える上でも重要であるため、中央卸売市場がもつ「近代性」をまとめておくと以下の通りである[34]。

一、せり取引（価格形成の適正化・透明化、生鮮品取引の迅速化）
二、受託販売（卸売業者の買付集荷の禁止）、差別的取扱の禁止（閉鎖的取引の排除）

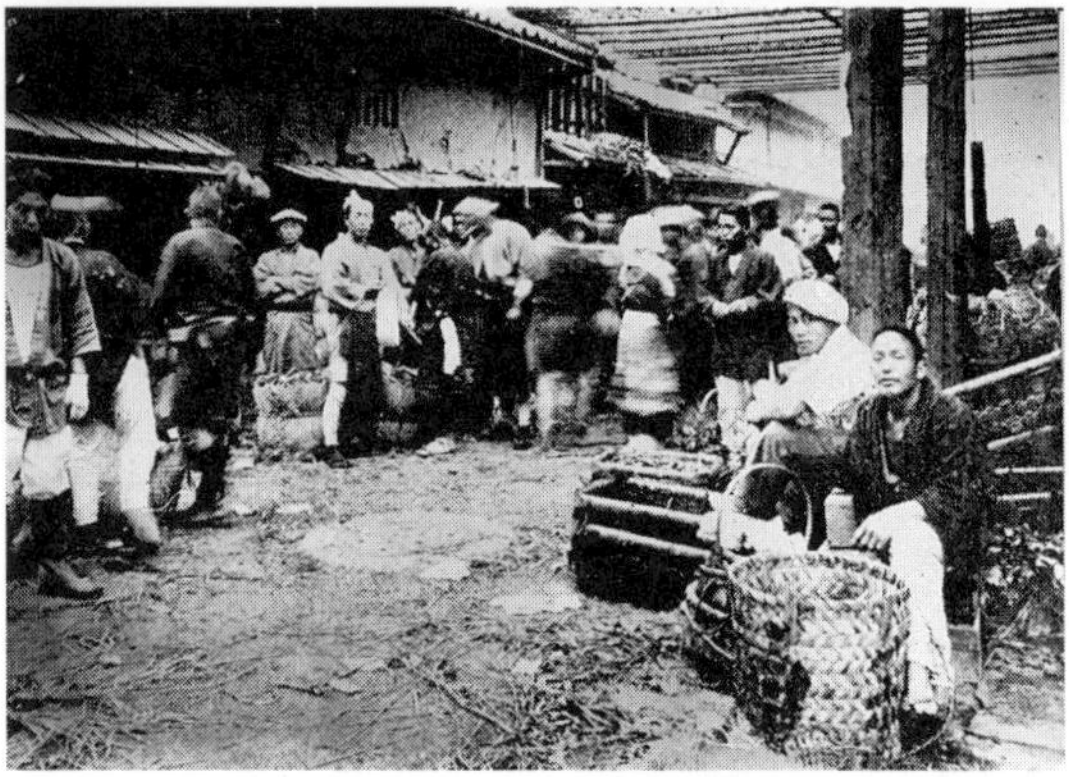

引込線と４階建の大倉庫

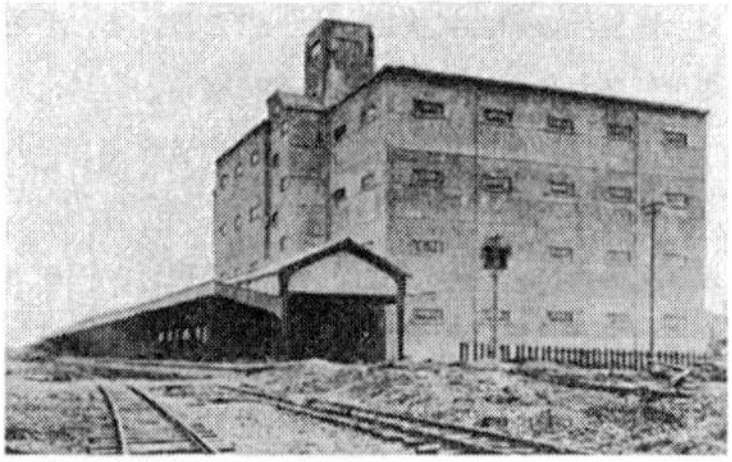

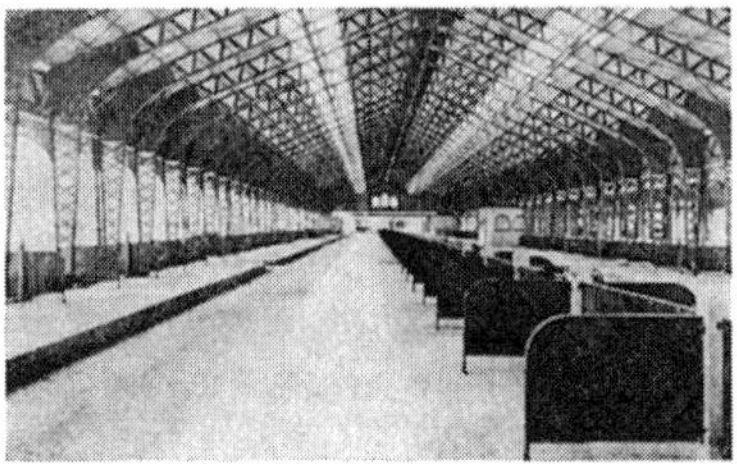

広々とした仲買人店舗

図 3-2　大正期の京都市内青果市場，開設時の京都市中央卸売市場

出典）京都消防歴史資料館，『五十周年記念誌』10 頁

三、手数料定率化（差益商人から手数料商人への転化）
四、卸売業者の員数制限（分散的な取引機構の単純化）
五、中央卸売市場の公設制（商業資本への規制力強化）

こうして中央卸売市場は、価格形成、効率的な集荷・分荷、衛生管理など食品流通の「公共性」を担保する役割を果たすこととなる。その公共的機能は――大量広域流通システムの副作用として見逃せない質的変容はあるも

のの――、戦後、そして現在にもしっかり引き継がれている。
食肉市場についても同様である。家畜関係規則は青果物・水産物に先駆けて整備されていた。その背景として、第一に疾病家畜が食肉用として流通していたこと、第二に屠殺を経由するため国家統制が必要であること、第三に（青果物・水産物と同様に）家畜商による独占的価格支配の弊害があったこと、第四に家畜の軍事的需要があったことを指摘できる。[35]
一九〇六年（明治三九年）には、牛馬羊豚の屠畜解体を規制する「屠場法」が制定され、衛生設備が不十分な屠場は淘汰された。その四年後には「家畜市場法」が制定され、牛馬羊豚の取引に関する公設優先と場外私設市場の廃止、場外取引禁止、受託拒否禁止など、先の「中央卸売市場法」にもみられた近代的市場の基本的条件が整備されていった。

(3) 外食の発展

外食施設の発展は近代以前にまでさかのぼる。近世の江戸では、人口の大部分を、参勤交代で江戸詰めの任にあたる武士や奉公人、農村から流入する奉公人や職人、日雇い労働者といった単身者が占めていた。外食施設は、彼らの胃袋を満たすために必要とされた。[36]
近世初期の段階で、単純な調理や加工済みの食品を扱う振売、移動可能な担ぎ屋台や定まった場所で床店を構える焼売・煮売がすでに混在して乱立していた。元禄期には、常設の店舗を構えて酒や食事を提供する煮売茶屋が増え、重商主義をとる田沼意次の宝暦・天明期には高級な飲食を提供する料理茶屋が増えはじめる。倹約を強いる寛政の改革による中断を経て、重商主義が再びとられた化政期にかけて、外食文化は全盛を迎える。高級料理茶屋の常連は主に富裕層であったが、煮売茶屋に近い料理茶屋、一汁一菜程度の定食を提供する茶屋、蕎麦・鮨・天ぷらなどの屋台は庶民に最も親しまれた。近代の外食もこれを基礎に発展することとなる。

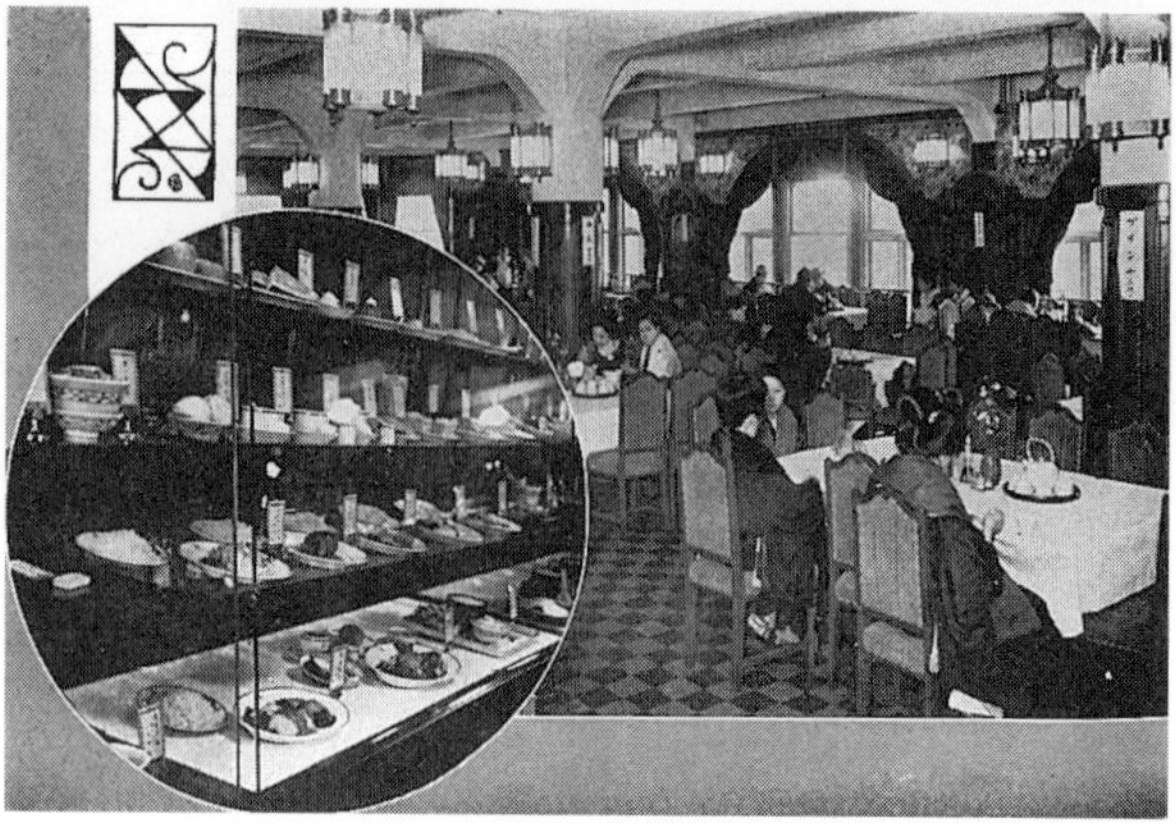

図 3–3　昭和期の百貨店食堂

出典）『大東京寫眞帖』「口福の東京」98 頁

近代の外食といっても、様々な形態がある。『東京案内』をもとに一九〇〇年（明治三六年）の東京市内を見渡すと、日本料理屋二〇七軒、西洋料理屋四二軒、牛鳥屋七五軒が存在したとある。(37) これらは比較的名の知れた料理屋のみの数字である。少し前の一八九四年（明治三〇年）には、料理屋四七六軒の約十倍に匹敵する四四七〇軒の飲食店があったという。(38)

ここにおそらく含まれていない下等店も無数に軒を並べていた。先駆的な貧困調査でもある松原岩五郎の『最暗黒の東京』では、明治二〇年代半ばの庶民的飲食店として、比較的裕福な商人職工を相手とする飯屋、車夫のような労働者を相手にする普通の飯屋、さらに一段下って「およそ世に不潔といえるほどの不潔は悉皆茲《しっかいここ》に集めたる」最下等飲食店の三階級をあげている。第一の飯屋では「丁子《ちょうし》三本、刺身一皿、汁と煮魚位にて十五、六銭費《つい》ゆるものを最上の客とす」、すなわち最大「一汁二菜」の副食品提供もあるようだ。(39) 第二、第三の飯屋は客層からみて後述する「一膳飯屋」とも重なっている。近世からの煮売茶屋は大都市のみならず街道沿いにも軒を並べ、人々の往来が繁くなるにつれて田舎にも増え、次第にこうした「一膳飯屋に改造」(40) されていった。以下では各外食施設で何が提供されていたかを中心にみていこう。

まずは上層の飲食店である。文明開化以降、西洋料理は横浜や神戸など港町を起点に、上層階層に普及した。この西洋料理店は、一八九〇年代からは都市中間層を主な顧客とする洋食屋、一九〇〇年代には庶民層も通える百貨店食堂へと次第に大衆化していく。(41) チフィエルトカらが『秘められた和食史』で分析するように、昭和期の百貨店食堂は、和と洋の食事をともに提供する典型的な場として――特に「近代家族」を担う女性を通じて（図3-3）――「和食」という概念を普及させる媒介にもなっていた。そして、この和食の内容は「一汁三菜」であった可能性が高い。一九四二年（昭和十七年）、三越百貨店日本橋本店七階食堂の和定食（一円五〇銭）は御飯、吸物、鉢物、刺身、煮物の構成であった[42]。

「一汁三菜」は当時の日本料理における最小単位とみなされており、百貨店食堂以外の上層の料理屋でも「一汁三菜」かそれ以上の内容が提供されていたことは想像に難くない[43]。

また西洋料理・洋食は、肉食を前提としていた。近年の肉食研究が示すように、日本人は古代から肉食を続けてきたが[44]、それでも食規範（神道的穢れ、仏教的不殺生）や未成熟な供給体制が、肉食の本格的普及を阻んでいた。供給体制については先に述べたが、食規範も近代化とともに変容していく。すでに近世末期には、開港地での食料供給を含む日米和親条約が結ばれ、居留民向け牛屠畜解禁の道が開かれていた。旧体制とともに肉食禁制も自然崩壊し、それに終止符を打ったのが一八七二年（明治五年）の明治天皇による牛肉実食であった。仮名垣魯文『安愚楽鍋』で描かれる開放的で賑やかな牛鍋屋から、福沢諭吉も通った「最下等の店だから、凡そ人間らしい人で出入する者は決してない」という薄暗い牛鍋屋まで、肉食は社会に広く普及していった[45]。

また、「文明開化が西洋料理の大衆化に果たした役割と同様に、帝国主義的拡張は中華料理の大衆化をもたらした[46]」。一八七〇～八〇年代時点で、中国人は港町における外国人の人口の大多数を占めるようになっていたが、衛生水準の低さや日清戦争勝利に伴う中華文化に対する蔑視感の高まりもあり、中華料理が日本人の舌に受容されるまでには時間を要した。日露戦争の勝利は、西洋文化への熱狂を沈静化させ、日本人の味覚を西洋料理以外にも向かわせる転機となった。都市には大衆中華料理店が急増し、兵食や家庭料理にも――「栄養分を茹でこぼさない調理法、多種の食材を煮合せ融和熟成した風味、油の多用による高いカロリー量[47]」等々の栄養学的論拠にも支えられ――確固たる位置を占めるようになった。

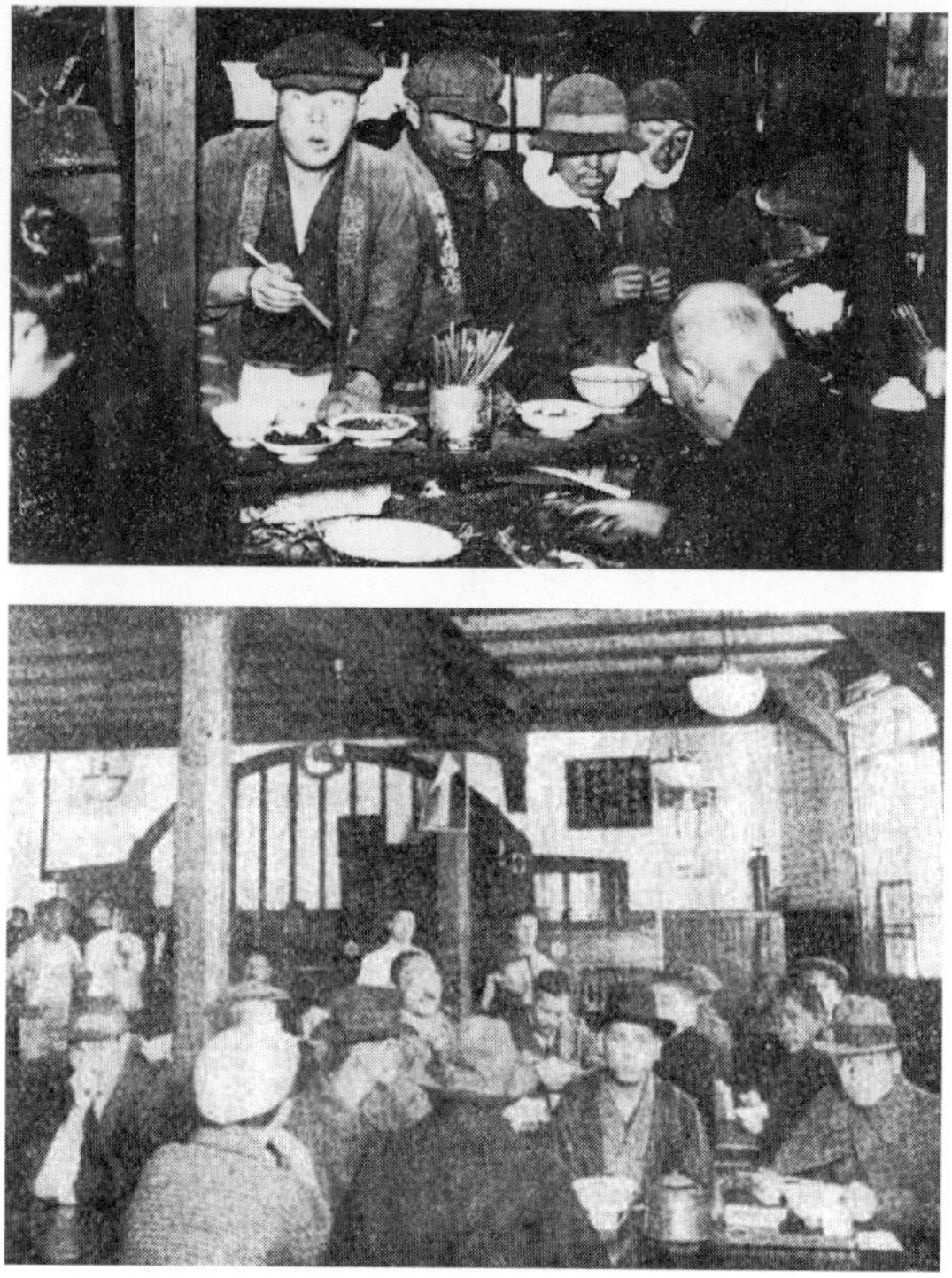

図 3-4　残飯屋，東京都市上野公設食堂

出典）『浮浪者及残食物に関する調査』108 頁横写真，『市設食堂経営策に関する調査』8 頁

では話を戻して、下層の飲食店はどうであったか。松原が『最暗黒の東京』で明かすように、「朝餐には一汁一菜極めて淡薄なれども、晩餐には間々濃味の魚肉を呼びて口腹を肥やす」のが明治二〇年代の下等店に通う労働者の食事実態であった。「食品の材料に物の新鮮なるを望むべからず」ともあり質的な差異は見逃せないが、食事型に限定すれば「一汁一〜二菜」であることがうかがえる。

大正期には産業発展とともに都市労働者人口が膨張しはじめ、廉価な食事を供給する一膳飯屋は一層不可欠な存在となっていった。一九一八年（大正七年）の大阪市の調査によれば[48]、四五八軒の一膳飯屋があり、労働者・行商人を中心に一日あたり五万人超の食事を提供していた。「一膳」の中身は米、皿小鉢に盛った副食物、酒の三種で、客が自分の予算にあわせて取る仕組みである。平均価格をみると、米（主に外米）は小盛二銭九厘から大盛五銭九厘まで、副食物は安いものでは一銭の漬物から、四〜六銭の野菜や豆、六〜二〇銭の肉魚類まである。一回の平均飲食代金（酒代を含む）は十銭とあるから、米と漬物に一品（多くても二品）をつける程度であろう。

そして、下等飯屋のさらにまたその下には「残飯屋」があった[49]。これは軍隊、工場、弁当屋、料理屋、病院などから出る残飯を集めて下層労働者に売る業者である。そのなかには「残飯の丼賣《う》り残菜の皿賣り、味噌汁の一杯賣《う》り香々の皿盛りなど、全く一膳めし屋同様[50]」の残飯屋もあった。「米、味噌汁、菜、漬物」と柳田のいう近代の食事型は――その質的格差を一旦不問とすれば――残飯屋を通じて最下層の都市民にも波及していた。

とはいえ、食事内容の不満足を飲酒で埋めるものも多く、産業発展に不可欠な労働者の栄養をいかに確保するかは政策的課題でもあった。労働者の生活は第一次世界大戦後の物価高騰で一層貧窮化したこともあり、各都市は公設市場のみならず、公設食堂（市営食堂、簡易食堂）の設置にも乗り出しはじめる。東京市では一九二〇年（大正九年）から一九三四年（昭和九年）までに一六軒の公設食堂を設置し、ピーク時の利用者は年間一二〇〇万人に達した[51]。その後、民営食堂との競争によって衰退していくが、公共主体が労働者の食潜在能力の確保のため積極的に働きかけた姿勢は、食料支援にとどまりがちな現代の食料政策にとって示唆的である。

一九二五年（大正十四年）に陸軍軍医学校衛生教室が実施した調査では、東京市内の二軒の市設食堂における一週間分の食事を分析しているが、朝食は「一汁」、昼食は丼物やハヤシライスなど変則が多いものの「一汁」か「一菜（煮付けなど）」、夕食も「一汁」か「一菜」が主で、週に一〜二回「二菜（卵焼き、煮付け）」が出る程度である。各定食の価格は朝十銭、昼夕ともに一五銭であり、一膳飯屋と同程度かやや良い程度の食事である。しかし栄養価は男性労働者の必要水準を大幅に下回っており「漸近著ク進歩セル栄養學ヲ基礎トセル」ことを訴えている[52]。

都市労働者における食潜在能力の剝奪は栄養面だけにとどまらない。公衆食堂に通う一人の男は孤独に詠う――「あの男　いつも淋しく　めしを食う　きょうも一緒に食券を　買うときに見た暗い顔　黙って来て　黙って食って黙って出て行く食堂の　めし食うときはかなしくもあるかな[53]」。

労働者の栄養の確保（すなわち労働再生産）は企業にとっても重要課題である。とはいえ、一九一一年（明治四四年）制定の「工場法」以前の工場食はきわめて不良なものであった。工場法のきっかけともなった一九〇六年（明治三年）の調査報告『職工事情』からその内実をみてみよう。

綿糸紡績業「飯は通常米飯にして稀に麦飯の処あり。また副食物は野菜乾物を主とし、毎月数回は小魚類を給するを普通とし、稀に毎週肉類を供するものあり[54]」

製糸業「飯は米飯にして副食物は味噌汁と漬物とを常例とし時々野菜を給す、稀に乾魚を与うることあり[55]」

織物業「食物は一般に粗悪にして飯は米七麦三の如きは上等にして、普通は米三分麦七分位なり。副食物は味噌汁、沢庵および菜大根芋等の煮付とす[56]」

これらは女工の寄宿舎の食事であるが、どの産業でも大差はない。この報告には献立例も掲載されているが、朝の副食は「一汁」か漬物だけ、昼夕食は「一菜」が大半で時々「二菜」がある程度である。また、その内容も大変粗末なものであった。『女工哀史』は「工場の食物は不味いという以上まずい」と語る。副食は普通家庭の三分の一の量ときわめて少なく、味噌汁にも実が入らず、塩鮭も焼いたものではなく茹でたものを十匁くらいに切ったもの、五目ご飯といっても最下等米に二色程度を混ぜたものであった[57]。

さらにいえば、職工の食生活問題は内容のみにとどまらない。短くても十二、三時間をくだらない長時間労働のなかで許された食事時間（休憩時間）は午前午後に十五分のみで、規定時間の半ばにも達さないうちに持ち場へ戻らなければならない。休憩時間も少なく、食後直ちに就業することによって、消化器病を患う者も多数いた[58]。

幸い、一九二三年（大正十二年）の「工場法」改正をきっかけに工場食改善運動が展開されるようになる[59]。後述する栄養学の普及を背景として、共同炊事場や栄養食配給所といった栄養改善施設も全国に生まれていった（図3-5）。

一九三七年（昭和十二年）には、社会局長官の諮問に対して日本産業衛生協会が「答申書」を出し、この中で栄養素の配合、主食物・副食物、食事時間、間食、献立表の作成、調理方法や監督方法に至るまで広範な工場食改善方針を提示している。この答申では同時に、労働者の「栄養教育」の必要性を強調しており、労働再生産の確保という本来の目的を超えて、国民栄養全体の改善を目指している。「栄養教育は、必ず労働者の家族特に主婦の上に及ばねばその意義を徹底せしめることが出来ない」「主婦こそ彼等の家庭の栄養士であり調理の担当者である」[60]という認識は近代家族と栄養学の成立を前提としている点で興味深い。

ただし一部の優良工場を除いて、工場食改善の効果は限定的であった。一九二七年（昭和二年）に倉敷労働科学研究所（労働科学研究所の前身）は、大阪と中国五工場の献立を通年調査しているが、その食事内容は明治後期か

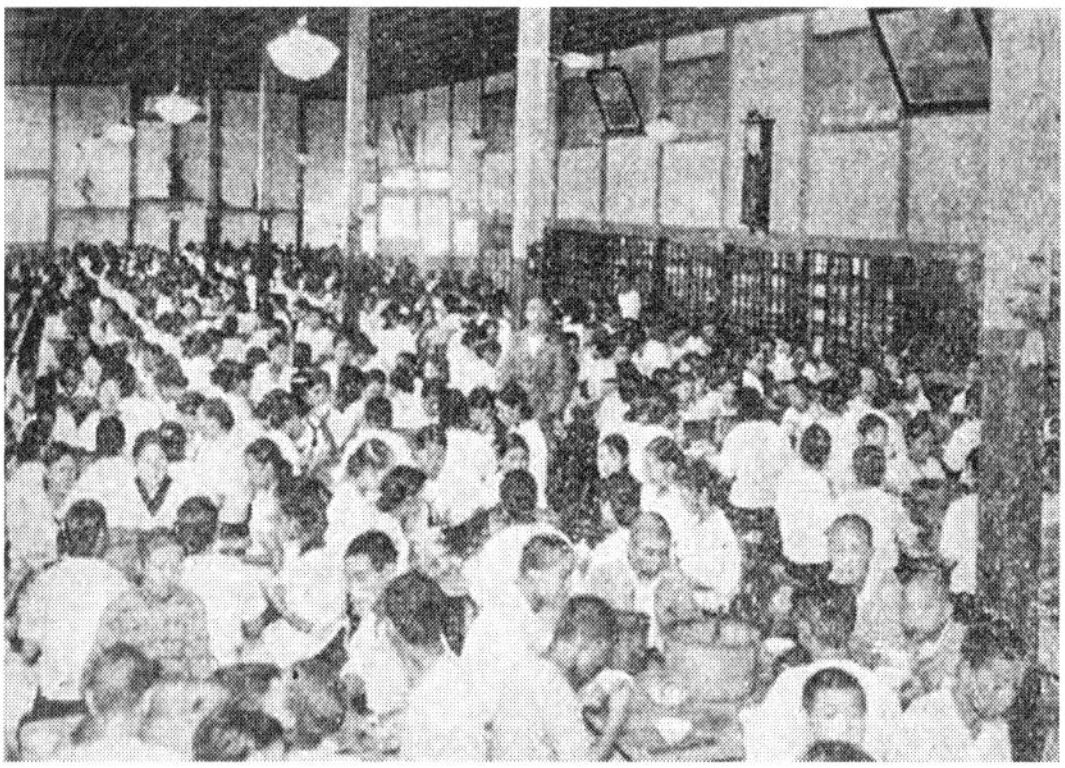

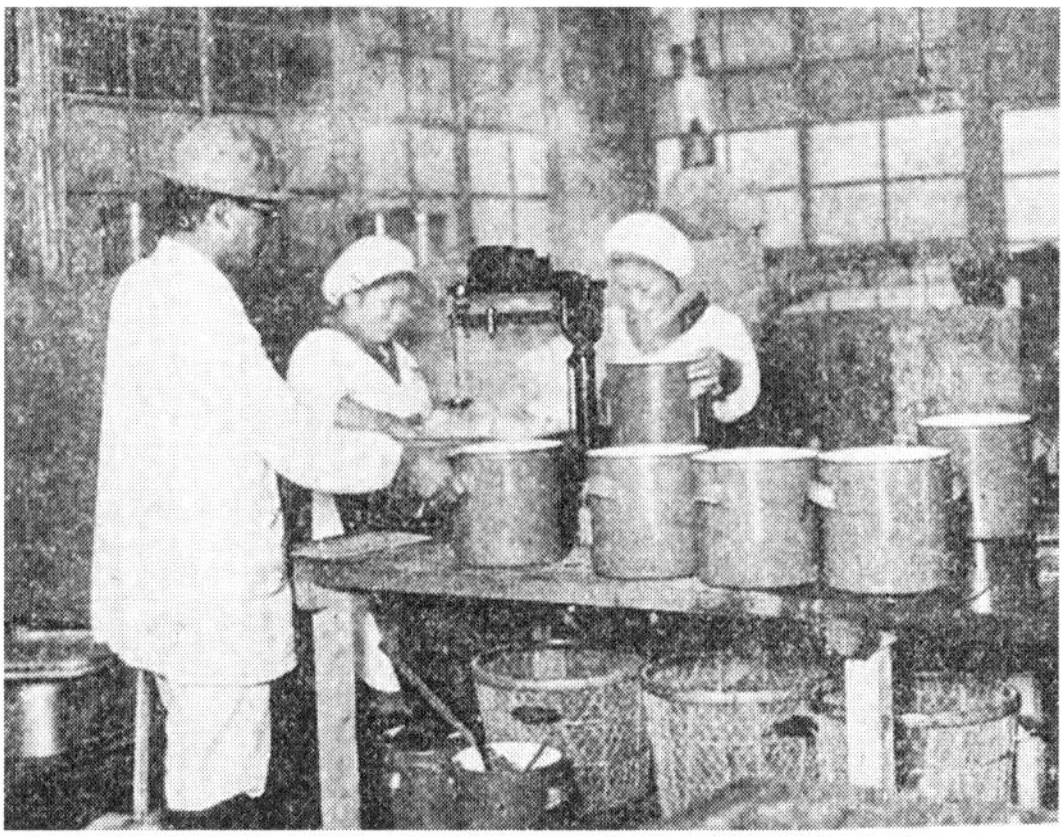

図 3-5　群馬県上毛撚糸株式会社の工場食，東京市江東消費組合栄養食配給所

出典）『栄養と体育』218 頁，229 頁

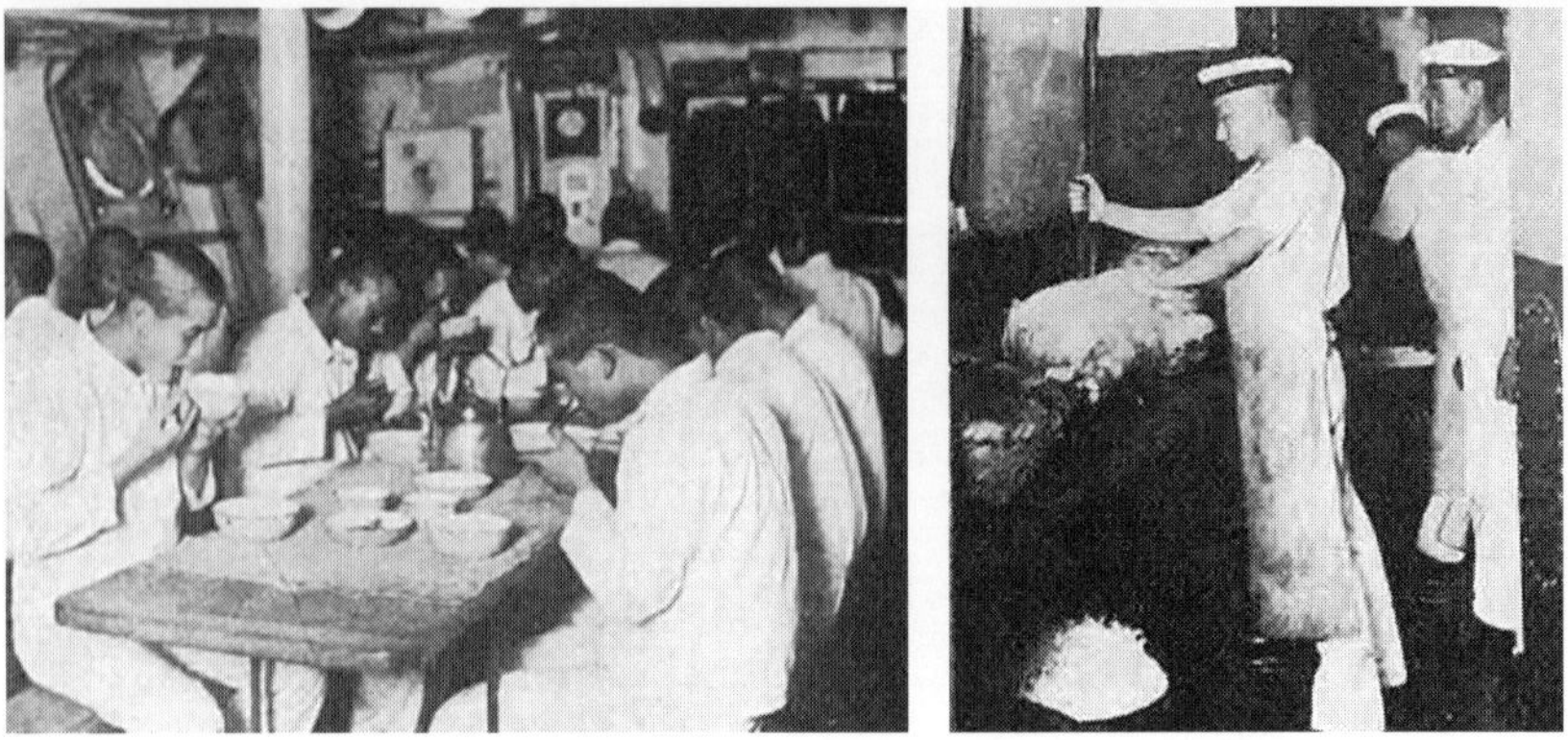

図 3-6　昭和期における海軍（戦艦山城）の食事と調理（豚解体）

出典）『糧友』1933 年，扉写真

らほとんど改善せず「一汁」か「一菜」程度であり、労働再生産を維持できる栄養水準を下回るため、副食量を一・五〜二倍にする必要性を訴えている[61]。

工場と並んで、軍隊も重要な集団給食の場であった。一人あたり米六合という明治期の兵食規定は脚気を頻発させ、日清戦争時の脚気死亡者は戦死者の四倍、日露戦争でも全死亡者の七割五分に及ぶほど悲惨な結果をもたらした[62]。兵士には食料を十分量供給していたはずだが、その栄養利用面を考慮できていなかった。現代にいう「食料安全保障」の利用（utilization）面における失敗の歴史的教訓である。

脚気対策は海軍と陸軍で明暗が分かれた。日本式の食事に問題がある――「蛋白質ノ著シク少ナキ」（脚気病調査委員会報告）という誤推論ではあったが――とした海軍（高木兼寛）ではパン食や米麦飯を早くから導入し、一八八〇年代半ばには脚気を撲滅させた。一八九〇年（明治二三年）発布の「海軍糧食条例」により現金から現物給付に切り替えたことを機に、日清・日露戦争と並行して集団給食の供給体制整備が進む（図 3-6）。その水準の高さは一九三二年（昭和七年）刊行の『海軍研究調理献立集』にスープ、魚肉、獣肉など部類別に約五〇〇のレシピが収録されていることからもうかがえよう[63]。

雑誌『糧友』の一九三三年（昭和八年）海軍特集号には「標準献立」が掲載されている。朝昼夕とも「一汁一菜」ではあるが、ローストビーフ、ハヤシライスなどの洋食もあり、副食内容も魚肉類が多い（そして工場食よりも一段上等である）[64]。

一方、陸軍の集団給食再編は一九二〇年代と遅れたが、三〇年代には海軍兵食と同水準まで接近した[65]。こうした遅延の背景には、陸軍軍医トップ（石黒忠悳、小池正直）が米食主義をとり、日清・日露戦争における脚気惨害や麦飯の実効的有効性を目の当たりにしながらも、その見解に執着して修正しなかったこと、また森林太郎（鷗外）が近代衛生学（ドイツ）に基づく陸軍初の兵食試験を通じて米食主義を擁護する根拠を作り出してしまったことがあった。やがて、森は陸軍医務局長として「臨時脚気病調査会」を設置する。この調査会は一九一〇〜二〇年代にかけて脚気病史上、重要な研究成果（東南アジアのベリベリとエイクマンの白米試験の再発見、都築甚之助の追試、鈴木梅太郎による糠中のオリザニン抽出など）を生み出し、次第に医学界そして陸軍内部でもビタミンB１欠乏説が認められるようになっていった[66]。

そして、兵食は栄養確保のみならず「味覚の標準化」にも大きく貢献した。兵士の多くは農村出身者であり、（白米を常食としないことはそれほど問題ではないが）喫食経験のない肉やパンへの「嗜好開拓」[67]は切迫した課題であった。そして結果的に、集団給食を通じて、米の常食、醤油を用いた味付け、牛肉の缶詰やカレーをはじめとした洋食に舌を慣らした兵士たちは、帰省後には地方農村にも近代の味覚を普及する役割を担った[68]。

以上、様々な外食形態の食事内容を概観してきたが、上層の料理屋や百貨店食堂を除いて、庶民が日常的に通う飲食店や集団給食は「一菜」や「一汁」が大半であり、「一汁一菜」や「二菜」を超えることは稀であった。のちに「一汁三菜」や「主食主菜副菜」という食事型の成立経緯をみる際に、こうした史実は念頭においておきたい。

こうして外食とは、近代以前までの「家庭における食物統一」を破壊し「食物の個人自由」を与えるものであった[69]。しかし、拡大した自由の負担は重く、個々の努力では、それに耐えきれない者が生まれてくる。また、貧困者の増大や労働再生産の確保の失敗は、国家や企業も無視できない問題である。それまで個々の自由に任されていた食生活はたちまち「政治化」していき、そうした社会的介入の理論的根拠として栄養学をはじめとした「科学化」

傾向が生まれていく。外食の拡大は「食の近代」の訪れを告げる最も代表的な生活現象の一つであった。

2　近代家族と栄養学

（1）近代家族と家庭料理

近代化はフードシステムのみならず、家庭にも及んだ。その受け皿となったのが「近代家族」である。第1章で述べたように、これは一九世紀西洋で誕生した中産階級の家庭様式を指し、具体的には、家内領域と公共領域の分離、性別分業主義、家族間の強い情緒的関係、子ども中心主義、核家族、非親族の排除、社交の衰退などの特徴をもつ。(70) 日本でも、すでに明治期には新職業（起業家、大学教員、軍人など）を中心に「近代家族」モデルが受容され、大正期にかけて、公務員、学校教員、事務員などサラリーマン層からなる新中間階級の増大とあわせて広く普及した。一九二〇年（大正九年）の「第一回国勢調査」によれば、これらの新中間階級（専門的技術的職業、管理的職業、事務従事者）は全人口の12％に及んでいた。(71) この階級の多くは、農村から都市に流入した次三男が結婚した核家族世帯であり、農村の家父長制的規範にかわる新たな結合的規範を求めていた。(72) 近世以来の家制度から「脱埋め込み」された彼らは「近代家族」という空間に「再埋め込み」されたのである。

「近代家族」を支える良妻賢母の主婦にとって、料理は最も重要な活動である。食卓は主婦が責任、愛情、独立精神を表現する場にかわった。日々の献立のアイデアを求める主婦は、雑誌、新聞、料理書、女子教育、新聞など様々な社会的媒体を通じて、調理、家計そして栄養の知識を取り込み「家庭料理」を作りあげていく。村井弦斎の『食道楽』に登場するお登和嬢は、明治後期の近代家族像を雄弁に説く――「家庭料理の貴いのは何の料理にも親切の心を籠めることです。こうしては人の身体に悪かろう、こうしては味が抜けるだろうと親切な心を忘れないで最も衛生的に最も経済的に美味しい物を作るのが家庭料理の精神です[73]」。

（2）栄養学の成立

栄養学はこうした絶好の時代に生まれた。栄養学が日本で早期に発展した要因として、第一に明治十年代の「脚気問題」、第二に大正期の「食料問題」、第三に開国以来の「西洋への身体的劣等感」があげられるが[74]、近代家族と主婦の存在も見逃すことはできない。

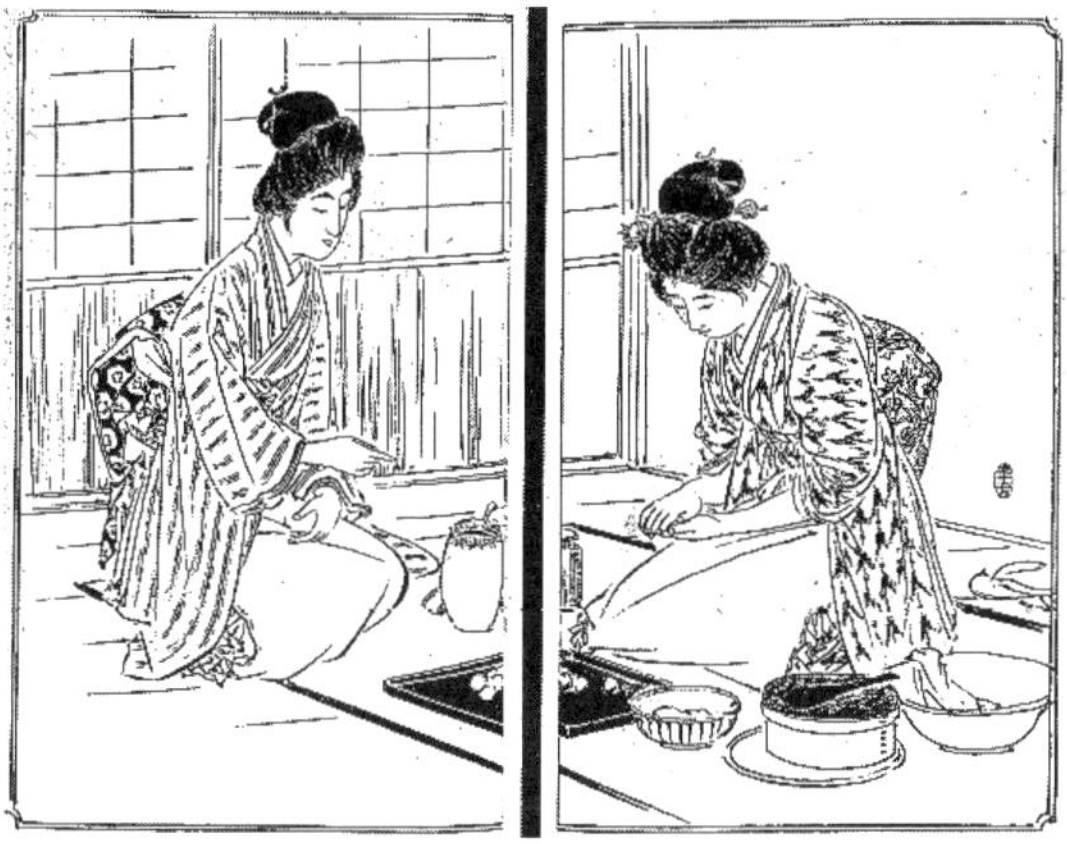

図 3-7　『食道楽』における主婦像

出典）『食道楽 夏の巻』「お稽古」88-89 頁

日本における栄養学の確立を担ったのが佐伯矩（一八七六～一九五九）である[75]。佐伯は愛媛県に生まれ、岡山の第三高等学校医学部と京都帝国大学で荒木寅三郎に師事して生理学を修めた。伝染病研究所（所長・北里柴三郎）で基礎化学や脚気研究に従事したのち、イェール大学で栄養学的研究（タンパク質の要求量など）をすでに進めていたチッテンデンやメンデルの下で生化学の博士号を取得した。こうした日米での一連の研究を通じて、佐伯は「独立科学（pure science）としての栄養学」を志すようになる。

そして一九一四年（大正三年）には、私費を投じて「栄養研究所」を開設した。一九二〇年（大正九年）の官制によって、これを「国立栄養研究所」へと発展させ、以後の栄養研究の中心拠点とした。私立の栄養研究所時代から、所内の技師を中心とした栄養研究所発表会（のちに栄養学会と改称）を組織してきたが、一九三四年（昭和九年）にはようやくこれが日本医学会の分科会として承認され、栄養学のディシプリン的自律性は自他ともに認めるものとなった。

佐伯は私立の栄養研究所時代から、学校や工場を中心に栄養改善運動を展開していたが、関東大震災後の救護活動において専門人材の不足を痛感したことを契機として、栄養士育成のための「栄養学校」を一九二四年（大正十三年）に設立する。国立栄養研究所、栄養学会、栄養学校という三つの制度は、世界的にも例をみなかった。佐伯は一九二七年、国際連盟保健衛生機構からの要請によって、初の交換教授として欧州、北米、南米の主要大学・研究機関に赴き、栄養学の研究と実践の成果を普及した。世界大戦による栄養問題への関心の高まりという各国に共通する時代的背景はあったものの、栄養学は先に日本で確立して世界に普及するという、日本の近代科学史上、稀有な発展経緯をたどったのである。

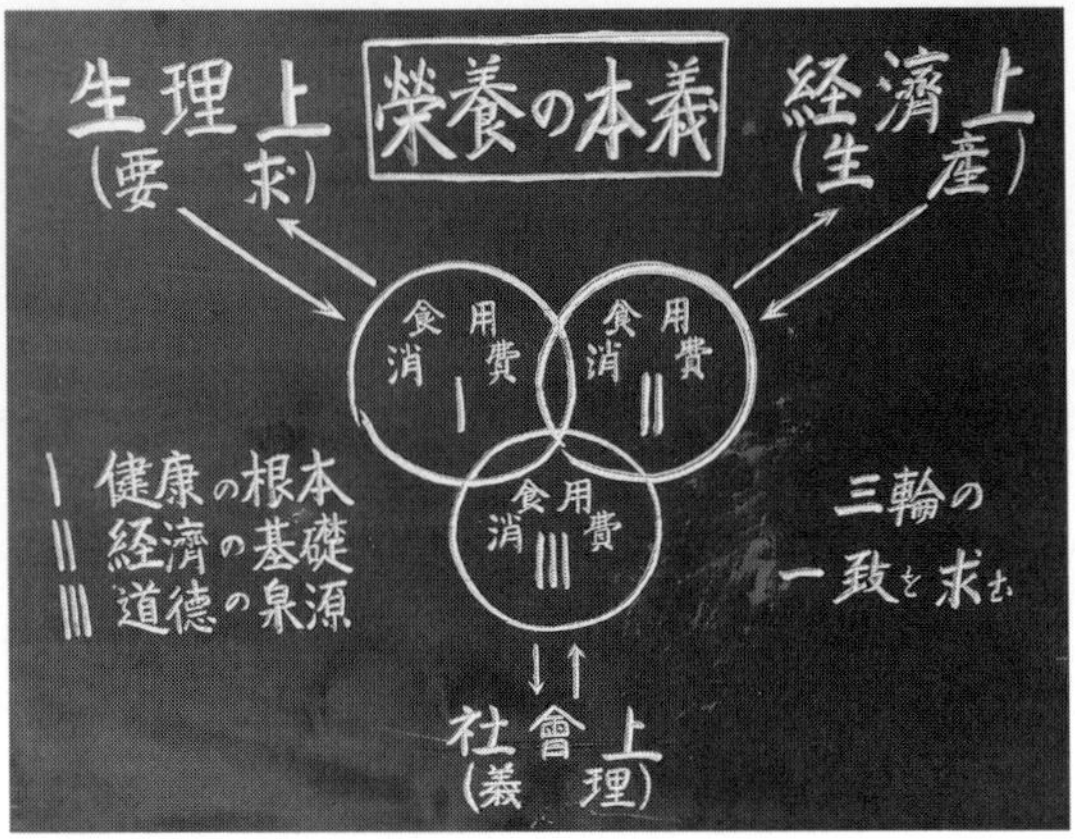

図 3-8　佐伯矩の栄養三輪説

出典）佐伯栄養専門学校資料室蔵

それでは、佐伯が生み出した栄養学とはいかなる体系を持つものであったのか。佐伯にとって、栄養学とは「飲食物に就いて其の生理上の要求に応ずる消費法・其の経済上の生産に適する消費法・其の社会上の義理に叶へる消費法の三者を結合・融和し且《かつ》合理化せしむる」[76]探求である。すなわち生理、経済、社会（道徳）それぞれの要求を満たしうる妥協点を見出す研究であり、これを「栄養三輪説」という（図3-8）。注目すべきは、単なる自然科学ではなく、社会科学も包摂する栄養学の体系が示されていることである。こうした栄養学の「社会性」が、研究所での科学的実験のみならず、学校、工場、家庭をフィールドとした栄養実践に佐伯を駆り立てた原動力であろう。

この学際性をよく体現しているのが「経済栄養法」である。[77] これは生理的要求（カロリー、タンパク質など）と経済的要求（すなわち家計的制約）を結合せんとする献立作成法であり、栄養学的にみれば、高価な献立（甲）と安価な献立（乙）は等価であり、代替可能であるとされる（以下は副菜、いずれも主食は七分搗きの米）。

甲　朝　小カブの味噌汁、浅草海苔佃煮　昼　クワイとサヤインゲン、牛肉の醤油漬
　　夕　合鴨とセリのおつゆ、八つ頭の甘煮、シャコの天ぷら　計一二〇銭
乙　朝　大根の味噌汁、焼海苔　昼　ほうれん草のホワイト煮、さわらの付焼
　　夕　精進汁、大根のふろふき、ヒラメのオランダ揚　計六六銭

これに先立って、佐伯が「献立とは飲食物調整の目的を以て食品の配合と料理の形式を指定するものにして、之によりて栄養能率を増高し、香味を佳良ならしむるを得、又屢々《しばしば》感情と寓意の表現に利用せらる[78]」と定義しているように、経済栄養献立とは必ずしも食事の味覚・情緒的側面を捨象するものではない。むしろ風土や季節に応じた食材の使用は——戦後の広域市場体系確立以前は周年的な食材供給が不可能であったため——経済的であり、かつ栄養上も優位性があるものであった。この意味で、経済栄養献立は「天恵を以て食福を裕かにする[79]」方法であり、佐伯の構想する栄養学はある種の「自然観」を具備するものであった。

経済栄養献立は次々と開発され、一九二四年（大正十三年）には、一年分の献立を集成した『美味営養経済的家庭料理日々の献立其調理法』も刊行された。同書収録の献立を分析した研究によれば、和洋折衷や支那料理も幾分含まれるが、いずれも比較的簡単な「一汁一菜」「二菜」であったという。[80] 結果的に栄養学は、その科学的合理性のみならず、米、味噌汁、（和洋折衷料理を一部含む）副菜からなる「米食型食生活」を一層広める役割を果たした。

しかし、佐伯の栄養学にも限界があった。栄養三輪説が提示されてはいるものの、主な研究（思考）アプローチは生理学的であり、栄養問題が抱える経済・社会（道徳）的側面への研究にはやはり限界があった。例えば、食消

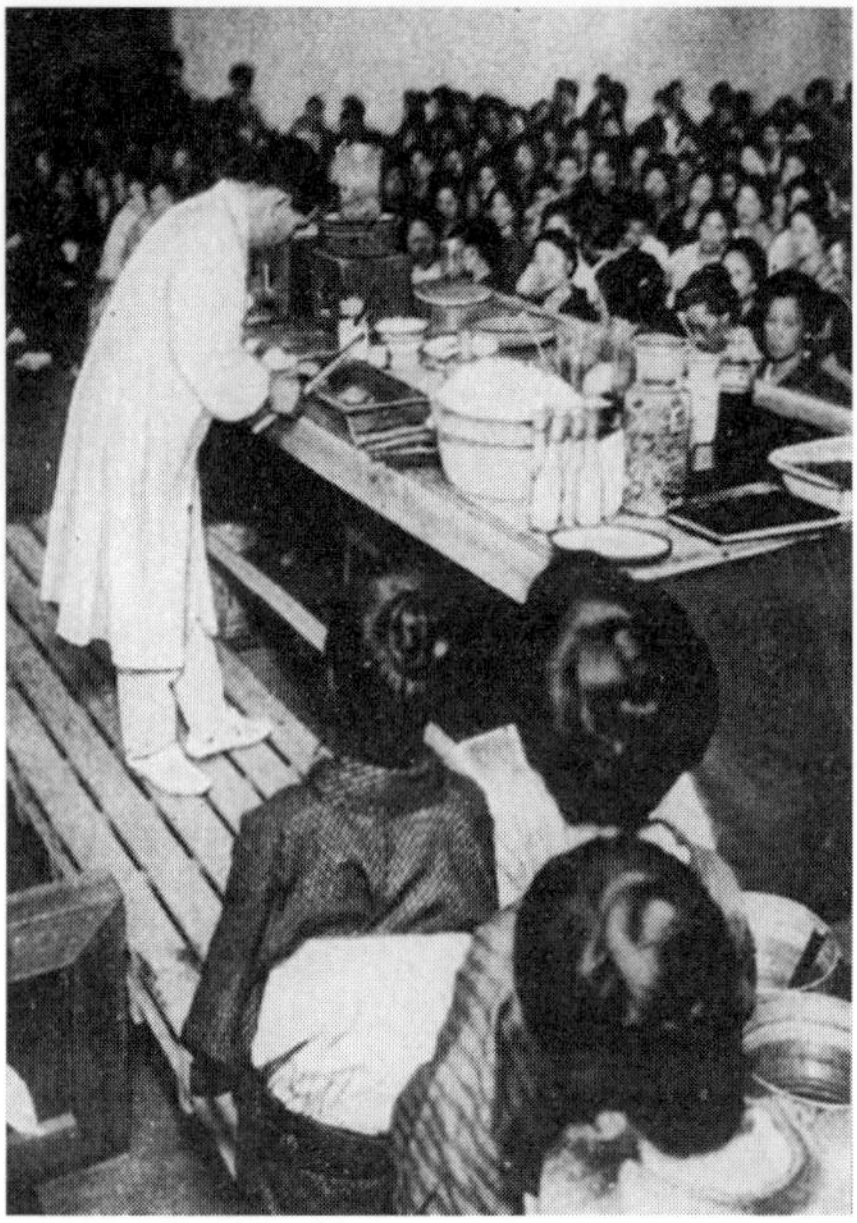

図 3-9 国立栄養研究所による栄養講習会

出典）『栄養料理講習録』扉写真
註）参加者は三日間講習に参加できるほど，経済的・時間的余裕のある女性たちであった。

費の階級性への配慮である。そもそも佐伯自身は意図的に、栄養知識の第一義的な担い手を「新中間階級の主婦」としていたが、労働者階級への普及については、「所得制約」を克服すれば（経済栄養献立を実践すれば）うまくいくものと想定していた。しかし、労働者階級では女中を雇用できる新中間階級とは台所事情が異なり、「手間がかかる」「時間がない」といった批判が殺到した（一部は慣れない新中間階級からの批判でもあっただろうが[81]）。とはいえ、こうした労働者階級も栄養知識を無視できるわけでもなかった。「近代家族」規範（理想）は、新中間階級にとどまらず、家事使用人を雇えない労働者階級の女性にも波及し、職業労働と家事の二重負担を強いていたためである[82]。食生活をめぐる規範と実態の乖離が生み出す葛藤は、すでにこの時代の労働者階級に発生していたともいえよう。

一方、佐伯のいう社会（道徳）上の要求とは「食を得ざる者に対する同情」に裏付けられるものであり、具体的には工場食や学校給食などの改善による栄養水準（ここでは生理学的充足の意味）の格差是正にあった。したがって、「それ以上」の食生活側面（食の楽しみなど）を積極的な社会的介入の対象としているわけではなかった。言い換えれば、食生活上の「道徳」とされる内容が狭く、それは本書で実現せんとする「徳倫理」（トータルな意味の善き食生活）ではなかった。この問題は、単に栄養学研究が萌芽的段階にあったことや、栄養改善に要する社会的資源が限られていたからではなく、佐伯の栄養学という構想それ自体に内在するものであった。この点を裏付けるように、佐伯は「栄養学の理想」を以下のように語っている。従来の栄養学史研究では言及されてこなかったが、佐伯の栄養思想を知るうえで重要な文献であるため、やや長くなるが引用する（引用者傍点）(83)。

人体の栄養に役立つ成分を理化学の力で作り出すという事は今日の栄養科学に於ても既に出来るところだが将来これを大量生産的に作り出し、丁度水道や瓦斯《ガス》のように各戸に導管をひき朝夕の食事時には一寸栓をヒネリさへすれば配給されるという具合に将来はなるだらう、勿論公営だ。こんなことを言ふと味覚道楽の連中は、それぢゃ《ママ》食事の楽しみがなくなって了《しま》ふ、ケシからんことだ、と抗議を申し込んで来るかも知れんが、心配無用だ。食物に限らず今日人間の五感は全て趣味と実益の両部分に毅然と分かれつつある、文化が高まるにつれてこの傾向は益々ハッキリして来る、（中略）舌も同様だ、食えばと足りた昔は知らず、今日は味覚神経を楽します事が非常な重大性を帯びて来ている、併し更に将来に於ては、この両者が全然別個のものになり栄養としての食事と、味覚神経を楽しませるための食事との区別がハッキリして来る（前編「栄養学者の未来ばなし」）。

これを要するに栄養学の進歩は近き将来に先ず人間を食ふ事の悩みから救って万人に平等の栄養食と味覚のための趣味食を供給するようになるだらう、そして更に進んでは人間の体制を変へ、社会的に必要な性格をもった人間を任意に作るところまで進歩するだらう、そこには人間が生きんがための食物の心配は毛頭なく、万人は公営の食物配給所から平等に食物が供給され、又一方味覚のための食物は人間の最も楽しい快楽の一つとして色々に調理され更に芸術化し他の芸術と同様味覚芸術会なんてものが開かれるだらう、（中略）僕は栄養学は将来必ずここまで発達するものと真面目に信じている（後編「芸術化する味覚神経と食物」）。

こうして佐伯は「味覚は芸術的に、栄養は事務的に」という二重の規範をとる。たしかに、生理的要求の完全解明という栄養学の第一原則を極限まで推し進めること、食生活の基本的な部分を人々の経済状態にかかわらず公的に保証すること（経済・道徳の第二・第三原則を部分的に発展させること）は評価できるが、公的保証の範囲を「事務的な栄養」に限定することが、栄養三輪説から帰結する唯一の答えではないはずである。少なくとも、培養肉や栄養サプリメント（および栄養不足の供給面・物質面での解消）など、佐伯の「人工食品」理想がある程度実現されるようになってしまった現代において、「別の可能性」へと佐伯の栄養思想を救う努力がこれまで以上に求められている。

（3）婦人雑誌と栄養知識

婦人雑誌も栄養知識の普及に一役買った。婦人雑誌には『食道楽』を著した村井弦斎が編集顧問を務めた『婦人世界』のように中産階級を明確な読者対象としたものから、『料理の友』や『主婦の友』など大衆向けのものまで存在した。雑誌を読む習慣は広く普及しており、女学生の九割、女工の二割に及んでいたという[84]。

例えば一九一七年（大正六年）創刊の『主婦の友』には読者投稿の料理記事欄があり、読者女性の食生活実態により近づくことができる。記事内容の変遷をたどると、大正期は「美味しさ」と「経済性」を中心テーマとして、各人の家庭料理の創意工夫・個別性が表現されていた。戦中は銃後の守りのごとく、代用食や経済性を一層強調する内容が増え、その審査員として栄養学者も積極的に関与しはじめる。この雑誌の場合、「栄養」の観点はすでに昭和初期には読者の方からも提示されていたが、その本格的な意識化は戦中だったようである[85]。

一九〇三年（明治三六年）創刊の『料理の友』でも、経済と栄養を両立させながら家庭料理を作るという基本テーマは共通している（図3-10）。その一例として、歴史学者・江原絢子は「料理屋の半額で済む家庭料理」という特集記事（昭和五年十一月）を引いているが、読者層（近代家族の主婦）における外食行動の広がり、料理屋における「一汁三菜（小丼、碗、刺身、煮物、小皿）」の存在、その家庭料理への再統合の試みを傍証している点で興味深い。[86]

（4）女子教育と近代の食育

学校教育における栄養学の位置づけはどうであったか。「家庭経済」教科が初等教育に正式に組み入れられたのは一八八一年（明治十四年）である。しかし主な教授内容は裁縫であり、割烹や食物に関する内容も一部あるものの、教員や設備の不足でほとんど実施されなかった。そのため、割烹（料理）の教授は主に高等女学校で行われた。一九三五年（昭和十年）時点で、女子中等教育の普及率は五割超に達しており、社会階級を超えて家庭料理規範が広がる余地があったことがわかる。調理実習は少なく、多分に理論的であったが、それがむしろ栄養知識を家庭に持ち込むことにつながった。

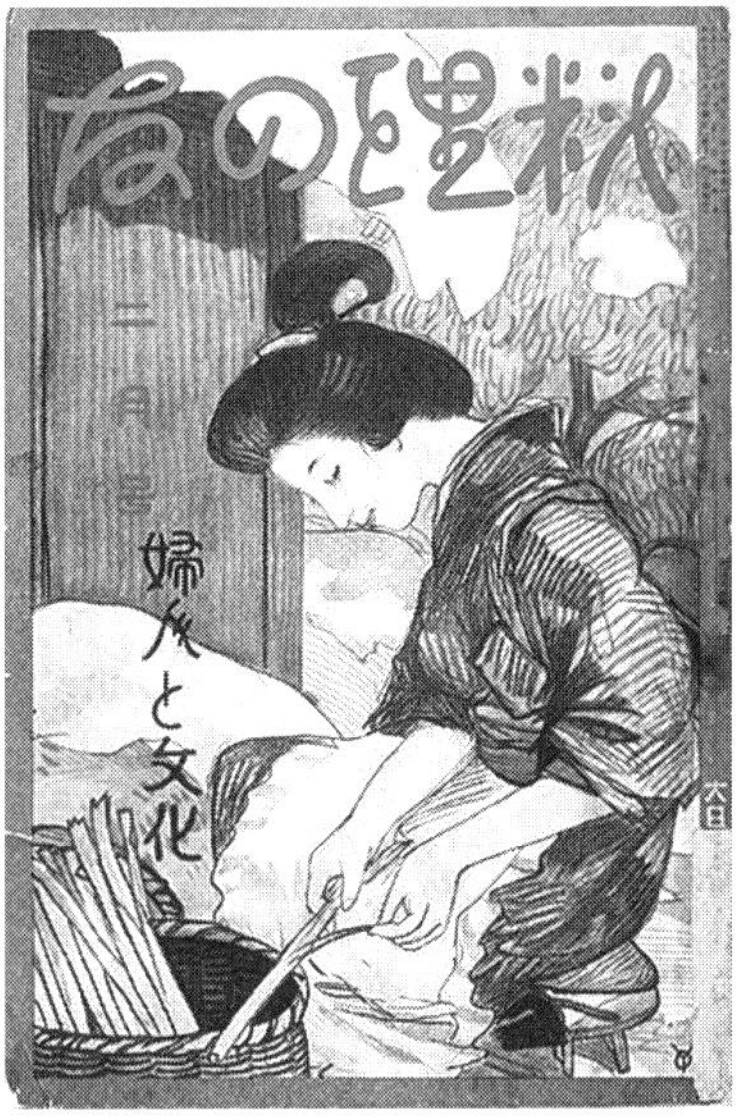

図 3-10　婦人雑誌にみる主婦像

出典）『料理の友』12 巻 22 号，表紙

最初の検定教科書『割烹教科書　実習の部』をみると、日用惣菜料理が「主菜」と「副菜」に分けて記載されているほか、ビーフステーキ、ビーフコロッケなどの洋食も教授内容となっている。大正期から昭和期にかけて次第に科学的教育が求められ、分量、価格、栄養価の教授が充実するようになったが、食事型は「一汁一菜」「一汁二菜」と大きな変化はなかったようである。[87]

割烹とは別に、作法の一環として教授されたのが茶道である。一九〇八年（明治四一年）の文部省令で各学校の事情にあわせた随意科目の設定が可能となったことで、茶儀科をおく高等女学校が増えていった。ちょうど茶道の方も伝統芸能としての生き残りをかけて、礼儀作法、家庭における簡素な饗応としての懐石など、その実利性を強調するようになっていた。女子教育を通して茶の湯の美意識が家庭に持ち込まれるとともに、茶道の方も女性稽古

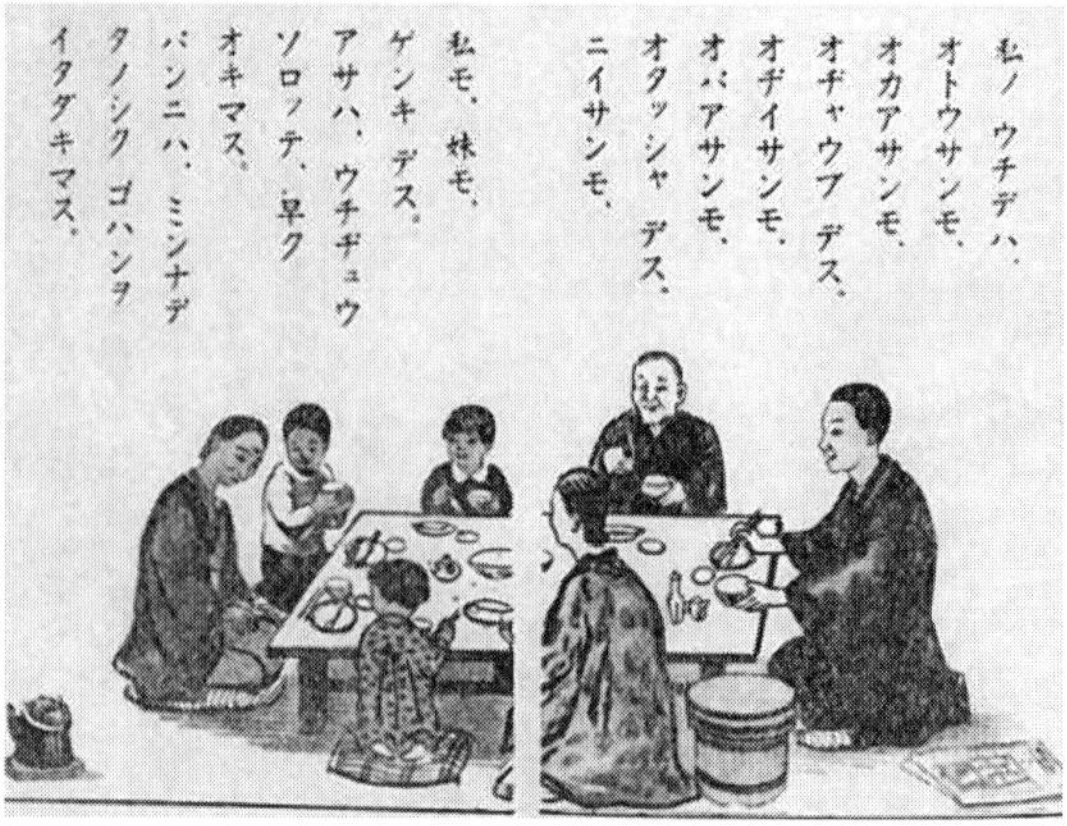

図 3-11　教科書にみる「食卓団らん」像

出典）国定第五期尋常小学校修身書『ヨイコドモ上』1941 年

人を増やして「大衆化」していった。[88]

（5）食卓の団らん

「人間は共食をする動物である」[89]という。原田信男は『「共食」の社会史』で神人共食から一揆時の一味神水の儀に至るまで近代以前の様々な共食形態を明らかにしているが、その相手は家族構成員に限られておらず、ハレの日にこそ重視されるものだった。家族揃って日常的な食事を楽しむという発想自体は、近代家族とともに生まれたものである。[90]

近代における「食卓団らん」規範の形成史については歴史学者・表直美が『食卓と家族』で綿密な考証を行っている。明治二〇年代から「食卓団らん」規範は次第に形づくられていくが、近代家族の実践がそうであるように、「食卓団らん」の実践者も都市中間階級以上に限られていた。当時の農村や都市庶民家庭では、

「ご飯は交替で食べる」「子どもを柱にくくりつけ自分はたったままですませる」「注文があるとご飯食べてても「はい」ってすぐリヤカーで届ける」「父と長男は座敷で食べて後のものは下の板の間」「私たちはその男が食べた残りの汁ぐらいしか食べられなかった」というのが現実であった。[91]

大正期にかけて「食卓の団らん」はサラリーマン家庭で実現されるようになる。一家で囲むチャブ台が普及したのもこの時期である。箱膳を囲む食事は会話厳禁の寡黙な風景であったが、一九二五年（大正十四年）頃にはチャブ台の利用が箱膳のそれを上回るようになり、[92]食卓は新たな雰囲気――「ミンナデ　タノシク　ゴハンヲ　イタダ

キマス」(図3-11)——に包まれるようになった。

3 「米食型食生活」の成立

(1) 食事モデルとしての「米食型食生活」

ここまでフードシステムと家族の近代化過程をみてきた。これらの知見を総合かつ補強しながら、「米食型食生活」の内容を豊富化させるとともに、それが「第一の食の近代」において持っていた意義を考えてみたい。

本章冒頭で柳田國男の卓見をみたが、そこで「米食型食生活」という概念が唱えられていたわけではない。これは戦後農業経済学の古典・中山誠記『食生活はどうなるか』で提起された「米食的パターン」を、同じく農業経済学者の吉田忠が継承、発展させたものである。それは食事内容を主としながらも、調達、品質、食事方法にまで至る広範な射程を持つ概念であった[93]。ここでは「米食型食生活」を食事モデル(modèle alimentaire:第1章参照)として再定義し、構成要素ごとにその特徴をまとめてみたい。

最も顕著な変化は、やはり食事内容にある。米の常食化、副食(汁物、魚介類、畜産物など)の消費増加、味噌醤油の一般化に特徴づけられる「米、汁物、菜、漬物」の食事型は、近代の発明であった。副食品が飲食費の二割を占めて重要性を増していたからこそ、食品流通の近代化が要請され、合理的価格での安定的食品供給を担う中央卸売市場-公設市場体制が用意されたのだった。

この食事型は近代家族(中間階級)のみならず——質的にはかなり劣るが——都市最下層民が通う一膳飯屋や残飯屋にも普及していた。それはまた工場、軍隊などの集団給食、その後の農村帰省を通じて地方にも伝達していった。

ただし階級・地方伝達の程度については留意が必要である。魚介類や畜産物の消費についても、戦前の国民一人一年あたり純食料供給量（一九三九年）は、穀類一六四キログラムに対し、魚介類一二・七キログラム、牛乳および乳製品三・八キログラム、肉類二・四キログラムにとどまっており、全階級・全地方に広がっていたとは言い難い。[94]

米の常食についても、昭和初期の食生活の聞き取り調査に基づく『日本の食生活全集』を分析したチフィエルトカらによれば、一部の地域に限られており、大都市・東京や大阪にも米麦飯を常食とする地域は存在した。一九四一年（昭和十六年）開始の米配給制度は米を主食とする権利を全国民に与えるものではあったが、戦中の食糧難のため麺類や芋で代用されるなど、実質的な全国米常食化にはつながらなかった。[95]

食事内容について、もう二点強調しておきたい。一つは、菜数である。家庭内外、社会階級の差異にかかわらず、日常食の大部分はどれだけ多くても「一汁二菜」であった。「一汁三菜」が現れるのは、比較的裕福な人々のハレの食事（百貨店食堂、料理屋、家庭の饗応食）に限られていた。もう一つは、洋風化の進行である。これは「米食型食生活」と矛盾するどころか、副食品増加、多様化の一つの形態として、この食事モデルにすでに内在する傾向とみるのが適切であろう。洋食を支えていた畜産物供給が、第二次世界大戦によって停止してしまったことで、本格的な洋風化の展開は戦後にお預けとなった。

食事内容のみならず、食生活を構成する時間、空間、社会関係の次元にも変化は及んでいた。まず食事回数をみると、近世まで、貴族や武士は基本的に朝夕二食であり、農民は労働にあわせて三〜七回食べた。昼食がもともと「カンジキ（間食）」と呼ばれたのはそのためである。[96] 近代に入ると、都市中間階級における「近代家族」の定着、栄養学による合理化、集団給食における三食献立の普及を背景に「一日三食」が支配的規範となった。農村では依然として四回以上の食事もあったが、それも一日三回の「食事」とそれ以外の「間食」として再編成されていく。[97] 資料不足のため全国的実態はわからないが、食事時間についても「一日三食」の定着により、朝昼夕刻のある程度まとまった時間に食事をとるようになったことは想像に難くない。

食事場所も、近代家族の中で「家庭料理」や「食卓の団らん」が重視されるようになった。さらには、外食産業の発展（週末の百貨店食堂、ハレの日の仕出しなど）の恩恵も同時に享受できるようになった。具体的な頻度は不明であるが、「基本は家庭料理、時々外部化できる」といったところだろう。一方で、家庭料理とは無縁の集団も多く存在していた。職工や兵士など集団給食に三食を依存する者、一膳飯屋や残飯屋に集まる単身者等々である。「黙って食って黙って出て行く」だけの公設食堂は単身労働者の胃袋を満たすという点で画期的であったが、彼らの「親密性」欲求を満たすことはできなかった。

変化は、調達場所や食材の品質にも及んでいた。大正中期以降の都市内には中央卸売市場、その供給力を背景とした公私設小売市場があり、駅前の商店街とあわせて、八百屋、魚屋、肉屋などの食料品店が軒を並べていた。近世以前から続く振売からの受動的調達ではなく、品質、栄養、経済面を主体的に意識した食材調達が可能になった。[98] 近卸売市場体制確立の少し前になるが、店売りがすでに数を増していた明治三〇年代の『食道楽』にも当時の主婦理想像をうかがうことができる。「自分で買うのと奉公人に買わせるのとは大層な違いで、どうしても人任せでは自分が品物を択ぶほど注意も行届かず親切の心が籠りません。家庭料理の第一番は材料の品物を精選するの《ママ》です[99]」。

たしかに、市場や商店街から離れたところに住む場合は食料品店から遣わされ注文を取りに来る御用聞きに頼らざるを得なかった。しかしそれでも「ほとんど毎日来る魚屋の御用聞きは（中略）しゅんのものが入荷したとき、また安い品物が入荷したときには声をかけてくれる。そればかりでなく、ときにはその材料を用いておいしく簡単につくれる料理まで教えてくれる[100]」のであった。スーパー利用が主流となり、献立作りに悩む現代からみると羨ましいかぎりである。

こうした買い物環境の改善を背景に、婦人雑誌、女子教育など様々な社会的メディアも合理的な食選択行動を後押しした。美味しさ、栄養、食卓の団らん、食材の旬や季節感、和洋中の多様で変化のある食事など、現代にも当てはまる「食の楽しみ」のほぼ全要素は、この時代にすでに出揃っていた。

（2）「第一の食の近代」の基本的特徴

「食の近代化」とは、家族・地域共同体内で統御されてきた食生活が、科学、司法、政治、伝統、自然などの新たな統御形態のもとに再編されていく現象を指す。これは近世以来の中間組織から解放され、食選択の自由が拡大する一方で、その自由の重圧やリスクを背負わなければならなくなった都市の食べ手において顕著な現象であった。そこに、新たな統御機構として台頭したのが「近代家族」、そして「米食型食生活」という食事モデルであった。

米食型食生活は「第一の食の近代」の諸特徴を多く背負いこんでいた。第一に食の「医療化」傾向である。近世以来の養生思想にかわり、衛生、栄養といった近代思想が食事内容を規定するようになった。とはいえ、栄養知識の普及は大正期以降と歴史がまだ浅く、それが本格的にヘゲモニーを握るようになる——栄養主義化する——のは戦後しばらく経過してからである。

第二に食の「政治化」、すなわち個人の自由とみなされていた食生活が社会的論点となり、国家や企業が積極的に介入しはじめる傾向である。大正期「食料問題」は政治化傾向が鮮明化する起点ともなり、質・量ともに十分な食材を合理的価格で人々に供給するため、公設小売市場と中央卸売市場からなる体制が各都市で作られていった。限られた規模ではあったが、公設食堂の建設や栄養改善運動に参加する工場食堂など、一部の自治体や企業の先駆的事業も積極的に評価されてよい。都市住民の「米食型食生活」は同時に、生産・製造加工・流通に至るまでフードシステムの近代化——とりわけ市場取引・衛生規制の強化をはじめとした「食の法的規制化」——によっても後方支援を受けていた。

一方、都市住民はまだ家族や親戚を通して農村・自然と繋がりを保っており、食の「遺産化」や「自然化」傾向がまだ社会全体を覆うことはなかった。『食道楽』を著して啓蒙的な食生活論を提唱したのち都市の消費社会に疲れ、自給自足・天然自然食へと回帰した村井弦斎など[101]、それは一部の人々に限られる傾向であった。

このように第1章でみた「食の近代化」の諸特徴はすでに戦前から見受けられるものであり、これからみていく

「第二の食の近代」に固有の現象ではない。唯一ことなるのは、食の近代化の速度が増大し、その徹底化に対応しつつ、それが産出する「副作用」とも折り合いをつけなければならなくなることである。

第4章　戦後「食の近代」の再出発

戦後、食生活はどのように変容したのか。食の洋風化、高級化、外部化、簡便化、成熟化、飽食化——その変容は様々に語られてきたが、本章では「食生活の戦後体制」という観点から、一体的な把握を目指す。それは端的にいえば、一九五〇〜七〇年代に確立した「家族の戦後体制」のもとで営まれる食事モデルであり、「第一の食の近代」の一つの到達点であろう。そして、一九八〇年以降の「日本型食生活」言説とは「食生活の戦後体制」を維持・強化しようとするものであったが、新たに台頭してきた「第二の食の近代」への対応は不十分であった。食規範と実態との乖離は一層拡大し、結局は二〇〇〇年代以降の崩食論に発展していく。本章では、崩食論が生まれる以前の食生活変容を追うが、前章と同じく、供給面からこれを支える「フードシステムの戦後体制」の確立過程にも関心を払う。消費・供給の両面で目指された「食生活の戦後体制」とは——「成熟・高級」と形容されるように——この時代の「食の豊かさ」の象徴であった。

1　食生活の戦後体制の確立

（1）戦後食料不足と最低栄養――一九五〇年代中期まで

終戦後の日本は「食の豊かさ」とは無縁の「食の貧困」から再出発した。とある中学生が、一九四六年中頃の東京の様子を克明に書き残している。(1)

五月十四日「食糧不足で都民は死者《もの》狂いだ。配給だけで生きている者は絶対にいない。闇か田舎から貰うかしている。今年の初め、二食は米食であったが、今は大部分の家族が、一食が飯米で、二食は雑炊か粥、代用パン、すいとん、もちろん副食などない」

五月十八日「本日も体調が悪い。しかし食欲はある。が食べものはない。毎日飯粒三割の雑炊ばかりだ」

六月二十日「わが家もとうとう食いつないでいた米がゼロになり、昨日配給された米国輸入の小麦粉で命をつないでいる」

七月二三日「相変わらず蒸しパンばかりだ。本日、小麦粉、オートミルの配給あり、米国によって助かっている。マッカーサーに感謝するばかり」

七月二三日「主食代用の缶詰配給。夕食はパン、スープ、ソーセージ。洋食である」

遅れる配給、闇市、圧倒的空腹感、舌に刻まれる洋食の味。この時代を生きた者は、みな近しい記憶を持っていることだろう。戦時動員による資源不足、四五年産米の大不作、移出米の途絶、闇価格の高騰や食料不安による農家供出率の低下、復員や引上げによる消費人口の増大など複数の要因が重なり、(2)最低限の食料を獲得するという人々の基礎的潜在能力が失われた。

身寄りのある先の中学生はまだ幸運な方であった。同じ東京でも、上野の地下道には餓死者があふれ、親や親戚を失った戦争孤児はゴミ箱の残飯を「涙があふれるほど」美味いと言いながら食いつないでいた(3)。ほかにも悲惨な歴史を伝える資料は尽きないが、以後の「食の貧困」研究にもたらした積極的な意義もあった。最低栄養・最低生活をめぐる議論である。

食料不足解消の切り札と期待されたのがGHQ(連合国軍総司令部)の食料援助であり、GHQにとっても治安維持のためそれは不可欠であった。とはいえ、敗戦国・日本への食料輸入をめぐっては、最低生活水準、さらにはこの最低生活の内容が日本の侵略したどの国の水準をも上回らないものとするという合衆国政府側の厳しい制約条件があった(4)。農林省は三五〇～四〇〇万トンの食料援助が必要だとしたが、合衆国政府の許容限度を大きく超えていた。科学的な根拠を要求された農林省は、一人一日あたりの必要熱量二一五〇キロカロリー、タンパク質七五グラムと計算したが、当時の国民栄養水準が実際にどの程度にあるのか明らかではなく、合衆国政府を納得させることはできなかった(5)。そこでGHQは日本政府に「身体的栄養状況、栄養摂取量ノ実際、並ニ食料ノ要求ニ関スル事実ニ基ノ報告ヲ要求(6)」する覚書を四五年十二月付で発布し、前例のない大規模な栄養調査(「国民健康・栄養調査」の前身)が組織された。

同年十二月、東京都民(約三万人)を対象にした予備調査によれば、一人一日あたりの熱量一九七一キロカロリー、タンパク質六四グラムであり、両者とも半分近くは「配給外」(主に闇市)調達であった。市場調達できない低所得者は、圧倒的な栄養不足にある可能性が高いということである。四六年の調査は九都市・二七都道府県で実施されたが、食料不足が最も深刻化した五月時点、東京都民の摂取熱量は一三五二キロカロリーに落ち込み、有症者は36％に及んでいた(7)。科学的根拠を得たGHQの要請は合衆国政府に認められ、四六年五月から十月にかけて食料六八万トンが放出、四七年から食料援助はさらに増大し、国民栄養水準も徐々に回復していった。

戦後の食料難と、最低栄養をめぐる政治的攻防は、食料・栄養問題の重要性を再確認させた。その結果、厚生省栄養課の設置（四六年十一月）、国立栄養研究所の再開（四七年四月）、栄養士法の公布（四七年十二月）、栄養改善法の公布（五二年七月）と、栄養学と栄養教育の制度化が進んだ。こうして戦前同様に、栄養学は知識・教育面から「食生活の戦後体制」を支えることとなる。

最低栄養は「最低生活費」の議論とも地続きにある。栄養学に基づく最低栄養の算出方式は、一方では労働組合法施行（四六年三月）を背景に活発化した組合運動で賃金引き上げの根拠となり、もう一方では生活保護基準の根拠になった。後者は、五〇年の日本国憲法施行に伴う第二五条の生存権――「健康で文化的な最低限度の生活を営む権利」――規定を受けて成立した新生活保護法の実行に不可欠となる。こうして五〇～六〇年代は、最低生活費をめぐる「日本の貧困研究史上、稀にみる研究の隆盛期」[8]を迎えた。論点は多岐にわたるが[9]、「食の貧困」についてはどのような示唆を汲み取れるだろうか。

初期の最低生活費はマーケット・バスケット方式（四八年）をとった。これは、最低栄養を確保できる献立表（主食、野菜など）をつくり、これに価格をかけあわせて最低飲食費を算出する方法であり、もとをたどればラウントリーの「絶対的貧困」概念に由来する。次いで、生活保護基準はエンゲル方式（六一年）、格差縮小方式（六五年）、水準均衡方式（八四年）と変化し、他の世帯と比べた「相対的貧困」の視点を取り込むようになる[10]。

しかし、飲食以外の活動への視点の拡大とは対照的に、飲食部分については初期から現在に至るまで栄養所要量を満たす水準に据え置きされたままである。ここでは、栄養以外の食生活の社会的・文化的内容が捨象されている。食生活については「絶対的貧困」概念を克服できていないのである。

残念ながら、高度経済成長下で「一億総中流」意識が広がるにつれ、社会制度の論点も貧困から普遍的サービス（年金、医療制度など）に移り、最低生活・貧困研究は下火になってしまった。貧困研究の本格的な再興は、二〇〇〇年代まで待たなければならない[11]。

（2）食生活の戦後体制の確立――一九七〇年代中期まで

食料援助と生産拡大政策の甲斐もあり、五五年にはエンゲル係数（家計支出中の飲食費割合）も50％を下回るまで生活水準は改善した。五五年は、米の大豊作で戦前水準まで生産が回復した年でもあり、食料不足と飢餓からもようやく解放された。翌年の経済白書が「もはや戦後ではない」と宣言するなど、日本は高度経済成長を迎え、食生活も大きく変容していく。

五五年以降の食生活変容を「成熟」という観点から体系的に捉えたのは、農業経済学者・時子山ひろみである。[12]時子山は、食生活の成熟を、食料消費が量的拡大をみせる第一段階と、量的拡大は止まるが質的な変化で特徴づけられる第二段階に分ける。そして、七〇年代中期は、一人あたりの食料消費量（摂取熱量：栄養調査、供給熱量：食料需給表）がピークに達し、エンゲル係数（家計調査）の減少も一旦34％付近で停止するなど、一つの画期をなすという。

続いて時子山は「成熟」の第一段階後期～第二段階（六三～九七年）の期間を対象に、消費量に変化のあった品目を分類することで「高級化」「簡便化」「多様化」「健康安全指向」という四つの変化ベクトルを抽出する。各ベクトルの内容は後述するが、これは様々に語られてきた戦後の食生活変容の多くを包摂できており、優れた定量把握といえる。

まず「成熟」の第一段階後期（六三～七四年）の主要なベクトルは「高級化」と「多様化」であり、それぞれ同期間の変化全体の35％・33％を占める。高級化は「カロリー単価の低い食品群から高い食品群への移行（穀類→畜産物など）」「同種の食品群内でより単価の高い食品への移行（イワシ→タイなど）」「同一の食品について単価の高いものへの移行（並肉→上肉など）」を指す。一方、多様化は「同種の食品について少品種大量消費から多品種少量消費への移行（米→パン、麺、パスタなど）」「新食品の参入（外国産の食品など）」「製品差別化（ビール、ハム、乳製品など）」をいう。これらの変化内容の大部分は、一般に「洋風化」と称されるものである。

農業経済学者・中山誠記が六一年に出版した『食生活はどうなるか』には、当時の「洋風化」規範が鮮明に表れている。[13] 国際的にみたとき日本の食事は、栄養面ではタンパク質・脂質が少なく、経済面ではエンゲル係数が低く（飲食費割合が低く）、文化面では新食品（卵、乳など）に対する調理の伝統が貧弱である。中山は、こうした食の「貧しさ」の原因を「米食型食生活」に求める。他の主食では副食物と結合しなければ得られない満足感を米だけでも得られ、また米食の方が粉食や副食よりも安上がりであるため好まれるというわけである。中山の論調は「洋風化」の推進であり、後述する「日本型食生活」論とは質的に異なっている。

また中山は、都市部では戦前の米食経験や終戦後の食料援助で粉食が強制された経験もあり「米食型食生活」が破られつつあるものの、農村ではむしろそれが普及・定着していることに注目する。近代に誕生した「米食型食生活」は戦後になってようやく全国に普遍化したというのである。

中山の論から二〇年以上経ったのち、農業経済学者・吉田忠は「洋風化」における日本独自のパターンを指摘した。八〇年代でも米食が総カロリーの約半分を占め依然健闘していること、とはいえ主食の多様化が顕在化していること、簡易洋食（カレー、牛丼など）の普及とそれをニセモノ（代用品）畜産加工品（後述）で支えたことが、日本的特徴であったとする。[14]

こうした「洋風化」をめぐる議論を、こう理解したい。食の近代化の視点からみたとき、「洋風化」を「米食型食生活」と完全に対置させるのは適切ではない。たしかに、穀類から畜産物へ、主食も米食から粉食へと移行するなど、部分的には対立的にみえる。しかし振り返れば、「米食型食生活」の主特徴の一つは「畜産物を含む副食」の消費増であった。「洋風化」とは、「米食型食生活」がすでに内包する傾向であり、それ自体の発展が母体である「米食型食生活」自体を変容させる――近代の発展がその前提自体をむしばむごとく――性格をもつものである。これを「日本独自のパターン」と呼ぶかはさておき、簡易洋食も結局は米食に規定されており、主食の多様化も、米食を基本とするから時々パンや麺を取り込みえたのであって、毎日三食を粉食にすることは味覚が許さなかっただろう。

「米食型食生活」とは、食事内容のみならず一日三食、家族との共食など、食事モデル全体に及ぶものである。大正期に都市部の中間階級で誕生したこの食事モデルが、戦争による中断を経て全国普遍化するのが、「成熟」の第一段階にあたる五〇年代中期～七〇年代中期であった。

この食生活変容は、後述するフードシステムの発展とともに、同時期に確立した「家族の戦後体制」にも助けられて実現したものである。これは「食生活の戦後体制」ともいうべきものであり、「第一の食の近代」の一つの到達点であった。これが、八〇年代になると「日本型食生活」と呼ばれ、維持固定すべき食事モデルとされていく。

(3) 成熟の第二期——一九九〇年代末期まで

「日本型食生活」については次節で再論することとし、ここでは時子山がいう「成熟」の第二段階（七〇年代中期～九〇年代末期）の内容をまとめておこう。すなわち、八〇年代以降、「多様化」ベクトルを維持しながら（「洋風化」を進展させながら）、「簡便化」と「健康安全志向」という二つのベクトルが存在感を増していく（全体変化の各23～32％、17～19％）。

簡便化とは「調理費用の大きい食品から小さい食品への移行（生食野菜、刺身用魚など）」「食料消費にかかわる家事労働の外部化（調理済み食品など）」をいう。ただし時子山のいう「外部化」については方法論上の制約があるため[15]、各種統計からこの点を補足しておこう。

「家計調査」における飲食費に占める外食費の割合は（第5章図5-3参照）、六〇年代は7％台で推移していたが、七九年にはその二倍の14％に達し、九九年には現在とほぼ同水準の約18％まで増加した。一方、中食費（調理済み食品）の割合は六〇年代の3％台から、八二年に6％を超え、九九年には約10％まで増加した。九〇年代末期には、飲食費の約三割を外部化するようになっていた。

ただし、留意しておきたいのは外食の内訳である。朝昼夕食の区別が可能な「栄養調査」をもとに、図4-1に昼夕食別の外食率の変遷を示した（朝食の外食はほぼ無いので割愛）。昼食の外食者割合は、夕食の約三倍（男女平均）であり、両者には大きな差がある。とはいえ、この期間の増加率をみると、昼食では男性一・一倍、女性一・二倍、夕食では男性一・四倍、女性一・七倍である。つまり、家庭食作りの責任放棄が問題視されてきた「女性・夕食」で最も増加率が大きい。そうした言説に一定の根拠を与える数字ではあるが、女性・夕食の外食率はそれでも一割台であり、変化の程度が過大評価されてきたともいえよう。これは、以降の崩食論にも共通しており、次章で再論したい。

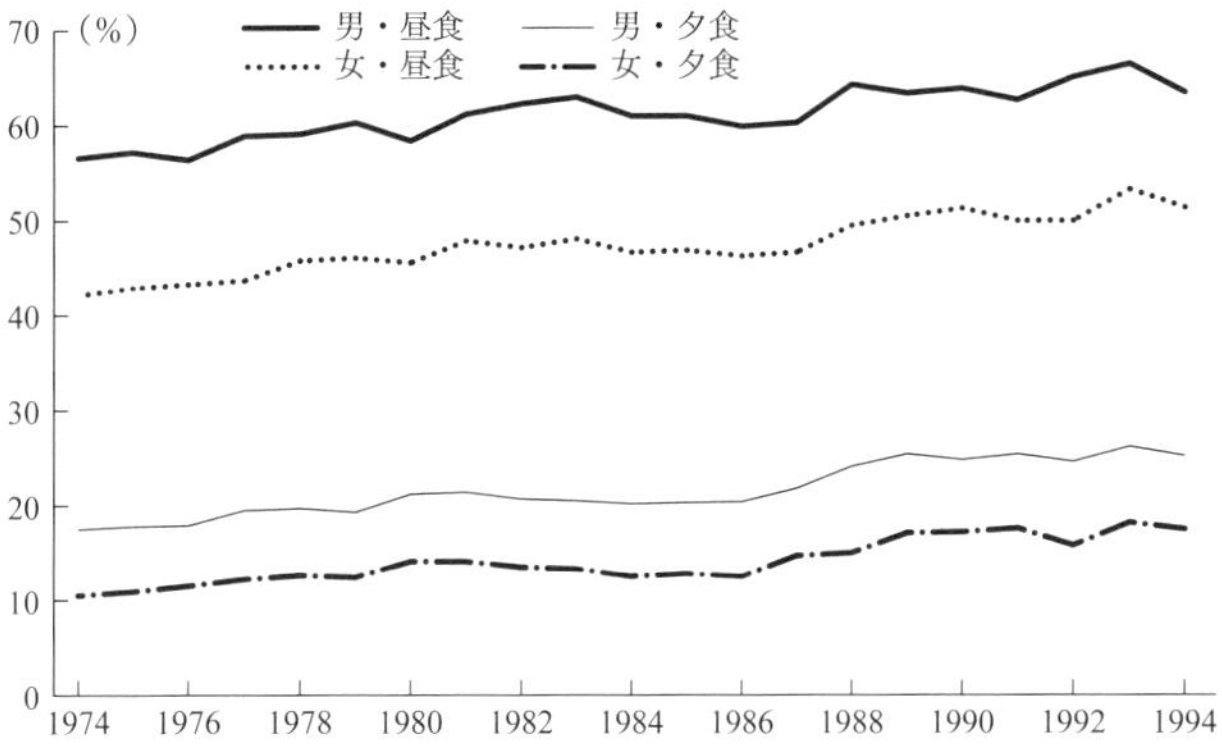

図4-1　男女別の昼食・夕食外食率の推移

出典）「国民健康・栄養調査」をもとに筆者作成。
註）外食の定義は「3日間のうち少なくとも1回外食」。

　こうした食の簡便化・外部化の背景には、女性の脱主婦化や単身世帯の増加など、八〇年代から「家族の戦後体制」が崩れはじめたことがある。近代家族ひいては「家族の戦後体制」にとって、食の外部化はあくまでも非日常的行為であり、日常は家庭食でなければならなかった。食の外部化が次第に日常化していくことは、家庭の食卓の変質を示しており、「食の近代」は新たな段階に入りはじめたということができる。

　一方、この期間の第二のベクトル「健康安全指向」とは、「健康的な食品の増加（緑黄野菜、納豆など）」と「同一食品内での低糖、低脂肪、減塩食品、無農薬野菜などへの移行」を指す。これは、生活習慣病リスクや食品・環境公害など、食の近代化が生んだ「副作用」への反応であり、次節で論じることとしたい。

こうしたトレンドとは別に、この期間には購入単価の所得弾力性（所得の変化率に対する購入単価の変化率）がほぼゼロになるという興味深い現象も報告される。「購入単価の差が品質の差を表しているとすれば、所得の高い人が品質のよいものを購入しているわけではない」「所得の高低にかかわらず、基本的に現在の日本ではすべての人が同じ品質のものを、同じ量だけ食べている」「日本人は経済問題にそれほど制約されなくなった」[16]のである。

これは、購買食品の観点からみた格差縮小ではあるが、購買食品のみへの単次元的視点では捉えきれない新たな「食の貧困」の出現とも解釈できる。トータルな視点で「食の貧困」を分析することの重要性は、この時期を境に一層増していったといえよう。

2　フードシステムの戦後体制と副作用

(1) 農業基本法下の食料生産

「食生活の戦後体制」を支えたフードシステムは、どのような特徴を持っていたのか。戦後の深刻な食料不足下において、まず取り組むべき課題は食料増産であった。まず手始めに農地改革（一九四六～五二年）で地主制度を解体し、自作農家による土地改良投資の前提条件を築いた。土地改良法（四九年）にはじまる一連の土地改良事業（灌漑排水、農道建設、区画整理、開墾など）も全国的に進み、朝鮮戦争勃発（五〇年）に伴う食料不安を背景にした食料増産計画がこれに続いた。食糧管理制度に基づく主要農産物への価格統制も四〇年代末から次第に緩和・撤廃され、これも農業生産意欲を刺激した。[17]農業生産指数は五〇～五二年（基準）と比較して六〇年には一・四倍まで上昇した。品目別（六〇年）では、米一・三倍に対し、野菜一・三倍、果実二・三倍、畜産物二・五倍であり、これが六〇年代以降の選択的拡大政策でさらに強化されることとなる。[18]

表 4-1　畜産物生産構造の推移

	飼養戸数（千戸）			飼養頭羽数（千羽・頭）			飼養頭羽数／戸		
	1960	1980	2000	1960	1980	2000	1960	1980	2000
ブロイラー	19.2	8.3	3.1	21.9	131	108	1,144	15,796	35,175
鶏卵鶏	3,839	188	5.3	54.6	165	187	14.2	878	35,156
豚	799	141	11.7	1,918	9,998	9,806	2.4	70.8	838
乳用牛	410	115	33.6	824	2,091	1,764	2.0	18.1	52.5
肉用牛	2,031	364	117	2,340	2,157	2,823	1.2	5.9	24.2

出典）農水省「畜産統計調査（長期累年）」に基づき筆者作成。
註）欠年のためブロイラーは 1966 年・1981 年，鶏卵鶏は 1981 年で代替した。

しかし、五〇年代半ばから本格化する高度経済成長の下で、農業就業人口は激減し、農業‐他産業間の所得格差も拡大して、戦後農政は「曲がり角」[19]にさしかかった。こうした状況を打開するため「農業基本法」が六一年に制定される。同法は、需要増が見込める農産物（野菜、果実、畜産物）の選択的拡大を基軸とする生産政策、規模拡大・農地集積・機械化により生産性向上をはかる構造政策、これらを補完する価格・流通政策の三つを構想するものであった[20]。

選択的拡大部門では、おおむね構想通りに生産・構造政策が展開した。顕著な変化をみせた畜産部門では、いずれの畜種でも飼養戸数は大幅に減少する一方、一戸あたりの飼養頭羽数は増加し、経営は大規模化した（表 4‐1）。なお八〇年代以降、多くの畜種で生産拡大（飼養頭羽数）が停滞するのは、輸入増加と需要停滞に伴うものである。戦前から続く零細副業経営（牛一頭飼い、庭先養鶏、豚小作）はすでに集団経営に転換しつつあった。しかし基本法体制下では、新たに食料基地と位置づけられた北海道・東北・九州を中心に、系統農協と大資本企業（飼料会社、食肉加工メーカー、総合商社など）によるインテグレーション（生産‐加工‐流通段階の垂直的統合）が進み、同法以前とは比較にならないほどの生産巨大化が実現された[21]。

青果物では、果実部門から変化が起こった。生産量は七九年をピークに停滞するが、戦前の旧産地（リンゴの青森・長野、ミカンの和歌山・静岡など）に新興産地を加えた主要産地で、経営の大規模化、生産過程の機械化、系統農協による共選・共販が定着した。野菜部門でも、六六年制定の野菜生産出荷安定法を背景に、生産量は拡大し（ピークは九二年）、大都市向けの安定出荷を担う「野菜指定産地」を中心に大産地が形成された[22]。集出荷団体（主に系統農協）からの出荷量は全体の64％（九一年）を占めるまでに成長した[23]。

一方、稲作部門では土地利用面での規模拡大が難しく、抜本的な構造改革は起きなかった。五五年頃に動力耕運機が導入されて以降、トラクター、コンバイン、田植機が次第に普及したことで、労働時間も約三分の一に減少したが、これが促したのは（経営規模の拡大ではなく）一層の兼業化であった[24]。

漁業でも、高度経済成長下で他産業との所得格差が拡大した沿岸漁業の近代化をはかるため、水産政策の基本法ともいえる「沿岸漁業等振興法」が六三年に制定された。しかし、漁業量の拡大は、戦前から続く漁業技術をさらに発展させた（動力漁船の大型化・高性能化、合成繊維漁網の導入など）沖合・遠洋漁業に負うものであった。遠洋漁業（主にカツオ、マグロ）の漁獲量はピーク時（七三年）には全体の四割に及び、沖合漁業も七〇年代中期～八〇年代は全体の五～六割を占めるまでに成長した[25]。漁業は農業とは異なり、漁場フロンティアが残存するかぎり生産拡大を追求できたことが大きかった。

（2）全国広域市場体系

こうした食料生産を流通から支えたのが卸売市場であった。都市人口の過密化、交通事情の悪化による大都市中央卸売市場の物理的限界、周辺都市における卸売市場の未整備、産地の大型化と量販店の台頭を背景に、従来の体制に構造的矛盾が生じはじめていた。すでに六〇年代初頭から食品流通改善の検討は進んでいたが、大正期の食品流通を想定した「中央卸売市場法」の改正だけでは全く不十分であった。

こうした事態を受け「卸売市場法」が七一年に制定される。同法は、(1)中央卸売市場（地方公共団体が開設・国が認可）以外の卸売市場を地方卸売市場と位置づけ、行政監督権や取引規制の下におくこと、(2)中央・地方卸売市場の新設・整備を計画的に推進すること、およびその実行に関する国の権限を拡大すること、(3)一定の条件下での例外的取引（予約相対取引、他市場への転送など）の認可、これらを主な内容としている。それまで流通量の過半（青果物）を占めていた地方市場を組み入れて、大型産地と大型量販店の台頭にも対応しながら、全国卸売市場体制を構築しようとするものであった[26]。

中央卸売市場数は七〇年の五九から八五年の九一に増え、九〇年前後にかけて取扱金額もピークに達した（図4-2）。地方卸売市場も取扱金額を増大させているが、シェアは中央卸売市場のそれを下回るようになり、市場数

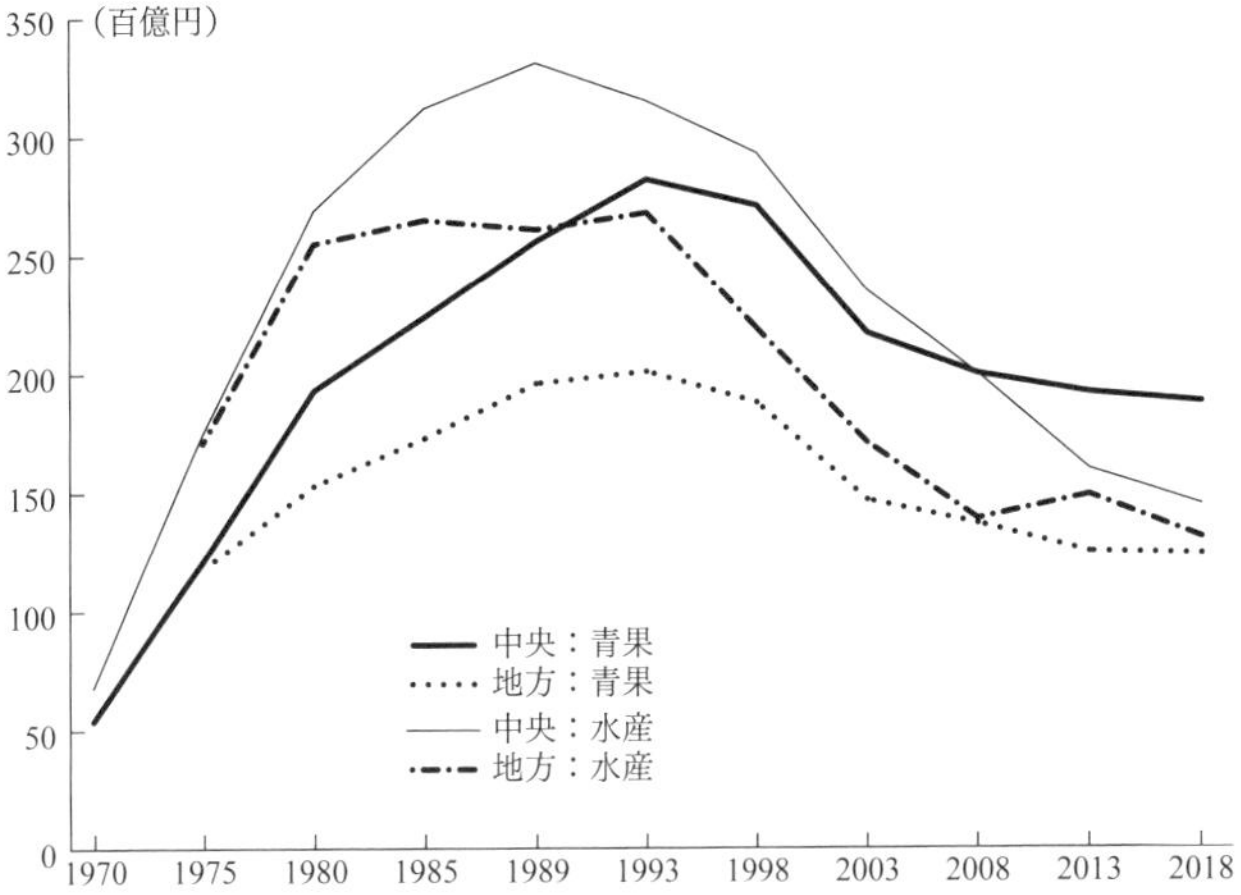

図 4-2　中央・地方卸売市場の取扱金額の推移

出典）農水省（2018）「卸売市場をめぐる情勢」をもとに筆者作成。

もこの期間に約二千から約千七百まで大きく減少した[27]。中央卸売市場の成長により、集荷力を維持できない小・零細規模の地方卸売市場の淘汰が進んだとみてよいだろう。

こうして八〇年代には、国内の青果物・水産物の約八割が卸売市場を経由するまでになった[28]。出荷主体は系統農協が過半を占め（八〇年時点で野菜五割、果実六割強）、大都市のみならず地方都市の中央卸売市場でも集荷圏が広域化した[29]。先にみた大型産地とも強い連携体制を組んでいた。

一方、食品小売段階はどう変容したか。「昭和三〇年代の食生活の「洋風化」を支えていたものは、厳密には、中央卸売市場制度に補完された専門的食料小売商であった[30]」とされるが、この体制は卸売市場法下でもしばらく維持された。専門小売店の事業者数は七六～七九年を頂点（野菜・果実六万六千、鮮魚五万八千、食肉四万四千）に減少しはじめるが、少なくとも九〇年代初頭までは食料品販売額シェアの首位をキープしていた。

一方、目覚ましい成長をみせたのが量販店である。そのシェ

アは六八年の14%から九一年の33%にまで急拡大して首位に躍進し、九〇年代にかけては、専門小売店とあわせて食料品販売額全体の六~七割を占めるまでになった（第5章図5-5参照）[31]。衛生的で規格化された商品、豊富な品揃え、大量調達・多店舗展開・セルフサービス方式で実現する低価格、ワンストップで全てが揃う利便性を兼備した量販店は、高級化・多様化・簡便化傾向を内包する「食生活の戦後体制」とも相性が良い調達手段であった[32]。

また、卸売市場は量販店の主な仕入れ先であり、集荷力の強い中央卸売市場には開設区域外の量販店からの売買参入も増加した。大型産地と大型量販店の台頭を背景に、集荷・分荷の大量化・広域化を伴って発展した「全国広域市場体系」[33]は、大正期にはじまる食品流通近代化の一つの到達点であった。

（3）食品製造加工業の成長

終戦直後の食品製造加工業は「代用・合成・偽物」から再出発した。その様子を、当時高水準の技術力をもっていた味の素（当時・大日本化学工業）の社史からのぞいてみよう。

「配給の小麦粉とイモ類その他の粉を混ぜて膨材を加え、アミノ酸液で味をつけ通電して作る、電気製パン」は妊産婦や学童に配給されたようだ。「アミノ酸液を加工して窒素〇・七%の規格に合わせて製造」した代用醤油は好評で、樽詰工場を急造するほどであった。「在庫のヒューマスからメラニンをアルカリで抽出し、アミノ酸類を添加するメラニン液」は佃煮業者などに販売し四千万円の売上をあげた。「精製工場の貯蔵に放置してあったラセミグルタミン酸ナトリウム液を脱鉄し、これに酢などを配合し水で薄めた」三杯酢も、旧「味の素」販売店を通じて売られた。いずれも戦前から続くアミノ酸化学合成技術を基盤としたものだった[34]。こうした再出発の状況は、他の多くの食品製造業者にもあてはまるものであったという[35]。

「ニセモノ」加工品は、畜産業が本格的発展をみせるまで「洋風化」を支えるという積極的意義も持っていた[36]。鯨やマグロを主原料（六〇年以降はスケトウダラ）に防腐剤を加えて作る魚肉ハム・ソーセージは、冷蔵庫普及が途上であった時代の常温タンパク源として重宝され、六五年には一九万トンの最大生産高を記録した。これに続いて、魚肉や安価な畜肉（鯨、馬、羊、マトン）を組み合わせて固めたプレスハムが頭角を表す。魚肉ハム・ソーセージと置き替わるように七五～八〇年に全盛期（生産量一〇万トン超）を迎え、以後はようやく台頭してきた本物のハムに席を譲っていく。ほかにも冷凍スケトウダラすり身（六五年）や、かに風味かまぼこ（七三年）など、未利用資源を技術加工で商品化した例をあげるのには困らない。「食生活の戦後体制」の特徴である魚介類・肉類消費の約二割（八〇年時点）は、これらの「ニセモノ」加工品によるものであった[37]。

こうして食品加工業は、消費の高度化・多様化・簡便化傾向を背景に順調な成長をみせた。八〇年時点で、加工食品への支出は食料費支出全体の45％（外食とあわせれば60％）におよび、食品工業としても出荷額が全製造業中の11％を占める上位部門となった[38]。とりわけハム・ソーセージ、食パン、冷凍食品、味噌、醤油など一部の品目では、大規模化した少数企業が寡占型の市場構造を形成し[39]、均質化した加工品の安価かつ安定的な供給を通じて「食生活の戦後体制」を支えていた。一方、こうした加工型食品工業の成長は（後述の外食産業とあわせて）安価な輸入原料への依存を増大させ、この傾向は八五年以降の国際化のなかで一層本格化していく[40]。

（4）外食産業と学校給食

先述したように、外食率は六〇年代から九〇年代末まで上昇を続け、外食市場規模もピーク時には三〇兆円に接近した。業態別（二〇〇〇年時点）にみておくと、全売上額の約八割を占めるのは給食主体（それ以外は居酒屋、喫茶など料飲主体）であり、前者のうち約六割は飲食店、約二割は集団給食である[41]。以下では、この二つの業態に絞ってみていこう。

飲食店は、零細事業者からなる原子的競争状態の産業構造をもつが、西洋料理店、ラーメン店、ハンバーガー店については上位企業による集中度が比較的高い[42]。このうち西洋料理店を代表するのがファミリー・レストラン系の外食企業（すかいらーく、デニーズジャパンなど）である。

七〇年代初頭、首都圏に誕生したファミリー・レストランは「核家族化、ニューファミリー」の消費ニーズに応えるため「楽しい雰囲気、商品の均質性、店舗でのサービス、価格の低廉性等をシステム化して多店舗展開を推進」する「近代工業的外食産業」として九〇年代にかけて大きく成長した(43)。効率性と均質性に依拠する工業的論理が――「味覚のマクドナルド化(44)」をその代名詞とされてきたように――ハンバーガー・チェーンにも共通することはいうまでもない。これまでみてきた生産‐流通‐製造段階を貫く「大量生産‐大量消費(45)」パラダイムは、外食産業も包み込んでいった。

ラーメン店については、中華料理店とあわせて戦後の展開を簡潔にみておこう。戦後いち早く復興を遂げたのは中華料理店であった。「戦争中うまいものの味を知らず戦後、ラーメンと餃子で満腹感を味わった(46)」若者たちは、その後の高度経済成長を支えたが、彼らの胃袋は、昼時や夜遅くにかけて営業する中華料理店によって満たされた。中華料理の初期の担い手は華僑であったが、中国料理専門コースの設立や日中国交正常化（七二年）以降の中華料理のイメージ好転を経て、次第に日本人料理人が多くを占めるようになる(47)。そして現在も変わらず「町中華」が人々、特に勤労男性の胃袋を満たしている（これが第7章の食生活実態分析において、昼夕食における「主食単品」型として高頻度で現れることとなる）。

一方、集団給食では学校給食が日本人の食生活変容に一役買ったことはよく知られている(48)。戦後の学校給食はララ物資（四六年）やユニセフの脱脂粉乳（四七年）とともに再出発し、サンフランシスコ講和条約調印（五一年）に伴うガリオア資金打ち切りによる給食存続の危機をしのぎ、五四年の「学校給食法」制定につながった。同法制定時、完全給食の小学校普及率は四割程度であったが、七〇年代には九割を超えるまでになった。

この間、再軍備と引き換えに導入されたアメリカ余剰農産物や「洋風化」を推進する栄養教育を背景にして、学校給食は展開し、これはのちに「アメリカ小麦戦略」として陰謀論的に語られるようになった。しかし近年、歴史学者の綿密な考証により、アメリカ小麦は主にパン用ではなく麺用であったこと、小麦輸入の増加は農業基本法の「選択的拡大」に伴う麦生産量低下に起因していたこと、小麦製品や脱脂粉乳の給食利用は日本側からも内発的に要求された日米共同事業であったことが明らかになっている[49]。

いずれにせよ「占領期以来の給食の普及が、一九六〇年代以降の小麦製品や乳製品の消費量の増加を下支えしていたことは、やはり否定できない[50]」。実際、米消費量は大幅に下がる一方で、小麦消費量は微増し続け、ちょうどパン給食開始時の子どもが高齢世代となった二〇一〇年代には、パンへの支出金額が米へのそれをついに上回った[51]。

以上みてきたように「食生活の戦後体制」は大量生産 - 大量広域流通 - 大量消費型のフードシステムによって支えられていた。もっと具体的にいえば、大部分の生鮮食料品が、大型産地から全国・広域的に系統出荷（農協）され、中央・地方卸売市場を経由して、末端の専門小売店と量販店に届けられるフードシステムである。農業基本法や卸売市場法などの法文上にもみられるように、各産業段階での「近代化」を進展させた帰結がこれであった。その意味では、質的に異なる近代化が起こったということではなく、戦争での中断を経て「第一の食の近代」が再出発し、戦前以上の速度で展開したとみるのが適当であろう。

（5）「食の近代」の初期的副作用

フードシステムの戦後体制が形成される過程では、その「副作用」も顕在化しはじめ、人々は声を上げるようになっていく。本章ではその最たる反動を八〇年代の「日本型食生活」論にみるが、それ以前にも初期的対抗運動がくり広げられていた。この経緯を簡単にたどっておく。

五〇年代半ばには「食品公害」が発生した。しばしば三大食品公害とされるのが、水俣病（五六年）、森永ヒ素ミルク中毒（五五年）、カネミ油症（少し遅れて六八年）である。いずれも、終戦直後から高度経済成長期にかけて普及する大量生産 - 大量消費に応じるべく、企業が利潤追求のために安全コストを節約し、国家もその責任追求と対策を怠った結果発生したものである。[52] 食品公害は、法律上（食品衛生法）では食中毒事件となるが、社会学的には「経済活動の予期せぬ随伴帰結として人為的行為から起きた[53]」社会的災害という点で、一般の公害と同様の性質をもっている。

これに続く六〇年代には、食品添加物反対運動が起こる。戦前の食品添加物規制は、防腐剤、色素、甘味料など、用途ごとに使用禁止品目を定める方式（ネガティブリスト）であったが、四七年に制定された食品衛生法体制では「添加物」指定を受けた品目のみ使用を認める方式（ポジティブリスト）がとられた。施行当初は六〇品目にすぎなかった食品添加物は、六〇年代半ばには三五〇品目を超えるようになる。

終戦後の物資不足から「代用・合成・偽物」産業として復興を遂げた食品加工業は、今度は高度経済成長期の大量消費や広域流通に応えるため食品添加物に頼らざるを得なくなっていた。当時、食品添加物の指定は急性毒性試験に基づくものであったが、五〇年代末からその慢性毒性や発ガン性が国際的に注目されはじめる。消費者の添加物反対運動の後押しもあり、一〇品目の色素（五九年）、ズルチン（六八年）、チクロ（六九年）、ＡＦ２（七四年）を代表として、毎年のように指定解除が相次いだ。[54]

食品添加物とならんで、農薬の安全性も問題視されるようになる。農業基本法体制における生産拡大は農薬・化学肥料の使用を前提とするものであった。五〇年から七五年までの期間に、農薬生産量は実に八七倍も増加していた。[55] 六二年の『沈黙の春』出版を機に、農薬反対運動が展開され、指定解除、慢性毒性や農薬残留許容量の調査など行政も対応を迫られた。

七一年設立の日本有機農業研究会の結成趣意書には「農業の近代化」の副作用に対する当時の問題認識が端的に表現されている。「現在の農法は、農業者にはその作業によっての傷病《ママ》を頻発させるとともに、農産物消費者には残留毒素による深刻な脅威を与えている。また、農薬や化学肥料の連投と畜産排泄物の投棄は、天敵を含めての各《ママ》種の生物を続々と死滅させるとともに、河川や海洋を汚染する一因ともなり、環境破壊の結果を招いている。そして、農地には腐植が欠乏し、作物を生育させる地力の衰退が促進されている。これらは、近年の短い期間に発生し、急速に進行している現象であって、このままに推移するならば、企業からの公害と相俟って、遠からず人間生存の危機の到来を思わざるをえない[56]」。

3　「日本型食生活」の成立

一九五〇年代半ばから顔を見せはじめた「第二の食の近代」は八〇年代の「日本型食生活」論の誕生とともに本格的段階に入る。「食の近代」が産出する副作用の自覚と対抗という点で両者は共通しているが、後者にはいくつか新たな特徴が見出せる。「日本型食生活」論が提起する問題は健康・フードシステム・家族と多岐にわたっており、食品公害や添加物・農薬問題のように原因物質や責任主体を特定できるものではない。いやむしろ、責任は「外」ではなく、そうした食生活を望んで送ってきた生活者自身の「内」にあるものとさえ論じられる。また、食生活の選択は、人々の価値や自由の問題とも密接にかかわっており、食品添加物・農薬問題のように法的規制だけで解決できるものでもない。したがって、規範や指針の提示というツールが採用されることになる。以下ではそうした食規範の代表である「日本型食生活」論がいかなる条件で成立し、「食生活の戦後体制」といかなる関係性にあったのかを論じていきたい。

（1）日本経済の黄金時代とナショナリズム

そもそも八〇年代とはどういう時代であったのか。日本は高度経済成長を経て、八〇年代には自動車や半導体産業でアメリカを抜き世界第一位の生産国になる。日本経済は「黄金時代[57]」を迎えていた。『ジャパン・アズ・ナンバーワン』をはじめとして、各分野で興った日本文化論は人口に膾炙した。[58] 日本型経営、日本型福祉など、日本の特異性への国民的興味は頂点に達しており、「日本型食生活」が着想される条件はすでに整っていた。

その直接的契機となったのが、七七年のアメリカ上院栄養問題特別委員会の報告書「アメリカの食事目標」(通称マクガバン・レポート)である。このレポートの目的は、生活習慣病(当時は成人病と呼ばれた)の高リスク化と医療費の増大に直面するアメリカの食生活パターンを変容させるための指針を示すことであった。[59]

日本の食生活については「肉類の消費量が少ない日本、チリのような国々では結腸癌の罹患率が低い」「アメリカに移住し、動物性脂肪と乳製品をほとんど含まない伝統的な日本の食事から西欧の食事に変化している日本人については、乳癌および結腸癌の罹患率が急増している」として、西洋諸国と比較した動物性脂肪、乳製品の消費量の少なさがごく一部で言及されているのみである。[60] にもかかわらず、マクガバン・レポートは当時の日本の食生活の栄養的価値を賞賛するものと解釈され、結果的に「日本型食生活」論の形成を促した(後述)。現在もこうした賛美論は根強くあるが、このレポートの本来の目的や内容からは乖離したものである。こうした拡大解釈は、八〇年代の日本列島を包んでいたナショナリズム的空気を考慮せずには理解しえないものだろう。

(2) 農業経済学的背景

一方、農業基本法体制において、選択的拡大部門(畜産物・園芸作物)の規模拡大が進むなど、一定程度の効果をあげることができたが、いくつかの問題も発生していた。[61]

第一に、稲作では生産構造改革が進まず、六〇年代後半にはすでに米過剰問題が顕在化していた。七〇年代には生産調整(減反政策)もはじまったが、その効果を上回る速度で米消費量は低下し続けた(図4-3)。

第二に、選択的拡大政策と食の洋風化は、畜産物の飼料穀物、油脂用大豆、小麦など食料の輸入依存度を高めた。七二~七三年の穀物価格高騰をはじめとして、国際市場からの食料調達が不安定化し、輸入・備蓄施策の強化とともに、食料自給力を高める政策が喫緊の課題となった。

第三に、農業基本法はあくまでも農業政策にかかわるものであり、それとは別に、食生活の多様化・簡素化に伴う加工食品や外食の増大を背景に重要性を増した食品産業（流通、加工、外食）への政策対応を統合する必要があった。

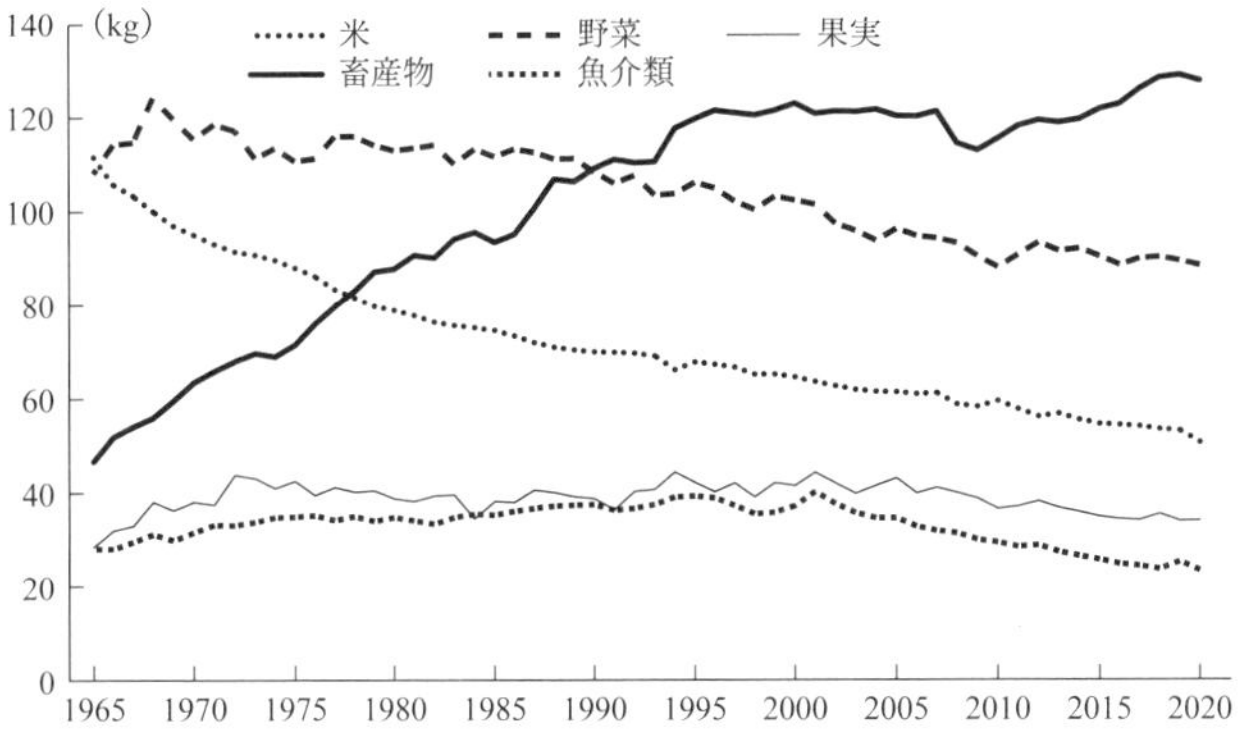

図 4-3　国民1人1年当たり品目別消費量の推移

出典）「食料需給表（純供給量）」をもとに筆者作成。

こうして岐路に立たされた農政の今後の見通しを立てるため、農政審議会は答申「八〇年代の農政の基本方向」を発表した。ここでついに「日本型食生活」がその姿を現した。答申では、それを今後の食料政策の前提とするべきものとし、以下のように説明する（答申第一章）。

> わが国の食生活は、欧米諸国に比べ熱量水準が低くその中に占めるでん粉質比率が高い等栄養バランスがとれており、また、動物性たん白質と植物性たん白質の摂取量が相半ばし、かつ、動物性たん白質に占める水産物の割合が高い等欧米諸国とは異なるいわば「日本型食生活」ともいうべき独自のパターンを形成しつつある。栄養的観点からも、総合的な食料自給力維持の観点からも、日本型食生活を定着させる努力が必要である。[62]

すぐ補足されるように、「日本型食生活」とは端的にいえば「米、野菜、魚、大豆を中心とした伝統的な食生活のパターンに、肉類、牛乳・乳製品、鶏卵、油脂、果実が豊富に加わって」形成された八〇年時点の食生活をいう。

この答申を受けて八二年、農政審議会は具体的方針を盛り込んだ報告「「八〇年代の農政の基本方向」推進へ」を発表したが、「日本型食生活」の内容は基本的に同じものである。しかし、この報告に基づき実施された「日本型食生活定着促進対策」の一環として、多分野の委員二六名からなる食生活懇談会が八三年にまとめた提言「私達の望ましい食生活――日本型食生活のあり方を求めて」では、先の内容を引き継ぎつつも、よりふみこんだ「日本型食生活」論を提示している。この提言は、栄養・安全性・資源・食文化の四つの条件から「望ましい食生活」を考え、以下の八つの具体的指針にそれを落とし込んだものである。(63)

一　総熱量の摂り過ぎを避け、適正な体重の維持に努めること
二　多様な食物をバランスよく食べること
三　お米の基本食料としての役割とその意味を認識すること
四　牛乳の摂取に心がけること
五　脂肪、特に動物性脂肪の摂り過ぎには注意すること
六　塩や砂糖の摂り過ぎには注意すること
七　緑黄色野菜や海藻の摂取に心がけること
八　朝食をしっかりとること

各指針の論拠の詳細な説明は「提言」内資料に譲るとして、「食の近代」の観点からいかなる示唆をここから汲み取るべきだろうか。

まずきわめて重要なのが、「米食型食生活」に「洋風化」を加えた独自の食事型（「日本型食生活」）が望ましいものとして規範化されている点である。(64) なお先に述べたように、「洋風化」が新たに加わるというよりは、米食型食生活それ自体が内包していたこの傾向が適度に発展したというのがより正確だろう。いずれにせよ、八〇年代まで支

配的であった「洋風化」追随路線の副作用（食料供給の不安定化、後述する栄養問題）に自覚的になったという点で、従来とは本質的に異なる規範である。

さらには、この提言の背景について、栄養学者・足立己幸委員が「食生活に対しては、不安感が強い。食生活に関する本がたくさん出ているのに、それだけでは不安は解消しない[65]」と述べており、この提言の先例とされるマクガバン・レポートも「公衆は何を食べるべきか困惑（confused）している[66]」というマクガバン委員長の印象的な言葉ではじまっていたように、食べ手が抱える「ガストロアノミ」の深刻化が背景にあるからこそ、国家が正当性を付与する新たな食規範が求められたのだった。「日本型食生活」論は「第二の食の近代」の到来を鮮明に物語っている。

もう一つ、見逃せないのが第八指針「朝食をしっかりとること」の認識論的意味合いである。八〇年答申・八二年報告の「日本型食生活」はあくまでも栄養素・食品群にのみかかわるものであったが、八三年のこの提言では朝食という「それ以上」の規範が統合されている。さらに、「望ましい食生活」の食文化的条件を検討する部分では、朝食（欠食）のみならず、家族との共食、食事の楽しみ、季節的・地域的な食材利用、ゆっくり食べること、食事管理（家庭食）、食事時間の規則性にまで言及が及んでいる。すなわち「望ましい＝日本型食生活」が食事モデル全体に及ぶ規範として提示されており[67]、第八指針はそうした認識論的転換を表すものなのである。検討の経緯をみると、こうした「人間らしい[68]」食生活の視点を力説したのは足立己幸委員であることがうかがえる。これが含む限界点については後述するが、トータルな食生活に食規範を拡張しようとした足立の姿勢は積極的に評価されるべきであろう。

（3）栄養学的背景

八〇年答申では「栄養学的観点からも、日本型食生活を定着させる努力が必要」とされていたが、実際にその栄

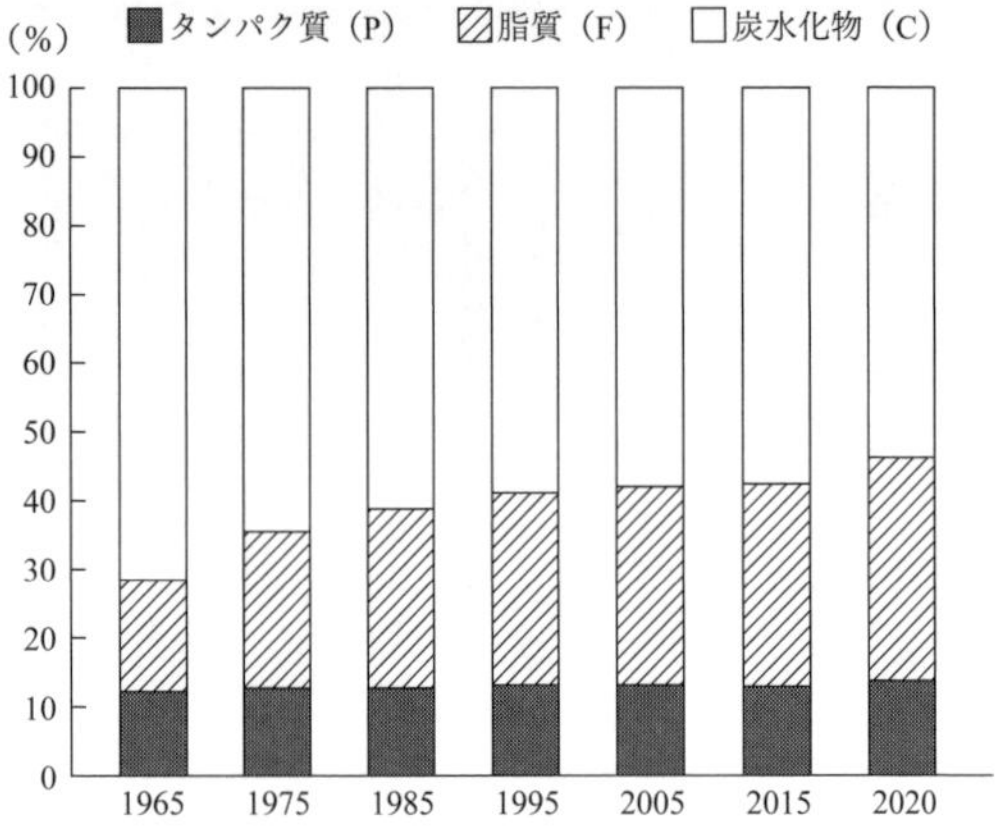

図 4-4　PFC バランスの推移

出典）農水省（2021）「食料需給表（PFC 熱量比率）」をもとに筆者作成。

養的価値を裏付けるエビデンスが存在した。食の「洋風化」によるタンパク質（P）・脂質（F）摂取の増加、米中心の食事構成による炭水化物（C）摂取の維持もあり、八〇年代の日本のPFCバランスは栄養学的に理想水準にあった（図4-4）。八一年の平均寿命は男性七三・八歳、女性七九・一歳と世界長寿国の一つであり、死因別にみても、特に栄養過剰摂取とかかわりの深い心臓病の死亡率は西洋諸国よりもかなり低い水準にあった。

しかし、西洋諸国の経験をふまえると、これが過渡的状況にすぎず、遠からず栄養過剰で生活習慣病のリスクが高まることは明らかであった。そして、西洋諸国以上のスピードで進行する高齢化をふまえれば、医療費が急増することもすでに予見できた。[69] 八三年提言が「食事の選択の自由」にふみこみすぎないように苦心しつつも「誤った食生活による不健康、疾病が本人の負担だけではすまされず、ひいては社会全体への負担となる仕組みができている」[70]と結論づけたのはそのためである。

同様の問題意識から生まれたのが、厚生省が八五年に発表した「健康づくりのための食生活指針」である。この指針の作成をめぐる議論は、七七年のマクガバン・レポートを受けてはじまったものであったが、先に農水省の「日本型食生活」論が提出されてしまった。厚生省は、これと差異化するためにも、栄養的側面に焦点化する意図があったようである。しかし、先の「望ましい食生活」提言にかかわった委員二名（豊川裕之、香川芳子）も検討委員として参画するなど、結果的に両者は多くの連続性を保持するものとなった。[71] この指針は、以下の五つの方針とそれぞれの具体的解説で構成されている。

一　多様な食品で栄養バランスを
二　日常の生活活動に見合ったエネルギーを
三　脂肪は量と質を考えて
四　食塩をとりすぎないように
五　こころのふれあう楽しい食生活を

第一から第四指針までは、八三年提言にも共通する内容である。一方、米については、第一指針の解説で、糖質性エネルギーの供給源として「米、パン、めん類などの穀類」と言及されるのみであり、食料供給という視点は大きく後退している。その一方で、八三年提言よりも食生活の内容に積極的にふみこんでおり、これが新たな課題を露呈させることとなった。

一つは、第一指針の解説に「主食、主菜、副菜をそろえて」という規範が統合されている点である。これは些細なことではなく、栄養素や食品群ではなく「食事型」で栄養バランスを語るという重要なパラダイム転換を示している。これは、栄養素還元主義に批判的立場をとる栄養学者・豊川裕之が検討委員として加わったこと、後述する足立己幸の一連の食事型研究があったことによる。しかし、何らかの「食事型」を規範化することは――米食への言及回避で一旦解決したかにみえたにもかかわらず――かえってその文化的・歴史的性質すなわち「日本型」とは何かの検証を一層要請するものとなった。

もう一つの特徴は、第五指針の解説に「食卓を家族ふれあいの場に」「家庭の味、手作りのこころ」といった家族主義的規範も盛り込まれている点である。この視点はすでに八三年提言にもみられたが、この指針で明文化されたことでようやく顕在化した。特に家族との共食の規範化は、八二年のＮＨＫ特集番組「子どもたちの食卓――なぜひとりで食べるの」などをきっかけとした「孤食」の社会問題化に応えたものであった[72]。

しかし、その前提条件となる家族構造の変容、孤食の家族主義的批判の歴史性、それが内包するジェンダー性への自覚は不徹底であった。もちろん八三年提言の検討時にも、一定の配慮はみられた。「核家族化とか家庭がだんだん崩壊してきているとか、それに伴って主婦の食事管理機能が衰えてきている面にも注目しなければならん、という考え方[73]」が一旦はとられたが、すぐに足立己幸委員から「主婦の食事管理機能の弱化は、主婦だけの責任だけではなく、家族全員の協力なしには、この機能の回復もありえない[74]」という批判がなされた。

ただし、共食や家庭料理などは「食生活の戦後体制」とともに全国に普遍化した食規範であり、新たな食生活体制へと転換をはかるならば、こうした家族主義的規範自体も反省しなければならないという点は見逃されていた。結果的に、八〇年の「日本型食生活」から八五年の「食生活指針」に至る一連の食規範は、その前提条件を喪失しつつある「食生活の戦後体制」を克服するよりもむしろ維持強化しようとするものとなった。

(4)「日本型食生活」のその後

こうした一連の議論をもとに、今度は農水省・厚生省・文部省の三省合同で「食生活指針」が二〇〇〇年に発布された。なお、ここで文部省が新たに加わったのは、子どもへの食教育の重要性を考慮したためであり、この五年後に誕生する食育政策の伏線となっている。これは、十個の指針からなるものであり、追加的内容も一部あるが(廃棄、食文化)、米食の推進、洋風化への牽制、「主食主菜副菜」の食事型など「日本型食生活」論の諸特徴を引き継いでおり、以下の十指針の内容にみてとれるように、基本的には同質であることがわかる。

一　食事を楽しみましょう

二　一日の食事のリズムから、健やかな生活リズムを

三　主食、主菜、副菜を基本に、食事のバランスを
四　ごはんなどの穀類をしっかりと
五　野菜・果物、牛乳・乳製品、豆類、魚なども組み合わせて
六　食塩や脂肪は控えめに
七　適正体重を知り日々の活動に見合った食事量を
八　食文化や地域の産物を活かし、ときには新しい料理も
九　調理や保存を上手にして無駄や廃棄を少なく
十　自分の食生活を見直してみましょう

この食生活指針が「食事バランスガイド」[75]として食育政策に取り込まれ、代表的な食規範として現在も機能している。食事バランスガイドとは「食生活指針」を具体的行動に結びつけるため、一日に「何を」「どれだけ」食べたらよいのかをイラストで表現したものである。ここでは視覚的にも「主食主菜副菜」が前面に出されており、この食事規範が食育を通じてますます普及していくこととなる。

その後の健康政策・農業政策における「日本型食生活」の布置を最後にみておきたい。当時、懸念された栄養過剰は現実のものとなった。脂肪エネルギー比率は微増し続け（前掲図4-4）、九〇年代以降は成人の適正比率25%を超えるようになった。[76]肥満も増加し、二〇〜六〇歳台の男性では二〇年前の16%から24%にまで増加した。[77]こうした背景から厚生省は二〇〇〇年、総合的な健康政策「健康日本21」の始動にふみきる。このうち栄養・食生活領域では、栄養素・行動変容（知識、態度、行動）・環境の三つのレベルで目標指標を設定し、それにそった施策を推進してきた。「食生活指針」であげられた脂肪エネルギー比率、食塩摂取量、野菜摂取量などとともに「一日最低一食、きちんとした食事を、家族等二人以上で楽しく、三〇分以上かけてとる者の割合の増加」という指標が組み込

まれている点は興味深い[78]。八〇年代以前は考えられなかった、食事モデル全体への積極的な社会的介入はもはや避けられないものとなった。

農政では、当初想定していた以上の変化に直面した。円高を誘導したプラザ合意（八五年）、GATT（関税貿易一般協定）ウルグアイ・ラウンドにおける農業交渉（八六〜九四年）を経て[79]、日本農業はますます自由貿易体制に組み込まれていった。九六年時点で供給熱量自給率は42％、穀物自給率は29％まで低下しており、米を含む多くの品目で輸入自由化（関税化）が進めば、食品産業の競争激化と安価な輸入原料への依存の増加もあわさって、国内農業がさらに衰退することは明らかであった[80]。

こうした事態をふまえて、食料・農業・農村基本問題調査会は、五〇回を超える審議を経て答申（九八年）をまとめ、これに基づく「食料・農業・農村基本法」が九九年に公布・施行された。同法体制の詳細と問題点は第10章で述べるが、基本的には食料の「量的十分性（availability）」の確保を目指すものであり、先の八〇年答申にみられた食生活への示唆は限定的である。同法の基礎となった九八年答申では「我が国では栄養バランスのとれた健康的で豊かな「日本型食生活」が営まれてきたが、最近では、食生活における栄養バランスの崩れがみられ、生活習慣病が増加している[81]」と言及されるのみであり「日本型食生活」論自体の修正を求めるものではない。

4　食事型にみる家族の戦後体制の矛盾

一連の「日本型食生活」論は食料供給や栄養学的論理で正当化されてきたが、家族構造要因についてはふみこんだ検討がなされてこなかった。八三年提言以降、家族主義的規範が明白に統合されるようになったことを考慮すれば、この点の検証・分析は一層重要となる。第1章で詳しく論じたが、八〇年代といえば、人口構造の変化、再生産平等主義の終焉、女性の脱主婦化により「家族の戦後体制」の前提条件が崩れはじめた時代である。こうした変容に対抗するべく「家族の戦後体制」を維持強化しようとする社会政策・社会規範が次々と打ち出されたのも、この時期である。「日本型食生活」論では、家族政策領域ほど明白でないこともあり、こうした反動的傾向への配慮が不徹底であり、その克服も遅れてきた。

そうした代表例として、以下では「主食主菜副菜」と「一汁三菜」という二つの食事型をとりあげたい。

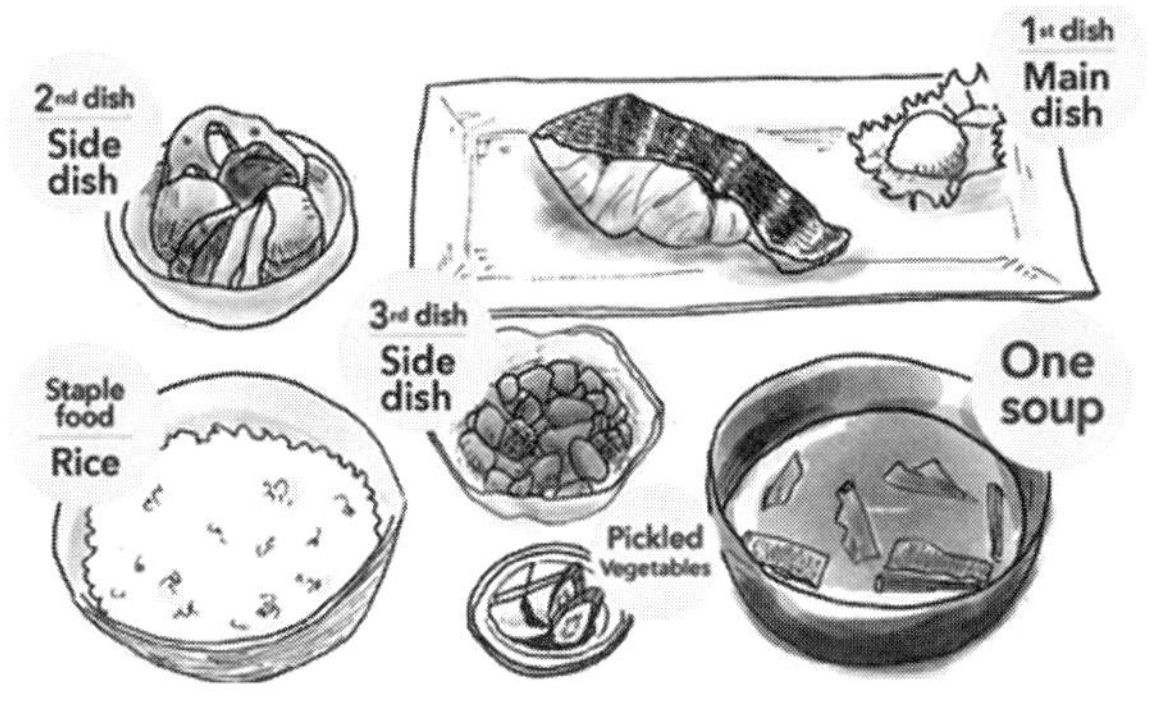

図 4-5　「主食主菜副菜」および「一汁三菜」の規範例

出典）農水省（2021）Taste of Japan
註）輸出振興策の一環として開発された普及用資料。

（1）栄養主義化された「主食主菜副菜」

現在「主食主菜副菜」は「栄養バランスの良い食事」の同義語となっているが、八〇年代以前では決して自明な行政・学術用語ではなかった。このステータス変更に寄与したのが、八三年提言の委員であり、孤食論の火付け役でもある足立己幸の論文「料理選択型栄養教育の枠組みとしての核料理とその構成に関する研究」である(82)。

この論文は、栄養教育の根拠を、栄養素・食品群に還元するのではなく、食事型を軸に再構築することを目的として、都市部の主婦を対象にした食事調査から「主食主菜副菜」の栄養学的価値を裏付けたものである。この研究成果がなければ、栄養学的妥当性をうたう「食生活指針」にこの食事型を明記できなかっただろう。ただしこの研究の性質が、その後の食規範のあり方にも影響を及ぼすこととなった。

第一に、栄養バランスの良い食事型として様々な選択可能性があるにもかかわらず、なぜ「主食主菜副菜」だったのかという点である。

この論文では「理解しやすい」という実践的な有効性を主な理由としている。選択にあたって食文化研究も参照されてはいるが、こうした歴史的知見の取捨選択プロセスは不明である。「主食主菜副菜」は主食以外にも最低二品を要求する。しかし前章でみたように、戦前の日常食は「一汁」「一菜」も多く、歴史的にはその普及を自明視することはできない。

第二に、歴史性のみならず、同時代の食生活実態も見逃されていた。食事型を扱った研究はきわめて少ないが、国立栄養研究所による先駆的成果がある。六〇年代の調査によれば、近郊都市・農村ともに、副食二品以上の食事(主食主菜副菜に相当)摂取率は、朝七割・昼四〜五割・夕六割にとどまる。後述する「一汁三菜」に相当する副食四品以上の食事は、朝昼夕とも一割未満である。(83) 実際、八〇年前後の食事実態を扱う足立自身の調査でも、主食を含む三品以上(主食主菜副菜に相当)の食事は、朝昼夕とも四〜六割にとどまっていた。(84) そもそもこの調査では、「食生活の戦後体制」の象徴である主婦世帯に調査対象が限られており、単身世帯や若年世帯を含めれば、普及率はもっと低く出ていたにちがいない。

したがって「主食主菜副菜」は、同時代の誰もが「理解しやすい」かもしれないが、誰もが「実践を望んでいる、実践している」わけではなかった。「主食主菜副菜」は、その歴史性、ジェンダー性、同時代の人々の価値づけ、食事実態の多様性を捨象したまま、純粋に栄養学的論理で正当化された食事型であって、これがそのままの勢いで全国普遍の「日本型食生活」や「食生活指針」に統合されたというわけである。

第三に、「主食主菜副菜」は、二品以上の副食を要求するが、それ以上を規定「しない」という点が重要である。すぐあとで論じるように、副食三品を要求する「一汁三菜」への社会的拒絶反応はかなり大きいものがある。結果的にみれば、菜数に関する一定の曖昧性を付与することで、社会的批判をうまく回避し、この食事型の効果的普及を可能にしたともいえるだろう。

こうした「主食主菜副菜」が内包する諸問題について、栄養学内部での内省はまだはじまっていない。むしろ

「主食主菜副菜」の栄養学的優位性をめぐる研究は一層盛んになっており[85]、八〇年代当時の諸問題はこうした熱量にかき消されていく感すらあるほどである。

(2)「一汁三菜」という呪縛

「一汁三菜は呪縛です」と東京在住のシングルマザーは切り出す。「いや無理やろって、家で主婦をしているならまだしも、仕事から帰って三〇分で子どもに食べさせないと」と続く言葉は「一汁三菜」がいかなる社会的背景で規範化されてきたのかを教えてくれる。シングルマザーに限らず多くの母親を悩ませ、すでに社会的拒絶反応も大きい「一汁三菜」だが、この規範はそもそも一体どのように生まれてきたのだろうか。

手始めに「一汁三菜」をタイトルに含む図書をみると[86]、全六三件中、七九年と八二年に一件ずつあるのが最も早く(森須滋郎編『一汁三菜』、辻嘉一『あなたの懐石——家庭でもてなす一汁三菜』)、九〇年代半ばから徐々に増加するが、多くは二〇一三年「和食」無形文化遺産化以降の一〇年間に出版されている。初出の二冊はいずれも家庭料理を扱うが、料理評論家・料理人の紹介によるものであり、専門領域との区別も曖昧で、一般庶民の日常食を念頭におくものとはいえない。九〇年代半ばからは「理想の献立の現代化」「新一汁三菜、和風ごはん食」「美味しくて体にやさしい一汁三菜」「二〇〜三〇歳代女性のための新一汁三菜」など、もっと庶民化・日常化させたタイトルが目立つようになる。八〇年代半ばから九〇年代半ばにかけて、何らかの規範変化のきっかけがあったとみてよいだろう。

そこで料理雑誌をもとに、より詳しい変遷をみていきたい。現在、料理雑誌は二〇種類ほど刊行されているが、一九三五年創刊と最も歴史があり、十分な経年比較を可能とする『栄養と料理』を対象とした。この雑誌は女子栄養大学出版部が発行しており、栄養学の発展とも密接に結びついているため、ここでの分析目的にかなっている[87]。なお、料理雑誌という性質上、ここで示される献立は規範的次元に属するものであり、往々にして実態はこれに及ばない（つまり規範の菜数を超過しない）ことにあらかじめ留意されたい。

『栄養と料理』が戦争による休刊を経て再刊したのは四六年である。食糧難は深刻であり、九月号には「特編――甘藷を用ひた一週間のお献立」がわざわざ掲載されるほどである。「甘藷は蛋白質が少いので、副食によつ《ママ》て補つて行かねばなりません」という意図が働いているにもかかわらず、菜数が最も多い夕食でも、芋飯や芋粥に「一菜」「一汁一菜」が加わる程度である（漬物は菜数に含めない、以下同様）[88]。

その後は米食も戻り、菜数も徐々に増え、五〇年の夕食献立ではご飯、汁物、焼き物、煮物、漬物などの「一汁二菜」が週二〜三回は出るようになるが、まだ「一汁三菜」は出てこない[89]。六〇年の主婦投稿「献立カレンダー」には一五日分の夕食が収録されているが、そのうち一日は「一汁三菜」（タラ粕漬、ほうれん草浸し、うずら豆甘煮、即席汁）を確認できるようになった[90]。六一年には「忙しい日の献立」「ご飯が炊ける間、四〇分で出来る献立」と断りをいれながらも、朝夕食ともに「一汁二菜」が提示されている[91]。この時点ですでに日常食を「一汁二菜」以上とする規範が形成されていたといえるかもしれない。実際、六五年の夕食献立をみると「一汁二菜」が（デザートもさらに加わって）定番化しており、「一汁三菜」も週二回ほど出現するようになる[92]。

この状況は七〇年代初頭まで大きく変わらないが、七三年十月号では特集「新婚のおかずと献立」の中で「原則的には主となるおかず一品と副となるおかず一、二品、そして汁物という組み合わせが必要」とあり[93]、「一汁二〜三菜」が日常食の規範となっていることが確認できる。

この点を裏付けるように、七〇〜七五年の夕食を計量的に分析した研究によれば「一汁二菜」は全体の47％、一汁三菜は20％に及んでいるという[94]。とはいえ、七九年時点では「今年結婚するあなたに贈る」という先と似たような文脈で「夕食献立の基本は一汁二菜」とされており[95]、「一汁三菜」規範までにはもう少し時間が必要なようである。

その後、献立表における「一汁三菜」は順調に増加し続け、八〇年代後半にはそれを日常食の規範とする記事内容が散見されるようになる。八八年には、栄養士が読者からの献立の悩みに答えて「献立の基本は一汁三菜」としている。「家族そろって夕食の食卓を囲む」「楽しい食事」「心をこめて作ること」という家族主義的論理を用いてそれを正当化している点も注目に値する。[96]また、八八年の特集「ベテラン主婦が明かす夕食メニューのコツ」では、「主食は作りおいたものを利用し、これに煮物、あえ物、汁物をそろえる（引用者註：一汁三菜）というのが毎日のパターン」という勤労女性を模範例として引き合いに出す。[97]実際、九〇年の一ヶ月分の献立表ではパン食を除くほぼ全ての夕食で「一汁三菜」となっていた。[98]

興味深いことに、全国新聞に収録されるレシピ記事の変遷を分析した別の研究でも、六〇年半ばから料理の手間や副菜の要求水準が高まり、八〇年代後半から九〇年代前半にかけて「一汁三菜」が規範化され、それ以降も省力化・時短が強調される一方、この規範は残存し続けることが明らかになっている。[99]

こうした分析からも、日常食としての「一汁三菜」は八〇年代後半に確立形成されたものと考えてよいだろう。八〇年代後半といえば「家族の戦後体制」の前提条件が崩れ出した時代である。女性の脱主婦化とともに「食生活の戦後体制」が崩れはじめ、そうした変化に抗うべく、食事型の要求水準が高められて「一汁三菜」規範が誕生したのである。その前提条件が失われていること、「呪縛」といわざるを得ないほど大きな心理的圧力を感じている女性が存在する事実への配慮の欠如が「一汁三菜」論争をこれほど大きいものにしているのである。こうして「第二の食の近代」を特徴づける規範と実態の乖離はますます拡大していく。

本節では「食事型」を詳しくみたが、家族主義的な食規範と実態の乖離は、それだけにとどまらない。孤食、欠食、食の外部化（家庭料理の後退）など食事モデル全体に及ぶものである。こうした一連の変容は二〇〇〇年代以降「崩食」と呼称されるようになり、「第二の食の近代」は新たな段階に入っていく。

第5章 「第二の食の近代」の徹底化

「食の近代」は戦争による中断を経て再出発した。大量生産・広域流通型のフードシステムに支えられながら、米食・洋風化を全国普遍化させた「食生活の戦後体制」は、一九七〇年代末には一旦の確立をみていた。しかし、食品公害・農薬問題など、早くも五〇年代半ばには「第一の食の近代」の副作用が認知されはじめる。八〇年代の「日本型食生活」論はそうした副作用を自覚しつつも、それを克服するものではなく、その矛盾が様々な局面で噴出しはじめるのが二〇〇〇年代以降である。本章では、この時代以降の食生活論に大きな影響を与えてきた「崩食」と、食品安全問題の頻発にはじまる「第二の食の近代」の諸相をみていく。

1 崩食論の本質

(1)「崩食」とは何か

「崩食」といっても、この概念の具体的な成立背景は定かではない。それでも、一九八〇年代の「食生活指針」に影響を与えたＮＨＫ特集「子どもたちの食卓」第二弾の放送（一九九九年）、食生活研究家・岩村暢子による衝撃的な食卓調査結果（二〇〇三年『変わる家族　変わる食卓』、二〇一〇年『家族の勝手でしょ！』）、二〇〇六年のＮＨＫ特集「好きなものだけ食べたい」の全国放送と書籍化（『崩食と放食』）など、一連の世論の高まりがあったことは指摘できる。

「崩食」の厳密な定義はないが、こうした世論には以下の共通した特徴を見出すことができる。第一に、その発音が同じである「飽食」や「放食」をも想起させ、食選択の自由と個人主義がもたらす負の結末（孤食、個食など）を含意している。第二に、「崩壊」が問題視されうる何らかの確固たる食規範を暗黙の前提としており、それはまさに前章でみた「食生活の戦後体制」に一致するものである。第三に、たとえ論者がどれだけ配慮したとしても、その担い手であった母親の責任放棄を批判する論調を隠しきれない。

なお、日本の崩食は「ガストロアノミ」とは区別するべき概念である。前者は理論的基礎を欠いており、その背景にある「食の近代」を対象化できていない。崩食論を少しでも意義深いものにするためにも、まずは実態の検証が必要である。以下では政府統計を用いて、食事モデルの変容を捉える。扱うデータは「国民健康・栄養調査（栄養調査）」「家計調査」「社会生活基本調査（生活調査）」「商業調査」「食育に関する意識調査（食育調査）」である。

（2）欠食習慣の拡大

二〇二〇年の「栄養調査」によれば、14％の男性、10％の女性は朝食を食べていない。一般に、欠食率は女性より男性、若年層より高年層の方が高い。二〇歳台男性では28％、すなわち四人に一人が朝食抜きである。こうした若年層の状況を中心に「「崩食」が生じつつある」[1]と警鐘が鳴らされてきたが、もう少し冷静に分析してみる必要がある。

「栄養調査」の歴史をたどると、欠食項目は早くも七〇年代半ばから統合されてきた。九五年の定義変更（三日→一日単位の欠食）はあるが、長期変動を捕捉することが可能である。図５-１、図５-２には九五年で区分される

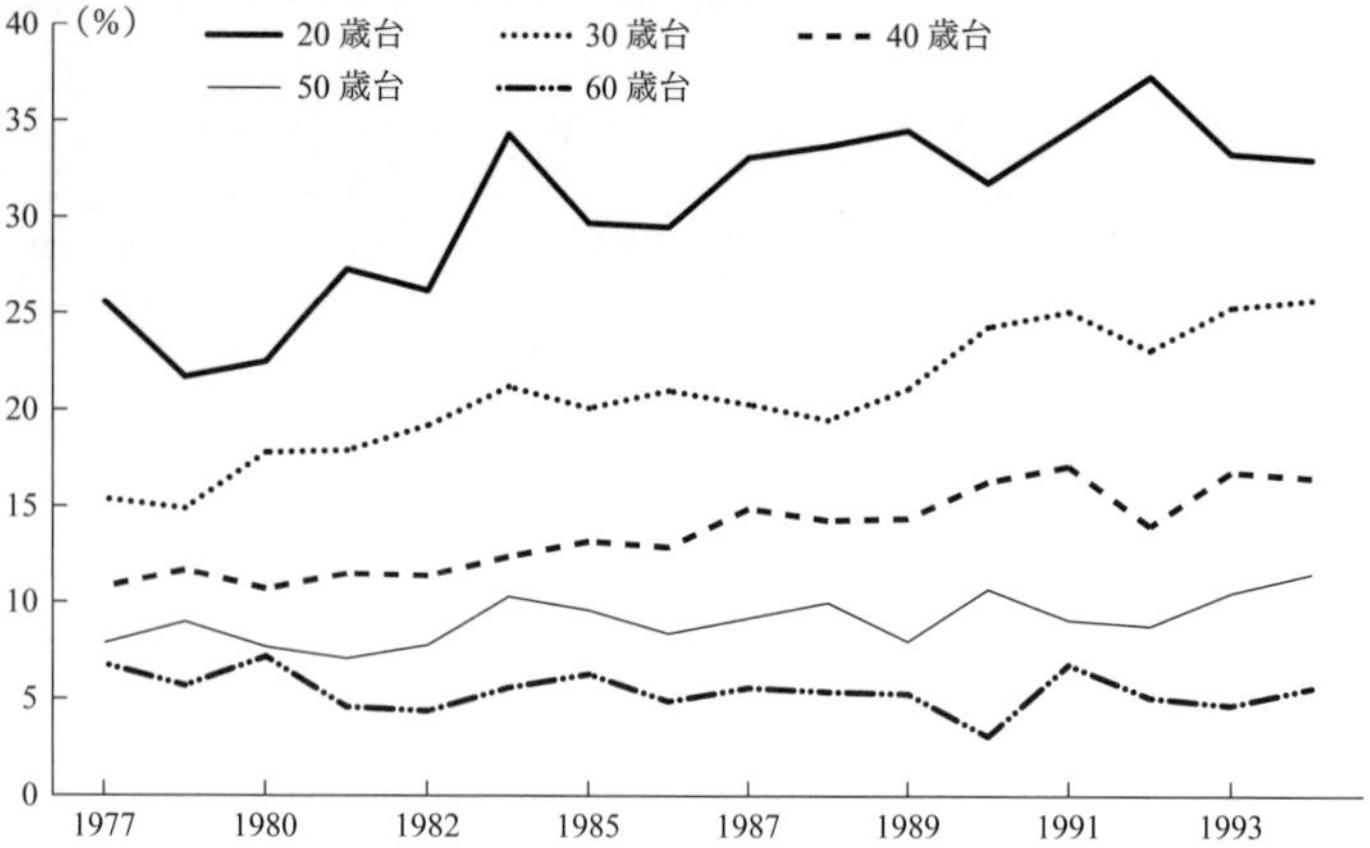

図 5-1　男性の朝食欠食率の推移（1977-1994）

出典）「栄養調査」をもとに筆者作成。
註）3 日のうち最低 1 日欠食ある者の割合。

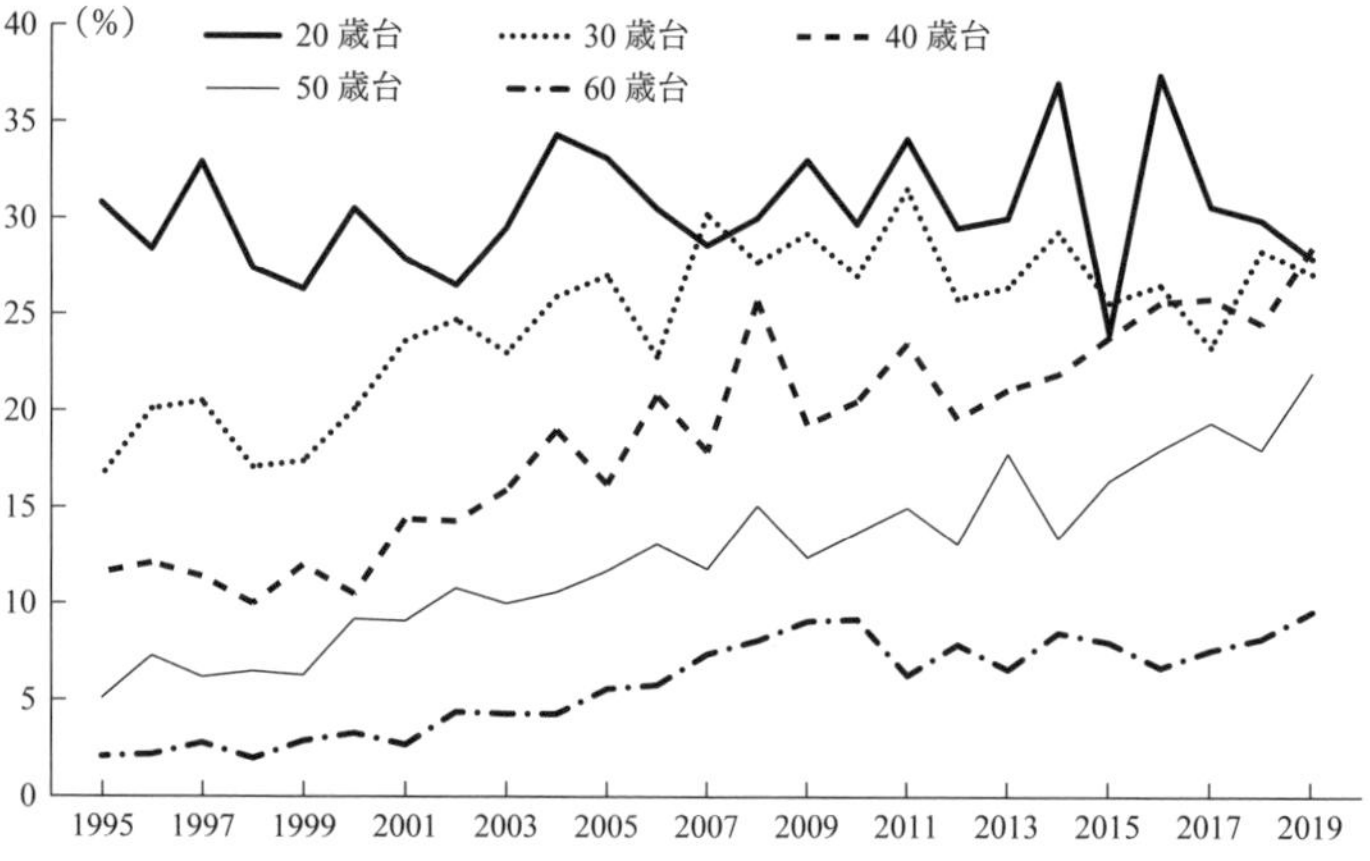

図 5-2　男性の朝食欠食率の推移（1995-2019）

出典）「栄養調査」をもとに筆者作成。
註）調査日 1 日で欠食ある者の割合。

両期間の朝食欠食率（男性）の推移を示した。
注目すべきは、七七年時点で二〇歳台男性の欠食率はすでに「四人に一人」に及ぶことである[2]。その後、全年齢層で欠食率は増加していくが、この間の食生活変容の程度は過大評価されるべきではない。むしろ二〇〇〇年代以降、二〇歳台の欠食率はほぼ横ばいであり、若年層の欠食は定常現象であるともいえよう。

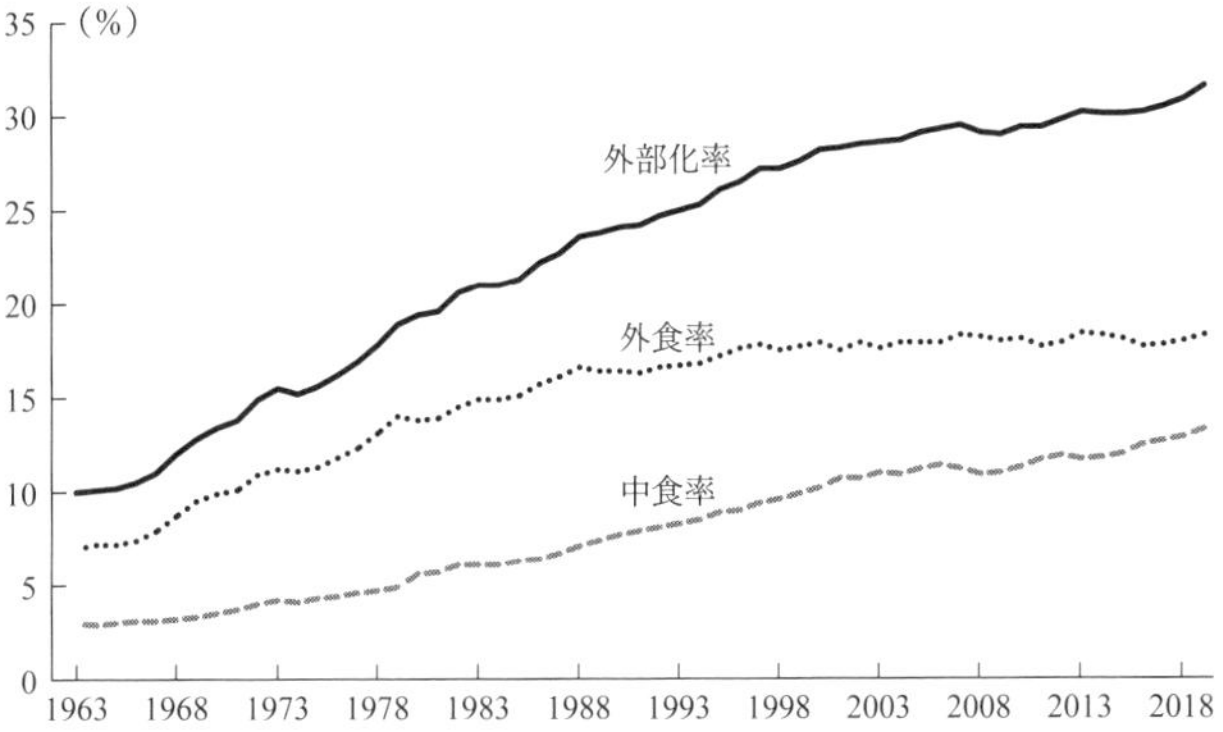

図 5-3　外部化率・外食率・中食率の推移（1963-2019）

出典）「家計調査（2 人以上の世帯年間支出金額）」から筆者作成。

直近二〇年間で、かわりに注目すべきは三〇歳台以上の欠食率増加である（図に示していないが女性も同傾向）。四〇歳台では二・五倍、五〇歳台では四・三倍、六〇歳台でも四・六倍に増加した。客観的実態における「崩食」は、若年層の欠食増加ではなく、中年・高齢層への欠食習慣の拡大だと認識を修正する必要があろう。

（3）外食から中食へ

従来の崩食論では、手作り料理（内食）の減少が、母親の責任放棄とあわせて問題視される傾向にあった。食事内容の簡素化は「食事型」を検証する部分で後述し、ここでは食事の「外部化」行動の変遷をみてみよう。「家計調査」をもとに支出金額ベースでみると（図5-3）、外部化率は一九六三年の10%から、二〇一九年の32%まで一貫して上昇し続けていた。外食は、一九八〇年代末までは増加し続けるが、九〇年代（特にバブル崩壊）以降は16～18%前後で横ばいである。一方、この間の外部化増加の主役は「中食」（調理済み食品）である。中食率は八〇年代末の7%台から二〇一九年には13%まで約二倍

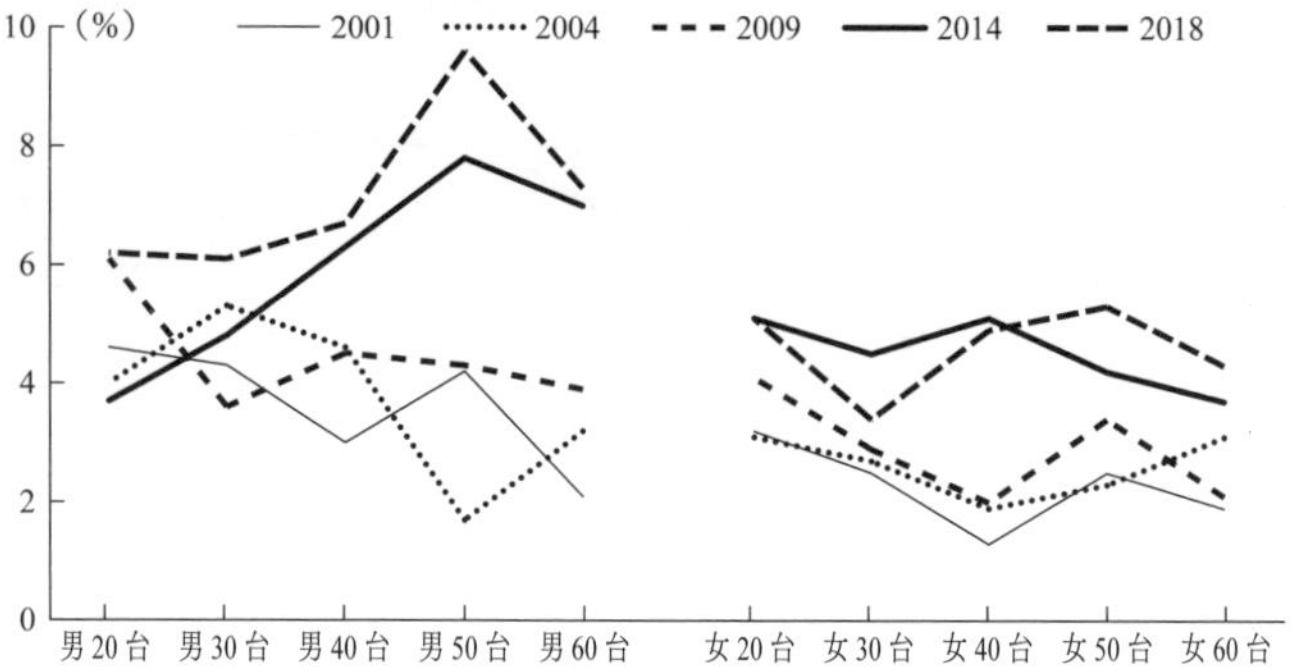

図5-4　夕食の中食率の推移(2001-2018)

出典)「栄養調査(調理済み食品)」から筆者作成。
註)本調査における「中食」は主食のみに関わるため,「米飯は家で炊くが,おかずは外から買ってくる」ようなケースは含まれない。

に増加し、外食率とも大差がなくなった。

一方「栄養調査」からは、性別・年齢別・食事別の傾向を分析することができる。ここでは家庭責任との関係が深い「夕食」に焦点を当てて考えよう。長らく外食と中食の定義は分離しておらず、中食のみの動向を捉えられるのは二〇〇一年からとなる。

第一に、女性の夕食外部化率は一九七四年から九四年まで一・七倍増加するが、その変化を過大評価できないことはすでに述べた(第4章図4-1参照)。というのも一九九四年時点で、「三日に最低一日夕食を外部化する」女性は18%にすぎない。ここには若年女性や高齢単身女性も含むため、母親世代に限ればさらに少ないだろう。また外部化増加といっても、夕食は昼食の三分の一の頻度に過ぎず、男性(夕食)との間にも一・四倍の格差があった。

中食には頻度データ(一九八六年)も一部存在するため、その実態をみておこう。これは「栄養調査」の食事記録とは別に、女性を対象として「調理済み食品(半調理・冷凍食品)」「惣菜」の利用実態を尋ねた調査である。「週三回以上」利用する割合をみると、調理済み食品11%、惣菜6%であり、日頃から頻繁に中食に頼っているわけではない。ただし「週一~二回」利用する割合をみると、調理済み食品30%、惣菜20%であり、時々中食に頼らざるを得ないようである。いずれも利用理由の最多は「時間がない」であり、勤労女性は専業主婦よりも利用率が高い(3)。

この背景には一九八〇年代から進行しはじめた女性の脱主婦化があることは否めない。しかし、仕事をしながら、週一〜二回だけスーパーのコロッケやチルドの餃子や惣菜に頼ることが「崩食だ」「食事作り責任の放棄だ」と批判されるのは過剰であると言わざるを得ない。

第二に、外食・中食をめぐる状況は直近二〇年間でも同様である。夕食の外食は、男女・全年齢でほぼ変化していない一方（図では割愛）、中食は興味深い変動を示している（図5-4）[4]。たしかに母親世代（女性三〇〜五〇歳台）でも、中食増加がみられるが、高くても5％程度である。二〇一八年時点、男性は全年齢でその水準を上回り、特に五〇歳台では女性の二倍近い中食率である。この背景には、二〇一〇年以降に単身世帯が主流化したこともあろう。いずれにせよ、性別・年齢・食事・頻度・変化の程度など様々な差異を考慮しないまま、これらの変化を母親世代の食卓責任問題に還元するのは正しくない。

そもそも、母親世代における食の外部化は「世帯規模の減少」と「女性の雇用」によって、内食コスト上昇の結果生じる自然現象である[5]。しかし実際には、経済学理論で想定されるほど日本では進行してこなかったとみるべきではないだろうか。手作り料理を理想化する家族主義的食規範が——よくもわるくも——機能していたのだろう。むしろこうした食生活データの背景に、女性たちの台所での奮闘をみるべきであると考える。

（4）顔の見えない食材調達

食事場所とあわせて、調達場所の変容もみておこう（図5-5）。卸売市場体制下で黄金期を迎えた専門小売店は一九六〇年代後半からシェアを落とし、ついには二割を切った。かわって、スーパーのシェアが四割弱を占めるようになった[6]。さらに近年では、コンビニやドラッグストアなど新業態の台頭も見逃せない。

しかし、専門小売店調達の減少は、供給食品の質（旬、鮮度、多様性、地域性など）の低下につながりかねない[7]。また、たとえ供給食品の質が同じであっても調達手段の変化は、食べ手に異なる心理的な帰結をもたらす。これはギデンズがいう「脱埋め込み」メカニズムの観点から、よりよく理解することができる。脱埋め込みとは「社会関

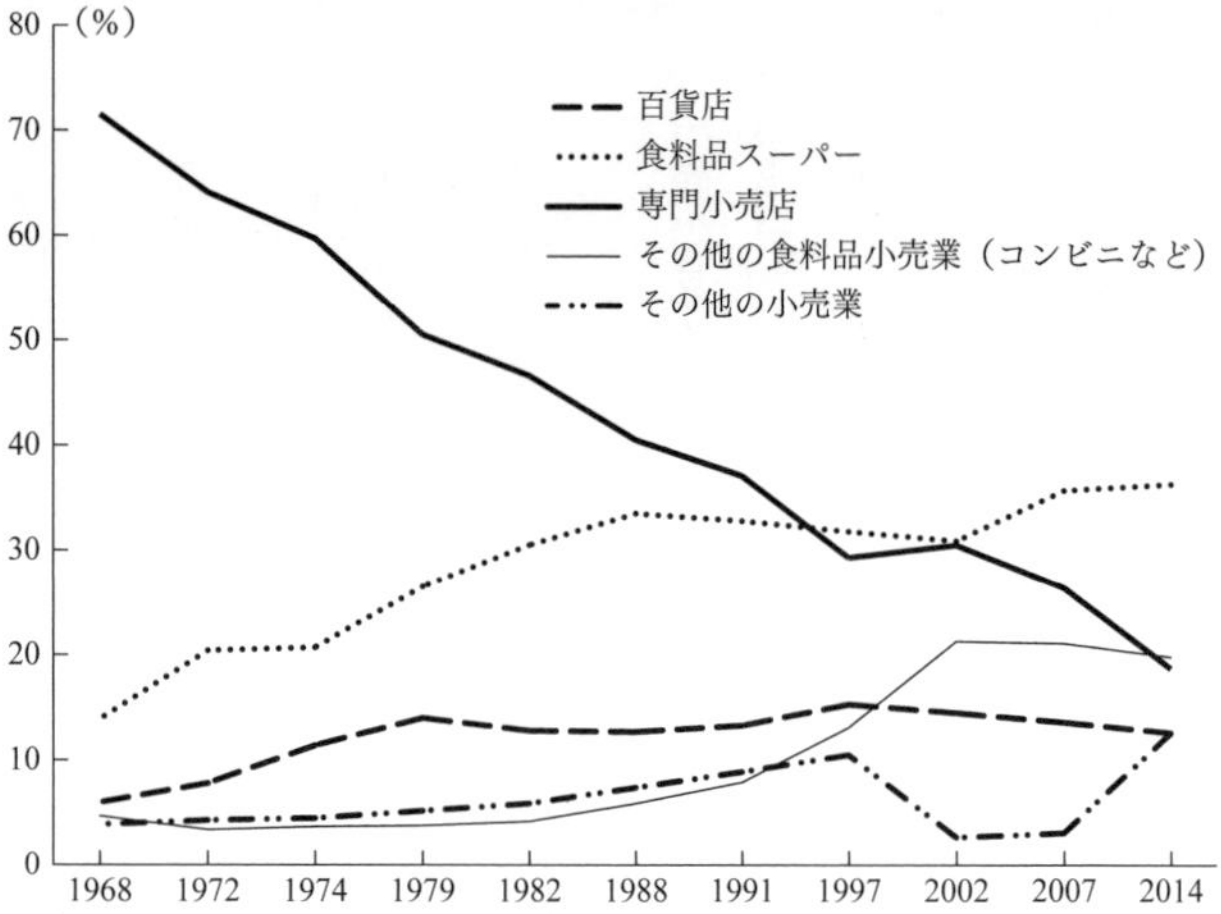

図 5–5　食料品を扱う小売業シェアの推移（1968–2014）

出典）「商業統計」をもとに筆者作成。
註）2002 年定義変更で一部不連続の項目あり。

係を相互行為のローカルな脈絡から引き離し、時空間の無限の拡がりのなかに再構築すること」を指し、その再構築の拠点となるのが「専門家システム」であった（『近代とはいかなる時代か？』）。

「食の近代」も同様である。近代の到来とともに、食べ手は農的世界から引き離され、食料生産や流通を担う専門家システムに頼らざるを得なくなった。生産・流通過程で発生する全てを自身の目で確かめる術はなく、「信頼」に基づいて食品を購買するしかない。その点は、専門小売店であれ、スーパーであれ同様である。しかし前者においては――それが「専門」と称されるごとく――当該食品の専門家との「アクセス・ポイント」としてまだ機能していた。「顔の見えるコミットメント[8]」を通じた信頼関係の構築・維持が可能であった。

一方、スーパーではこうした機能を十分に果たせない。では、どうするか。「信頼にとって最も重要な要件である十分な情報の欠如[9]」を補うためにも、食べ手は「品質」や「情報表示」を一層要求せざるを得なくなる。その失敗の結果が「食品不安」の拡大である。二〇〇〇年代以降の食品安全問題の背景には、こうした調達場所の変容があったことを認識しておきたい。

（5）遅延化と早食い化

次に、食事モデルの時間的側面の変容をみておこう。「栄養調査」では定期的に夕食の時間帯に関する調査項目が盛り込まれてきた。夕食時間は、一九八五年では「一九時前」が主流（男性56％・女性69％）であったが、一〇年後には「一九時以降」が主流化した（男性63％・女性58％）[10]。また同じ時点で、二〇〜三〇歳台男性の二〜三割は「二一時以降」となっており、次の一〇年間で、勤労男性（二〇〜四〇歳台）の夕食はさらに遅延化かつ二極化した[11]。この背景には、高度経済成長期以来の長時間労働（特に男性）があることはいうまでもない。二〇〇〇年代以降では、男女・全年齢において夕食開始時間の大きな変化はみられなかった[12]。

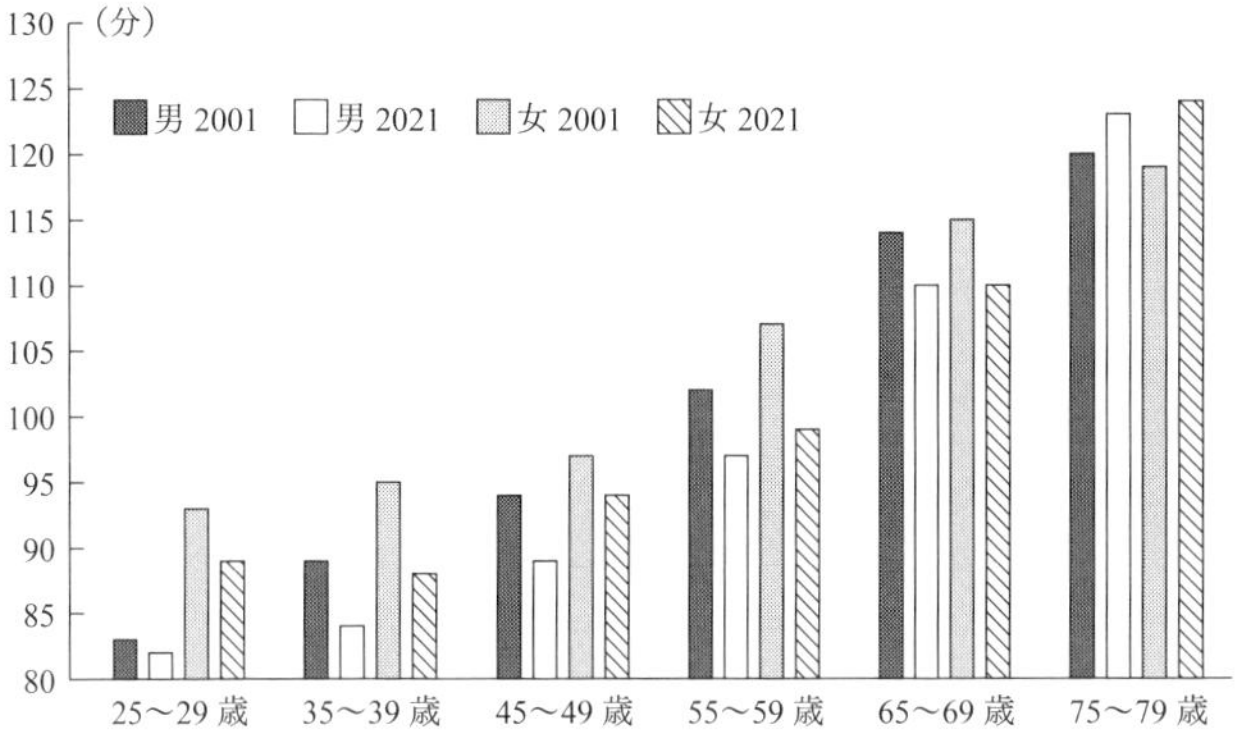

図 5-6　食事時間（長さ）の推移（2001-2021）

出典）「生活調査（総平均）」をもとに筆者作成。

食事時間の長さにも興味深い変容があり、それは「生活調査」から把握できる。一日あたりの食事時間は、直近四五年間（一九七六〜二〇二一年）で平均一〇〇分前後と横ばいだったこともあり、これまであまり注目されてこなかった。しかし属性別にみると、見逃せない変化が認められる（図5-6）。若年層と高齢層では三〇〜四〇分の大きな格差があるだけでなく、直近二〇年間における七〇歳台以上の食事時間延長化と対照的に、勤労年齢（二〇〜六〇歳台）では短縮し、いずれも五〜一〇分程度「早食い」化しているのである。

（6）社会全体における孤食化

崩食論の火付け役でもあるＮＨＫと栄養学者が、一九八〇年代から実態解明に力を注いできたのが孤食である。「栄養調査」には孤食に関する項目が不定期で盛り込まれている。一九八二～九三年の間に、児童の孤食率は、朝食で21％から31％に増加するが、夕食は4％前後で変化していない。[13]

一九九二年の調査では「家族そろっての食事」というやや強い条件ではあるが、その意味での共食が三日間に一度もない同居世帯は朝食五割、夕食三割に達していた。[14] 先の「食事時間」の問題と同様に、父親不在の食卓が容易に想像できる。

一方「食育調査」からは直近一〇年間（二〇〇九～二一年）の孤食率（同居世帯）の推移を把握できる。興味深いことに「週半分以上（週四日以上）」の孤食率は、朝食で43％から45％へとほぼ横ばい、夕食では31％から22％へと改善傾向にある。とはいえ、属性差は依然として大きく、勤労男性（三〇～五〇歳台）では、孤食率は朝食六～七割、夕食四～五割に及んでいる。[15]

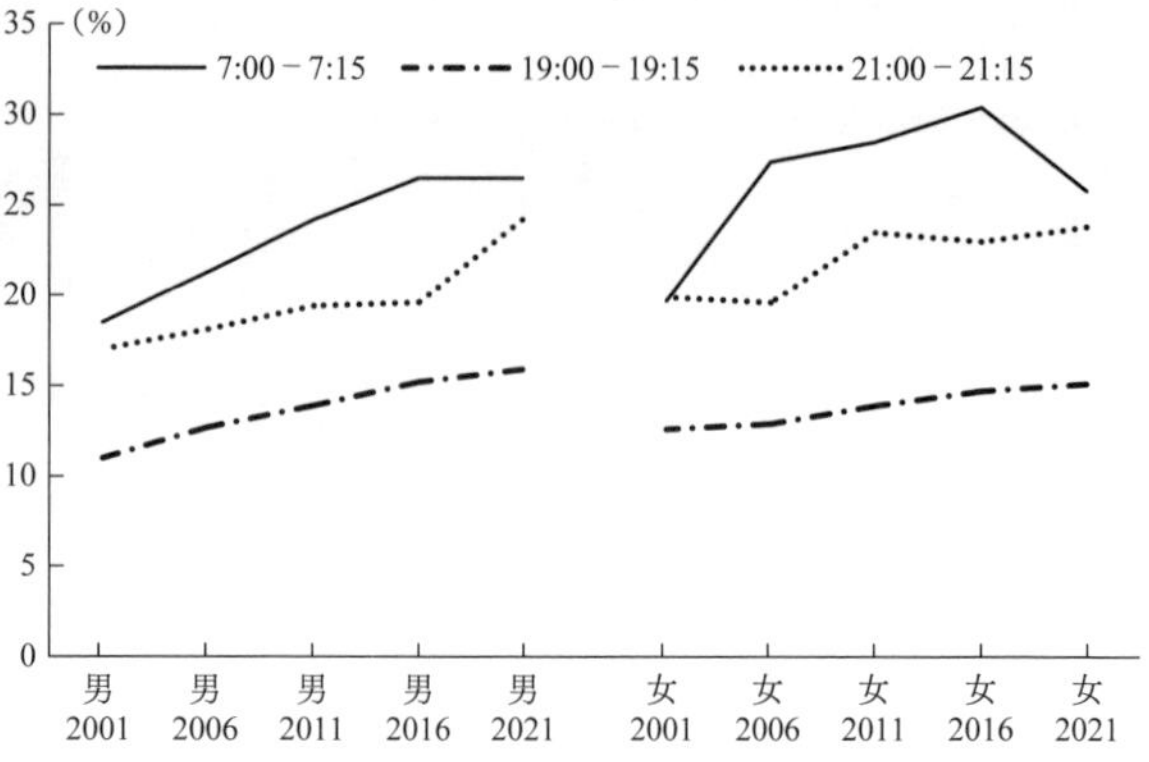

図 5-7　孤食率の推移（2001-2021）

出典）「生活調査」をもとに筆者作成。
註）食事時間に「一緒にいた人」がいない15歳以上有業者割合。

世帯構造の多様化をふまえれば、共食の範囲を家族構成員に限定するのは適切ではない。その意味では、家族以外の他者も含めた共食の推移を捕捉できる「生活調査」が有効である。図5-7には、主要時間別に、朝食、夕食、遅い夕食のそれぞれについて孤食率を示した（単独世帯を含む）。二〇二一年は新型コロナ感染症の影響もあってか、女性の朝食孤食が若干改善しているが、総じて、直近二〇年間では男女ともに孤食率がおおむね増加していることがわかる。この背景には単独世帯の増加もあろうが、社会全体における孤食化――食卓における「親密性の欠如」[16]――が進行していることは否定できない。

（7）食事の簡素化

「主食主菜副菜」が規範化されはじめたのは八〇年代であるが、食事型の経年比較が可能となるのは「食育調査」の二〇〇九年以降である（図5-8）。「主食主菜副菜」をほぼ毎日食べている者は、直近一〇年間で、67％から38％まで激減している。食事型が簡素化していることがわかる。

近年の「栄養調査」の不定期項目からは、属性別把握が可能である。一般に、女性、高年齢層、高所得層であるほど「主食主菜副菜」の実践率は高い。最も実践率が低い若年層（二〇歳台）や低所得層（世帯所得二〇〇万円未満）では「週三日以下」が約半数に及んでいた[17]。

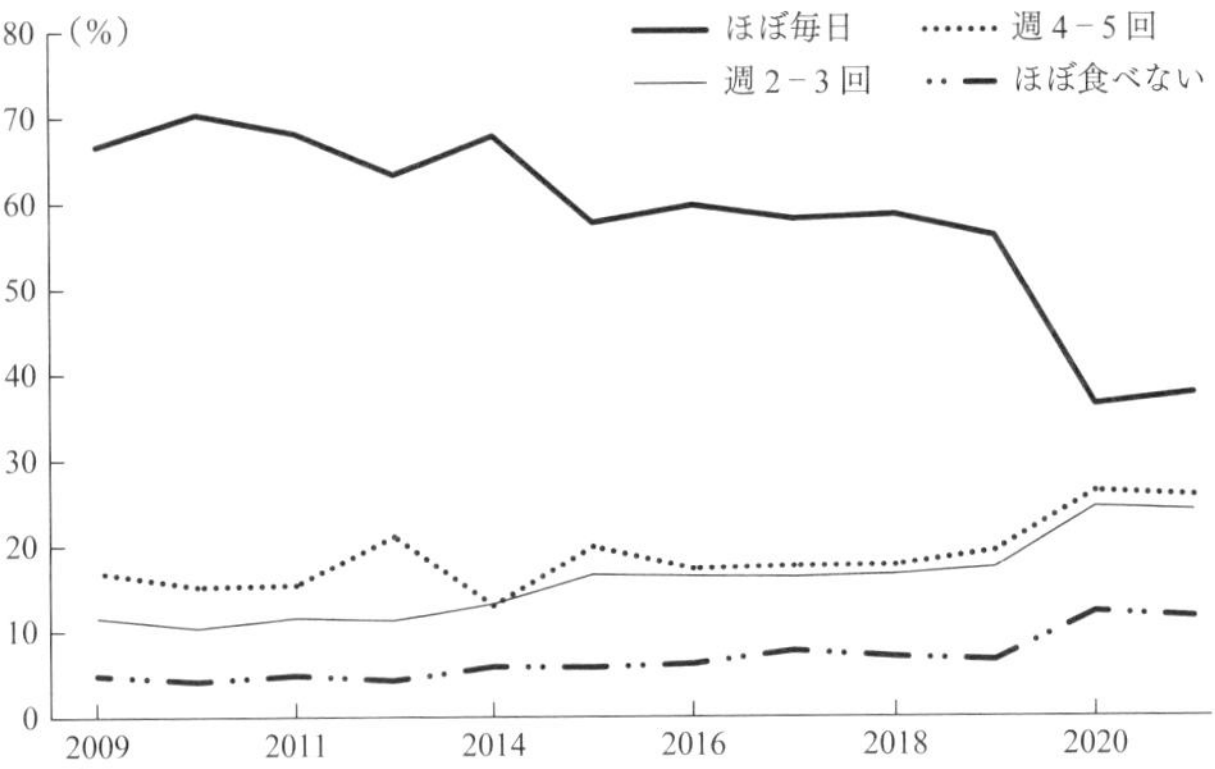

図5-8　「主食主菜副菜」摂取頻度の推移（2009-2021）

出典）「食育調査」をもとに筆者作成。

（8）崩食論の問題点

食事モデルの変容分析から、崩食論の問題点が見出された。第一に、そもそも崩食に関する政府統計・経年データの不足である。こうした客観的な実態把握を欠いたまま崩食論が展開されてきたことに、崩食論の本質があるといってもよい。

第二に、たしかに欠食・外部化・遅延化・早食い・孤食・簡素化といった崩食現象は認められたが、その程度は様々な差異を考慮せずに過大評価されてきた。属性別にみれば、崩食度が大きいのは男性や若年層であり、母親世代にその全ての責任が押し付けられるのは正しくない。食事別にみても、朝昼に比べて夕食の変化は限定的であり、むしろ家庭責任論に抗うべく努力してきた母親たちの姿が想像されよう。

第三に、こうして規範と実態の乖離が拡大し、それに悩まされることが「第二の食の近代」の典型的な症状といえる。本来、この乖離自体は食生活を積極的に再構成するための原動力になるはずである。しかし、家族主義的食規範が外から――そのジェンダー性に無批判なまま――押し付けられることで、そうなってはいない。次節では、二〇〇〇年代以降の食料関連政策が、こうした食べ手の苦心にどう寄り添うものであったか（なかったか）をみていこう。

2 食品安全問題と法的規制化

二一世紀は、食品安全問題とともに幕開けしたといっても過言ではない（表5-1）[18]。前世紀末から、戦後最大規模の集団食中毒事件（堺市学校給食：罹患者約六千名、雪印乳業：罹患者約一万五千名）、いくらや乾燥イカといった予想外の食中毒など、食品事故が頻発し、食品安全問題への警戒心が高まりつつある最中、BSE（牛海綿状脳症）問題が発生した。

（1）BSE問題

BSEは、病原性プリオンに感染した牛が、異常行動、運動失調などを示して死亡する病気である。そうした病気の性質から「狂牛病」とも呼称された。BSE感染牛の脳や脊髄などを原料とした飼料を他の牛に与えることで感染が拡大し、イギリスではすでに一九八六年から問題となっていた。

当初は人間への伝染可能性は否定されていたが、一九九六年にイギリスのBSE委員会が、クロイツフェルト・ヤコブ病の患者十名について「BSE感染牛接触との関連を否定できない」としたことで、BSE問題は新たな警戒段階に入った。日本政府もイギリス産牛肉・加工品の輸出規制、と畜場での全数検査、輸入牛肉の原産地表示の奨励など対応をみせたが、ＢＳＥが国内で発生した時の対策検討は不十分であった(19)。

そして、ついに二〇〇〇年九月、国内で初めてＢＳＥ感染牛が発見された。同年十月には飼料規制や特定危険部位の除去措置（と畜段階）など最低限の対策を講ずるも、その後の対策は後手に回り、食品安全行政への消費者の不信は高まっていった。

「ＢＳＥ問題に関する調査委員会」の報告書では、以下の問題を指摘している。第一に危機管理体制の欠如、第二に生産者優先・消費者保護軽視の行政、第三に政策決定過程の不透明な行政機構、第四に農水省と厚労省の連携不足、第五に専門家の意見を適切に反映しない行政、第六に情報公開の不徹底と消費者の理解不足、第七に法律・制度上の問題点である(20)。

これ以降の食品安全問題にも共通する本質をついた報告内容である。しかしながら翌年には、これに追い打ちをかけるごとく、政府のＢＳＥ対策事業を悪用した大手メーカーの食肉表示偽装事件が相次ぎ、消費者の食品事業者への不信も増大していった。

この事態を打開するため、日本政府は先行する欧州諸国に学びながら、リスクアナリシスに基づく抜本的な食品安全行政改革を余儀なくされた。これは、ハザードの特徴づけやリスク判定を行う「リスクアセスメント」、その結果をもとに適切な政策オプションを立案・実施・評価する「リスクマネジメント」、

表 5-1　主な食品安全事件（1996-2011）

96 年 O-157 集団食中毒（堺市の学校給食など）
（3 月 イギリス BSE 問題，人間への感染性が示唆）
（97 年 香港 鳥インフルエンザ発生）
98 年 いくら O-157 食中毒
99 年 乾燥イカ サルモネラ属菌食中毒
00 年 雪印乳業 低脂肪乳 黄色ブドウ球菌 大規模食中毒
01 年 日本で初めて BSE 感染牛 発見
10 月 飼料規制，と畜場での特定危険部位除去
02 年 食肉表示偽装 多発（雪印食品，日本ハムなど）
3 月 中国産冷凍ほうれんそう 基準を超える残留農薬 検出
5-7 月 指定外添加物（肉まんなど），無登録農薬 問題
03 年 食品安全基本法 制定，食品衛生法 抜本的改正
04 年 高病原性鳥インフルエンザ感染確認（大分，京都など）
07 年 食品表示偽装事件（ミートホープ，赤福，船場吉兆など）
08 年 中国産食品汚染事件（冷凍餃子，牛乳，冷凍いんげん）
10 年 口蹄疫 発生（宮城）
11 年 福島第一原発事故 放射能汚染問題

出典）笹井勉（2018）「食品衛生戦後史」から筆者抜粋。

全ての関係者間でリスク情報を相互交換する「リスクコミュニケーション」からなる枠組みである。この原則に基づき、二〇〇三年には食品安全基本法が制定され、食品衛生法も抜本的に改正された。

(2) 食品表示制度

BSE問題をきっかけに、食品事業者の社会倫理と並んで食品表示の信頼性も問われるようになった[21]。食品表示の信頼根拠は、公的規制領域と民間秩序領域に大別される。前者は、公益性の大きい食品安全(衛生、健康を含む)にかかわり、後者はそれよりも高次の品質(有機生産、原産地、銘柄、商標など)にかかわる。

両領域は明瞭に区別されているかにみえたが、一連の食品安全問題によって境界の再編成を余儀なくされた。従来までの主要な手段は、公的規制領域における法令の再編成(基準や規制方法の変更など)であったが、BSE問題以後はそれ以上の公的関与が必要となった。

一つは、民間秩序領域におかれていた対象を公的規制領域に移すことである。食品の安全性にかかわる表示は主に食品衛生法によるが、遺伝子組み替え表示の義務化など、その規制対象が拡大された。品質の適切表示に関わるJAS法でも、二〇〇〇年の改正では、生鮮食品、加工食品、遺伝子組み換え食品に品質表示を義務づけた[22]。

もう一つの手法は、表示対象を民間秩序領域においたまま、公的認証制度を導入することである。これは、国の制度整備のみならず、専門職業組織(組合、産業団体)の主導力、消費者の品質認識の醸成も必要とすることから、日本では遅れている分野である[23]。

いずれにせよ、こうした一連の法的規制化は「食の近代」の特徴の一つであり、その背景には増大する人々の食品不安があることはいうまでもない。

（3）福島原発事故と放射能汚染問題

こうした中、二〇一一年三月一一日に、マグニチュード九の大地震とそれに伴う津波が東北地方を襲った。福島第一原子力発電所では、地震発生を受けて運転中の原子炉はすべて自動停止した。しかし、「想定外」[24]の津波の襲来により多くの電源盤が被水・浸水して、冷却機能が失われ、翌日には、第一号機が水素爆発し、第二～四号機も損傷して、放射性物質が炉外へ放出された[25]。

この事態を受け、三月一七日付で厚労省から都道府県知事宛に「原子力安全委員会により示された指標値を暫定規制値とし、これを上回る食品については、食品衛生法第六条第二号に当たるもの（有毒な、若しくは有害な物質が含まれ、若しくは付着し、又はこれらの疑いがあるもの）として食用に供されることがないよう販売その他について十分処置されたい」とする通知が出た。すでに事故の一週間後には、近隣県内の牛乳やほうれん草から暫定規制値超えの放射性ヨウ素が検出され、消費者の食品不安は現実のものとなった[26]。

これに対し、当時の内閣官房長官・枝野幸男は「ただちに健康に影響を及ぼすものではない[27]」と答弁するが、字義通りではなく、むしろ長期的被曝の健康影響を示唆するものとして消費者に受け止められた[28]。この暫定規制値は、食品健康影響評価を受けずに定めたものであったため、厚労省は食品安全委員会にリスク評価を諮問した。食品安全委員会は一〇月二七日、発がん性リスク等もふまえた「食品健康影響評価」を厚労省に通知し、これに基づく新基準値が翌年四月から適用された（放射性セシウム上限：年間五→一ミリシーベルトに引き下げ[29]）。しかし、政府の基準値に対する市民の不信はぬぐえず、企業や市民団体が独自の基準値を作成する動きも各地でみられた[30]。

農学分野の社会科学者も迅速な対応を余儀なくされた。日本農学アカデミー、日本農業経済学会、フードシステム学会、東北農業経済学会などが、事故年度から学会・シンポジウムでこの問題を迅速にとりあげた。特に福島県・近隣県産食品に対する風評被害は深刻であり、消費者のリスク認知構造やリスクコミュニケーションの研究が重要となった[31]。

科学的には、リスクはハザード（健康影響）の重篤度とその発生確率で評価される。これに対し、一般市民のリスク認知は直観的・質的・感情的になる傾向がある。食品中の放射性物質で日本市民が想起する「イメージ」は、重篤な健康被害（奇形など）、見えないものへの不安、放射性物質の体内蓄積など、質的であり、そうしたイメージは過去の被曝経験と結びつく傾向にある。[32]そこでは放射性物質への暴露メカニズムや線量の差異が捨象されている。地震学者・寺田寅彦がいうように「こわがり過ぎたりするのはやさしいが、正当にこわがることはむつかしい」[33]。

それでも食品不安は収まらなかった。「知りたいからいろいろなメディア情報をみてしまい、みればみるほどわからなくなり、身近なものへの不安がますます大きくなった」[34]という消費者の嘆きは、ガストロアノミの本質をよく捉えている。現在も、買い控え行動はとられており、福島産食品の価格は震災以前の水準に回復せず、生産者の苦境は続いている。[35]食卓上でも、福島原発問題はまだ終わっていない。

（4）残された課題

こうした二〇〇〇～二〇一〇年代の食品安全問題は、人々の食生活へのアプローチのあり方について、いくつか根本的な課題を提起した。第一に、科学のあり方である。これまでは科学的知識こそが唯一の「善」とされてきた。しかし、万能な科学をもってしてもリスクをゼロにはできないこと、不確実性が存在すること、また消費者のリスク認知プロセスは科学者のそれとは本質的に異なることが理解されるようになった。これからは食品リスクのみならず、食生活全体の「善」の決定においても、科学的合理性と社会的合理性のバランスを考えねばならない。

第二に、人々の社会的参加の重要性である。科学と市民との「双方向性」がなければ有効な食品リスクコミュニケーションは期待できない。[36]また、風評被害における母親――科学的根拠なしに食品不安を煽る主体として――の責任化、「安全安心」な食材アクセスへの社会経済的格差など、福島原発事故以降に生まれた新たな課題もあった。[37]ただ参加を促せばよいということではなく、ジェンダー性・階級性にも配慮した参加のモダリティが確保される必要がある。

第三に、「品質」に関する社会的合意の未熟さがある。安全性や高次の品質に関する政策が次々と打ち出されたのはよいが、それがいかなる次元・秩序世界の品質を対象にするか明確にされてきたとは言い難い。価値の多次元性を扱う思考枠組み（コンヴァンシオン経済学など）を擁する欧州に比べて、日本ではこうした議論がまだ発展途上にある。近年は「食料安全保障」が重視されるようになったが、ここでも「良質な食材」をいかに定義するかは、同様の問題を抱えている。こうした課題は、一連の食品安全問題の最中に誕生した「食育政策」にも引き継がれることとなる。

3 食育と栄養主義

二〇〇〇年代初頭には政策としての「食育」を要求する議論が起こった。これもBSE問題に端を発する「食の安全・安心確保」対策として提唱されたという見解もあるが[38]、実際はもっと歴史的・政治的に複雑である。歴史的には、栄養教育、食農教育、家政教育といった従来の食関連教育を統合した「包括的」アプローチを食育は目指していた。政治的にも、食品の安全・安心のみならず、国内農業・農村の活性化や伝統的食文化の継承（農水省）、健康増進（厚労省）、人間形成（文科省）など、各省が抱える様々な社会的課題を統合する形で成立したのが二〇〇五年「食育基本法」である。

食育への関心は世界的にも高まっていたが、全国レベルで食育制度を整備したのは日本が初めてである[39]。制度化の早さは、戦前の栄養学成立に通じるものがあるが、食育の場合は、成果よりもむしろ課題を多く析出させる結果となった。前著『食育の理論と教授法』で詳しく分析したが、ここでは、「第二の食の近代」を色付ける「栄養」

と「自由」をめぐる問題を二つに絞ってとりあげたい。[40]

（1）栄養主義をどう克服するか

「包括的・学際的」アプローチを目指した食育だが、その理念と実態には乖離がある。図5-9には、食育研究がこれまでいかなるディシプリンで展開されてきたかを示した。

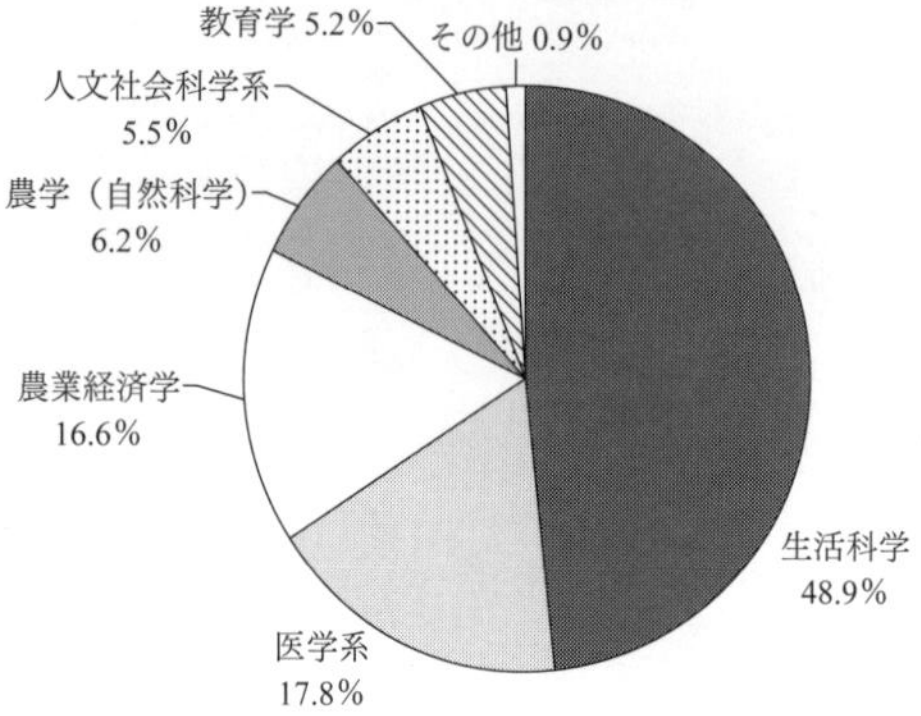

図 5-9　食育研究の学問分野分布

出典）上田（2021）『食育の理論と教授法』
註）2017 年までに出版された食育関連論文 325 件の内訳。

約七割の研究は栄養関連科学（家政学など生活科学、公衆栄養学など医学系）であり、人文社会科学系は劣勢におかれている。後者では、食育が内包する様々なイデオロギー性（後述）の摘出が進められてきたが、そうした批判は前者にはほとんど聞き入れられてこなかった。

一方の栄養関連科学では、食育の効果評価研究（事前的な食生活調査を含む）が八割を占め、食育の基本的性質を探求する研究はほぼない。効果評価の対象とされる食育内容も、栄養と健康が中心であり、農業、フードシステム、食文化を扱うものはごく僅かであった。

したがって、現代の食育は、「栄養主義」的傾向を脱することができていない。食の価値が栄養的側面に還元されることで、社会・経済・政治的側面への視点が希薄化し、食育は食べ手のガストロアノミを解決する手段となるどころか、それを加速させる原因になってすらいる。

こうした状況を打開する試みはいくつかあるが、とりわけ「味覚教育」の可能性が近年着目されている。味覚教育とは従来の栄養教育を克服するべく開発された教授法で、フランスでは五〇年以上にわたって推進されている。

ここでの「味覚」とは、生理学的所与ではなく「身体化された文化」（ブルデュー）として、[41]社会構造との結節——そして自己アイデンティティ——に目を向けるものである。味覚と社会、歴史、地理、フードシステム、そして他者との関係性を理解し、自己にとっての善き食生活、正しい味覚（goût juste）を探求することを目指している。[42]それは、新たな食・栄養知識を詰め込むのではなく、自身の食生活と向き合うための方法を学び、「再帰的モニタリング」能力を育むための教授法である。

また、味覚教育とは、ガストロノミというフランス独自の食文化に適合したものでもあった。それゆえ、日本型の味覚教育（栄養主義を克服する食育）を展開するためには、和食文化との結節可能性を探る試行錯誤とともに、そもそも現代日本にとって「善き食生活」とは何かを明らかにする研究が求められる。

（2）食生活の自由をどう考えるか

食育は「栄養主義」とともに、「食の政治化」をまさに体現するものでもあった。政治化は、私的領域とされてきた食生活が次第に政治的領域に移行していく傾向をいう。こうした傾向は近代国家の成立以降、国民衛生・栄養教育への介入としてつねに存在していた。

しかし、一九八〇年代の「食生活指針」は、栄養基準のみならず食事型・共食・楽しみなど食事モデル全体に及ぶ食規範を政府が明示するという点で特異であり、食育政策は同指針の普及に実行性・制度的根拠を与えたという点で新たな段階を示している。食育政策立案にあたって、当初から「食選択は個々人の自由であり、国家による干渉は自由の侵害にあたる[43]」という社会的抵抗も大きく、「パンドラの箱を開けてしまった[44]」と評されるほどであった。

ただし、こうした批判については慎重に吟味しなければならない。第一に、食育政策自体は、国家および自治体レベルの推進計画策定、学校での教科横断的な食育の実施と給食の充実化、栄養教諭配置などの制度的整備を中心としており、少なくとも法制上は、食育・食生活の内容自体に干渉するものではない。せいぜい国家としては「食生活指針」とそれに基づいて一日に何をどれだけ食べるかを具体化した「食事バランスガイド」を公式の食規範として提示するのみである。

しかし第二に、そうして食育内容が規定されないままの曖昧性がかえって、隠された食規範を効果的に伝達してしまう。実際に、基本法下の食育は、様々なイデオロギー性――自己責任を強調する新自由主義性、性別役割分業を強化するジェンダー性、日本らしさを理想化して排他性を増加させるナショナリズム性――に十分対処しきれていないことが問題視されてきた[45]。

第三に、こうした批判は、食選択の「自由」とは何かについての再考を促すものでもある。ここでは「消極的自由」と「積極的自由」という古典的区別がさしあたり有効である[46]。個人の食選択は国家に干渉されるべきではないという意味での「消極的自由」を守りぬくだけでは、低水準の食生活を送る者たちを放置することとなる。また、環境負荷や生産者の正当な利益を考慮しないまま、自由放任な食生活を送ることは、フードシステムへの負担を増加させることで、長期的には自身が望む食生活を送る「積極的自由」の幅が狭まってしまうおそれもある。

とはいえ一方で、人間的な食生活は動物への強制的給餌とは異なるものであるため、そうした食選択の「消極的自由」も本質的に重要なものである（一九八〇年代の食生活指針ではこの点が十分に認識されずにいた）。したがって食育とは、その実行プロセスにおいて人々の参画・選択（消極的自由）をつねに確保しながら、各人が価値をおく「善き食生活」を達成するための積極的自由＝食潜在能力の拡大を目指さなければならない。ここでも食潜在能力理論は、食育の再構築の鍵となりうる。「善き食生活」の中身が明らかになれば、それぞれの食機能達成に寄与する教育内容（栄養教育、食農教育、味覚教育など）の役割分担を明確化でき、統合的把握が可能になるためである。

日本における約二〇年の食育推進は、学校教育での意識改革、指導員や専門家の養成など、一定の成果も生んできた。しかしそれ以上に、「食」とは何か、「教育」とは何かという食育の本質をめぐる従来の見解の限界（栄養主義、倫理・自由への配慮の欠如）への再考を促したことが最も大きな収穫であろう。そうした「第二の食の近代」にふさわしい食育へと転換させるため、次に必要となる作業の一つが日本食文化との有機的な結節である。

4　和食の遺産化

（1）「和食」の定義をめぐる問題点

「伝統」を食規範の新たな拠点とする傾向は、自由貿易体制下の国内農業衰退や食生活の洋風化への反動としてすでに一九八〇年代からみられたものである。こうした「食の遺産化」傾向は、「伝統的食文化の継承」を重要課題の一つとする食育政策にも引き継がれたが、そこで「伝統的食文化」の内容自体が社会的議論の的となったわけではなかった。

二〇〇三年にはじまったユネスコ無形文化遺産という国際枠組みに「和食」を登録しようとする国家計画は、そうした伝統の明白な定義を要求し、また、それが含む矛盾を露わにした[47]。本来、無形文化遺産とは人々に共有される社会慣習（social practice）を対象とするものである。この前提があまり理解されず、当初は「懐石料理を中心とした日本料理」が登録対象とされ、韓国の「宮廷料理」登録見送りや、庶民的・日常的な食文化への対象変更など紆余曲折を経て、二〇一三年「和食」は正式に無形文化遺産として登録された。

日本側の見解によれば、和食とは「自然の尊重」を基本的精神とし「多様で新鮮な食材と自然の味」「栄養バランスの良い健康的食事」「飾り付けにおける自然の美しさや季節の移り変わりの強調」「年中行事との関わり」の四つの特徴を持つとされる。この定義が政府資料や教材などに収録され、無批判に再生産される傾向にあるので、いくつか問題点を整理しておきたい。

第一に、これは遺産登録前の定義であり、実際に登録された国際的・公式の定義ではない[48]。端的にいえば、日本政府が当初用意した和食の定義内容は、国際的理解を得がたく、登録用の英訳版作成の際に「正月」を具体例として前面に出した内容が結局認可された。ここから反省すべきは、定義プロセスをめぐる制度的問題ももちろんだが、「和食」が国際的普遍性を帯びる形で提示できなかったこと、つまり日本の食文化研究の「鎖国性」である。こうした問題意識に駆り立てられたからこそ、本書第II部では「食の再帰的近代化論」という普遍的視点から近現代日本食文化史を再考しようとしてきた。

第二に、定義内容をみると、和食の「健康性」（栄養バランス）が強調されているが、これはまさに一九八〇年代の「日本型食生活」論を引き継いだものである。しかし先述したように、最適な栄養バランスを達成したのはほんの約三〇〜四〇年前であり、これが「伝統的」とされる矛盾が生じている。和食の健康性とは、史実それ自体ではなく、一九八〇年代のナショナリズムのなかで醸成された「創られた伝統」（ホブズボーム）[49]として捉え直さなければならない。

第三に、定義内には明記されていないが、登録前後の資料や継承施策のなかで「和食の標準」としてたびたび登場するのが「一汁三菜」である[50]。例えば、登録検討委員会の座長・熊倉功夫は普及用テキスト『日本の伝統的食文化としての和食』の中で、「和食では、いくつお菜を用意するのが一般的か決めるのはむずかしい」「三菜でなくても、二菜、一菜ということもある」と断りながらも、結局は「和食の中で標準的な数として三菜」とし「一九五五年以降（中略）一汁三菜の和食の構造はよく守られていた」[51]としている。

これまでみてきたように、戦前の庶民の日常食で「一汁三菜」が出ることは稀であり、戦後の食事型調査でもかなり低い実践率にとどまっていた（第4〜5章）。崩食論を検討した部分でみたように、直近二〇年間ではさらに食事型の簡素化が進んでおり、「よく守られていた」とは到底言えない。食生活実態とは乖離したところで展開される規範論であることが「一汁三菜」言説の本質であった。「家族の戦後体制」の崩壊とともに規範化されはじめた「一汁三菜」は、二〇一〇年代の和食言説とともに再度強化されることになった。

第四に、日本食文化の発展過程における「雑種性」や階級・民族・地域的多様性が軽視されている点である。「和食」の三年前に登録されたフランスの「ガストロノミ」が「一八世紀の啓蒙思想およびフランス革命を経て、上流階級の食文化が労働者階級のそれを触発し、様々な階級、世代、思想の差異を超え伝達されてきた」と端的に定義されているのとは対照的である。

こうした和食の成立・伝達プロセスの曖昧性は、二〇一三年の遺産化計画それ自体だけではなく、食文化研究自体に由来しているともいえる。そうした研究不十分な主題の一つが「日本的自然観」である。

(2)「日本的自然観」の再発見

日本的自然観は、あえて一言で言えば、近代西洋思想の主客二元論に対置される「人間 - 自然の合一思想」である。近代以降、日本的自然観をめぐる論争はいくつかの段階を経て今日にいたっている。

第一段階は、日露戦争勝利後に加熱したナショナリズム下で展開された日本文化論である。そのうち代表的なものの一つは、環境決定論の立場から、日本の風土的特異性(温和な気候、季節性、自然災害など)をあげて、自然に順応・同化する民族性が形成されたとする論である(和辻哲郎、寺田寅彦)[52]。もう一つは、多かれ少なかれ仏教思想の立場から、日本人の美的感性の形成における禅の貢献を重視する論である(岡倉天心、西田幾多郎、鈴木大拙)[53]。飲食についてみれば、前者は利用可能食材の多様性や季節性、後者は茶道における美意識を強調する言説の原型をなす。

第二段階は、戦争反省や日本の前近代性批判を基調とする一九七〇年代までの日本文化論である。ここでの論点は多岐にわたるが、特に重要なのは政治学者・丸山眞男の「古層論」と文学者・加藤周一の「雑種文化論」である。両論とも、複数の宗教が入り乱れる日本思想の構造、および科学的自然観が育まれない理由について一定の解を導きだそうとするものであり[54]、現在まで論争は続いている。

この段階の後期から二〇世紀末にかけて、環境破壊・公害やその背景にある機械論的自然観への批判的応答として、日本的自然観は人間‐自然の共生的思想であると肯定的に評価する言説が文学、哲学、自然科学などあらゆる分野で噴出する第三段階を迎える。国際的にも、フランスの地理学者・ベルクの『風土の日本』のような優れた日本的自然観論が提出された[55]。

その点、こうした一連の日本的自然観を言説として客観的に突き放して捉えようとする近年は「メタ言説分析」の段階である。鈴木貞美の好著『日本人の自然観』はその一つの到達点といえよう[56]。

このように日本文化論では、未解決問題はあれど、多くの知的蓄積がなされてきたといえる。それに比べて食文化研究では、これらの文化論と疎遠であるか、ナイーブに引き継ぐかであり、批判的・徹底的受容はまだ起こっていない。日本食文化研究を牽引してきた石毛直道も、「このような（古代アニミズムや仏教思想に由来する）感覚的な心情に科学を結合させて、それで自然にあまり迷惑をかけない人間の振る舞い方というものを規定する倫理ができたら、地球環境問題にとっても有効（中略）ただし、それをどうやって現代的な新しい論理や哲学に構築するかというのは、もうとうてい私の手に余ること[57]」と控えめな展望を述べるにとどまっている。

これに関して、私自身もまだ解決策を見出せていないが、少なくとも日本文化論と食文化研究の結節点を整理することはできる。長らく論じられてきた「日本的自然観」には、アニミズム（古代思想）、仏教、儒教（近世思想）という大きく三つの伝統がある。各系譜の詳細は別稿に譲るが[58]、のちの論点を明確にするためにも、仏教的自然観について要約しておきたい。

日本の仏教的自然観は大きく三つの発展段階を経験してきた[59]。古代的自然観に理論的根拠を与えたのは古代密教における本覚思想である。『即身成仏儀』を著した空海は、六大（物質的原理である五大と精神的原理である識台からなる世界の総体）はそれ自体が仏の現れであり、自我もその世界の一つである、ゆえに修行とはそれを自覚していくことだと論じた。

しかし、この本覚思想は民衆への普及過程で「あるがままが悟り」という現世肯定的な考えに還元され、修行の重要性が顧みられなくなった。鎌倉仏教は、本覚思想を引き継ぎつつも、修行の復権を目指した。なかでも本覚思想を具体的生活次元のなかに「行」として明確に位置づけた禅宗の貢献は大きい。もちろん「行」の中には料理や食事も含まれる。『喫茶養生記』を記した栄西の貢献も見逃せないが、茶道にとどまらない広範な影響を与えたのは道元である。飲食に直接関連する『典座教訓』『赴粥飯法』、そして主著『正法眼蔵』『随聞記』において道元は以下の内容を論じており[60]、これらは以降の飲食観における自然観の骨格となった。

本覚思想：悟りとは人間‐自然の二元論を超越した合一関係を知ること
自然愛：自然にも教え（仏法）が内在すること（したがって「山を愛する」こと）
行：悟りには修行が不可欠であるが、料理も食事も仏道の修行の一環であること
季節性：季節（時の移ろい）を尊重し、それに従い食材に変化をつけること
清潔と淡味：三徳（軽さ・清潔さ・丁寧さ）、六味（五味＋本来の味）を実践すること
貧困の美学：仏道は貧なるべし、食事は行であるが欲をもってはいけないこと

こうした禅的美意識が、広範な芸能（歌、能、水墨画、生け花、庭園など）に影響していくのが最後の段階である。利休は、この禅的美意識を、民衆的で質素な茶の湯の伝統に持ち込み、飲食思想として洗練化させた。侘び茶で供する懐石は、江戸期以降の懐石料理、そして現在の日本料理の源流となり、独自の自然観も受け継がれていくことになる。

先の和食登録で意図された「自然の尊重」の基本的精神も、こうした系譜の影響を間接的に受けたものであろう。ただし現代の「日本的自然観」を論じる際にはいくつかの難しさがある。

第一に、日本的自然観をめぐる史実と言説（イデオロギー）の混同である。近年の研究では、茶道における禅的

自然観も、利休が生きた室町期の産物というよりは、江戸期以降の家元制度確立期において誇張された言説に多くを負うことが指摘されている。[61]

この問題について別稿でもとりあげたが、[62] 史実であれ言説であれ「効果」を問うプラグマティズムが必要と考える。これはベルクの「自然の再発見」[63] という考え方に近い。つまり、史実であろうとなかろうと、自然観の言説(例えば俳句における季語)が一種の文化的装置として現にあるからこそ「日本の文化は日本人に季節の影響を受けやすくさせていることになる」のである。とりわけベルクが「通態性」と呼び丸山が「永遠の今」と呼ぶように、時間と因果関係を無視する精神構造(言説)の媒介によって、『万葉集』や道元の伝統的自然観が現代日本人の心として実体化されるのである。だからこそ、こうした通態的な風土の論理を「理(理性)」によって自覚し続けるというベルクの提案は現代的示唆に富んでいる。

第二に、こうした風土の論理の自覚を進めるうえで、次の課題は、現代の食生活観における伝統的自然観と近代的自然観の「複合性」をいかに理解するかである。すでに一九七〇年代には日本でも近代的自然観が主流化したとされる一方、[64] 七〇年代以降は近代的自然観の限界についての認識から、逆に伝統的自然観への回帰も観察されはじめる。[65] 環境問題への対応が一層求められる九〇年代以降には、合理的な自然利用観よりも自然順応観の方が大きくなるという逆説的状況も生まれている。[66]

こうした一般的示唆は、現代の食べ手にどれだけ当てはまるだろうか。私たちにとっての「善き食生活」では、近代栄養学的内容が支配的なのか、それとも旬や季節感を重視する美的自然観が強いのか、また、そうした自然感あふれる食材を供給するフードシステムへの社会的認識は持たれているのか。こうした問題の具体的検討は、第III部以降で引き受けたい。

第三に、日本的自然観はこれまで美的価値として論じられる傾向にあったが、これを具体的生活の中でいかに社会的自然観につなげるかという問題がある。宮沢賢治はすでにこの問題に取り組んでいた。「死刑宣告」を拒否するも屠殺を強制されたフランドン農学校の豚、羽虫を殺す罪悪感に苛まれて夜空に散ったよだか、熊を殺した因果で翌日熊に食べられる猟師の小十郎——これらの話は全て、人間と自然の共存とは生易しいものではなく、悲しみ・苦しさ・矛盾に対峙しなければならない種類の関係であることを説いている。

結局「私は春から生物のからだを食うのをやめました」が賢治の答えであったが、ほかの道も残されているはずである。賢治は「食物連鎖」の本質を教えてくれたが、食生活を構成する経済的・社会的・政治的つながりがすべて捨象されていたことは彼の限界であった。私たちは、フードシステムを構成する人々や生命を、生かすためにこそ食べることを選択できるはずである。

こうした人間‐自然の関係性の矛盾に直接対峙する経験（農業、狩猟、料理など）とともに、食生活に影響する諸要因のトータルな結合関係を認識するための食潜在能力を育む教育機会を確保することが求められる。道元がそれを「行」として位置づけたように、ここからは単なる知的理解の世界ではなく、行動・実践世界で体得していくものなのかもしれない。

いずれにせよ、和食の遺産化計画ではこうした問題まで議論が深められることはなかった。もうそれが登録・定義されてしまった以上、私たちはここでの和食を「遺産」として実体化せず、再帰的に更新していくべき対象としなければならない。

5　食の貧困と脱政治化

（1）食の貧困の脱政治化

ここまで述べてきた食の法的規制化、栄養主義化、政治化、遺産化などはいずれも公共主体や政策が積極的に人々の食生活に働きかけようとするものであった。対照的に、本来は政策対象とすべきだがそうはならない、すなわち「脱政治化」されてきたのが食の貧困である。これは食の貧困のみならず、貧困一般の問題でもあった。

戦後、活況を迎えた「最低生活費」をめぐる貧困研究は、高度経済成長期の到来とともに、社会制度の焦点が普遍的サービス（医療、年金など）に移行していき、下火になってしまった。それが再燃するのは二〇〇〇年代である。

一つの画期は、生活保護基準が高すぎるのではないかという政治的論点に対抗すべく、二〇〇一年厚労省内に立ち上がった「社会生活に関する調査検討会」である。ここで「相対的剝奪」や「潜在能力」の観点から貧困に接近する議論が明示的になされるようになった。[67] もう一つの画期は、民主党への政権交代（二〇〇九年）とその後の「相対的貧困率」の公表である。これを期に、貧困問題が社会的認識を得るようになり、現在に至っている。[68]

ただし、急いで補足すべきは、高度経済成長期に「貧困がなかった」わけではないということである。「一億総中流」とはあくまでも階級帰属意識であり、実際の生活水準を表すものではない。たしかに、一九六〇年から八〇年にかけて経済的格差（ジニ係数）は減少したが、八〇年以降は一貫して拡大している。とくに近年は、従来の階級構造の固定化とともに、労働者階級内部で分裂が起こり、非正規労働者からなる高貧困率の「アンダークラス」も形成されつつある。[69]

そして、日本の相対的貧困率は一九八五年の12％から二〇一二年の16・1％まで一貫して上昇してきた。[70] それ以降、二〇二一年の15・7％（新基準）までわずかに減少したが、ＯＥＣＤ加盟国ではアメリカを抜いて第一位の貧困率となっている。[71]

こうした格差対応の遅れには「見えない貧困」という説明がよく与えられてきた。それは、同時代の貧困に関する実証研究が不十分であるという戒めとともに、貧困をどう考えればよいのかという方法論上の悩みでもあった。次第にタウンゼントの「相対的剝奪」概念などで語られるようになったが、それは同時に「トータルな生活全体の人間（human being as a whole）」[72]とは何かをめぐる思考、それに対する社会的合意を必要とするものであった。後者については、現代の貧困観研究によっても「食べるものがない」という戦後型の貧困観を脱していないことが明らかになっている。[73]こうした「相対的剝奪」の観点からの貧困研究は発展途上であるが、だからといって「食の貧困」研究でも貧困研究の発展を待っているようではならない。

（2）シングルマザーの貧困

第III部ではシングルマザーに注目するが、それは同集団が現代日本の貧困状況を鮮明に表していると考えるからである。第一に、その圧倒的に高い貧困率である。表5–2には集団別の相対的貧困率を示したが、「ひとり親世帯」の貧困率は約48％に達しており、ずば抜けて高い。[74]国際的にも、イギリス23％、フランス26％、イタリア37％、アメリカの46％を超えて、OECD加盟国で最も高い水準にある。[75]ひとり親世帯といっても、その約九割を占めるのは母子世帯（約一二三万世帯）である。平均年間就労収入は、父子世帯の三九八万円と比較して約半分の二〇〇万円であり、[76]貧困率も父子世帯の22・9％に対して、51・4％に達する。[77]また、たとえ貧困状態になくても、ふたり親世帯の平均収入の約四割しかなく、つねに大きな経済的格差に直面している。[78]

表5–2　日本の相対的貧困率

全体（0歳以上）	15.7％
高齢者（66歳以上）	25.8％
子ども（0–17歳）	14.0％
子どもがいる現役世帯	13.2％
大人が1人	48.2％
大人が2人以上	11.3％

出典）OECD（2022），厚労省（2019）

第二に、シングルマザーの貧困解決が、結果的に別集団の貧困解決にも寄与することである。近年、貧困の世代間格差の観点から「子どもの貧困」が社会的に注目されるようになった。[79]しかし、子どもの貧困に直接関係するのは、（貧困率の算出方法上も）親の所得である。子どもの貧困率が最も高いシングルマザー世帯にフォーカスすることは「直接的に」子どもの貧困解決に貢献する。

また、高齢者も貧困率は約四人に一人に及んでいる。貧困率は男性よりも女性の方が高く、高齢単身女性では四割強に及んでいる。その背景には、現役期におけるパート労働・

低賃金労働・短い就業期間といった就業形態の比率が高いこと（したがって「公的年金の二階部分」が少ない）、現役期の配偶者比率が低いことが組み合わさっていることがある。[80] シングルマザーも、子どもが巣立てば、再婚しない限りこうした高齢単身女性となる。この場合も、シングルマザーの貧困解決が「直接的に」高齢者の貧困解決につながるのである。

第三に、近代には「女性の新たな貧困があらかじめプログラムされている」[81]。近代的価値観や教育によって体系的に作り出された女性の平等に対する期待と、家庭生活における様々な不平等（ケア分担など）という現実の矛盾は、婚姻関係の破綻となって表出する。離婚率は上昇するが、離婚後の女性は安定就労の困難、子育ての負担に直面する。こうして、シングルマザーの貧困化は近代化の必然の帰結となる。このことへの対応はどの国でも遅れてきたが、「家族の戦後体制」を一九八〇年代以降さらに制度面で強化してきた日本の遅れは顕著である。

こうした（貧困）シングルマザーという集団の社会的・理論的重要性から（政府統計を用いた量的調査に甘んじず）その生活実態まで深く切り込む優れた質的調査がいくつか実施されてきた。しかし、就労や養育費など経済面に着目することが多く、「食生活」はほぼ明らかにされてこなかった。[82]

(3)「食の貧困」をめぐる社会的支援

これまで貧困一般の問題についてみてきたが、「食の貧困」についてはどうか。研究動向の詳細は第2章でみたが、日本で「食の貧困」研究がはじまるのは二〇一〇年代以降とかなり新しい。相対的剝奪や食潜在能力の考え方はまだ浸透しておらず、食料・栄養の量的充足性への着目のみで、食生活のトータル性（多次元性）が理解されていないこと、経済的貧困と「食の貧困」が同一視されることといった、二重の還元性問題を克服できていない。

食の貧困・格差への社会的認識が醸成されてこなかったのだから、政策オプションもきわめて貧困であった。フードバンクや子ども食堂など民間支援が中心となっているのが現状である。とはいえ近年、政策転換の萌芽は認められつつある。食の貧困の「政治化」への見通しをつけるため、本章の最後に近年の政策動向をたどっておきたい。

国内におけるひとり親世帯向けの貧困支援には「子育て・生活支援」「就業支援」「養育費確保支援」「経済的支援」の四つがある。アメリカのフードスタンプのように、直接的に食生活に働きかける政策オプションは現在の日本にはない。

家計に直結する就労・経済支援を除けば、食生活にかろうじてかかわるのは「子育て・生活支援」の一環として二〇一六年度から厚労省が実施する「子どもの生活・学習支援事業（居場所作り）」のみである。この事業は、放課後児童クラブの終了後に、ひとり親家庭の子どもに対し、児童館・公民館や民家で、学習支援や遊び等の諸活動を提供するとともに、食事の提供（調理実習など食育も含む）を行うものである。[83] 二〇一八年にはこれを「子ども食堂」と連携させる方針も示された。[84] しかし、この事業はあくまでも学習支援や居場所作りが第一義的な目的であり、子どもの食生活改善にどの程度効果があるかは評価されておらず、またひとり親自身に働きかけるものともなっていない。[85]

食生活に直結している公衆栄養政策での「貧困・格差」の位置づけはどうだろうか。画期は二〇一三年であった。国内外における健康格差研究がようやく認知を得たことから、第二次「健康日本21」では基本的な方向の一つに「健康寿命の延伸と健康格差の縮小」が掲げられ、栄養・食生活領域についても「社会経済的状況等の違い」に配慮した改善策が強調されるようになった。しかし、健康格差は「地域や社会経済状況の違いによる集団間の健康状態の差」とされる一方で、実際の政策では主に「地域（都道府県）間格差」に焦点が当てられた。食生活・栄養についても、適正体重、主食主菜副菜の摂取、食塩摂取量、共食などの目標指標は設定されているが、「社会経済的」格差に関する指標は設定されなかった。[86]

こうした不十分な格差対策の背景には、実態が未解明であったことがある。これを克服するため、二〇一二年に厚労省委託事業「日本人の食生活の内容を規定する社会経済学的要因に関する実証研究」が開始され、同調査によって低栄養や朝食欠食など低所得世帯の食生活実態が徐々に明らかにされてきた（第2章参照）[87]。こうした研究成果を、将来の栄養・健康政策にどのように統合するかが肝要である。また、中央レベルの意識改革が、現場の地方公共団体レベルに届いているとは言いがたく、「食の貧困」対策の必要をより明示的に打ち出す姿勢も求められる[88]。

農政においても、厚労省の健康格差視点を受ける形で、二〇一六年開始の第三次食育推進基本計画に「高齢者を始めとする単独世帯やひとり親世帯、貧困の状況にある子供に対する支援が重要な課題になっている」という認識が示された。具体的施策としては、貧困の状況にある子どもへの食育や食事・栄養状態の確保、ひとり親世帯の子どもに対する居場所づくり、フードバンクなどの食品・食事提供が目指されているが[89]、後述するフードバンク事業を除き、それがどこまで進んだかの検証はなされていない。私自身が関わってきた地方自治体の食育調査の経験からも、貧困世帯に対するハイリスク・アプローチとしての食育はほとんど行われていない[90]。

実質的に、農政における貧困対策の根幹となっているのはフードバンク支援事業であるが、そこには大きく二つの課題がある。第一に、フードバンク活動は二〇〇〇年の「食品リサイクル法」など食品ロス対策として展開されており、生活困窮者の「食生活の質」改善の視点は希薄である[91]。

第二に、先行する欧米諸国と比較した時、日本のフードバンク活動は量・質ともに非常に遅れている。二〇二一年度から新型コロナ感染拡大に伴う緊急対策事業として支援額は増大してきているが、それまでは国からの経済的な支援はなく、ほとんどのフードバンクがボランティアに支えられる状況であった。日本はOECD加盟国中で貧困率が最も高いにもかかわらず、フードバンク取扱量は六千トンときわめて小さく、フランスの二〇分の一の規模である。こうした構造的問題がどのように生活困窮者に影響しているかは、第10章でみるところである。

最後に、日本では当然視されがちな「給食」の役割について述べておきたい。栄養基準を満たし、受益者負担は食材費のみであり（人件費など残りは公的負担）、初等教育レベルでほぼ一〇〇%の実施率をもつ日本の給食制度は、国際的にみてもかなり優秀であるといってよい。生活困窮世帯については、就学援助制度があり、全国平均で約六人に一人がこれを活用する。とはいえ、本来対象となるべき者にこの制度が周知されていないこと、管理が自治体であるため地域間格差があることなどの問題もある[92]。

給食は、その実施自体が、貧困世帯の子どもの栄養格差を減少させる機能を持っている[93]。中学校段階における完全給食の普及、貧困世帯の子どもに対するスティグマ対策、そしてフードシステムの持続可能性や伝統的食文化の継承にも寄与しうる質的改善など、学校給食政策に求められるものは大きい。

（4）政治的なものの再創造へ

以上、本章では二〇〇〇年代以降の食生活をめぐる社会的状況を追ってきた。この時代に社会問題化した「崩食」とは、実際の食生活変容というよりも、一層引き上げられた食規範と実態との乖離の拡大であった。現代の食べ手は、こうした規範と実態の間で、結局何を食べればよいのかと途方に暮れてしまう。そうした食べ手に追い打ちをかけるように、食品安全問題、生活習慣病、国内農業の衰退、伝統的食文化の喪失、経済格差など、食卓上で様々な社会的課題と対峙しなければならなくなる。

悩める食べ手を救済するべく、公共主体も、法的規制化、医療化、遺産化といった統御手段を通して、人々の食生活に積極的に介入するようになった。しかし、公共主体は最終的に食生活のどこまで関わるべきか、どの食生活水準まで社会的に確保すべきかという問題への規範的議論、その具体化作業、社会的合意の形成といった不可欠な作業は後回しにされてきた。

全三章をかけて論じてきた近代以降の「家族主義的食規範」の取捨選択も、まさにこうした議論に直結している。これまで家庭に任されてきた様々な食機能も、国家、市場、市民社会がかわって担う必要があり、その責任をいかに分担するか、そもそもそうした家族主義的な食機能はどこまで継承確保すべきか、一筋縄にはいかない問題をはらんでいる。現代＝食の再帰的近代とは、こうして食生活の私的‐公的領域の再編成が求められる時代であり、「政治的なものの再創造[94]」が一層切迫した課題となっている。

第Ⅲ部　現代日本の「善き食生活」と「食の貧困」

第6章　食潜在能力

——理論から実践へ——

第III部では、ここまでの理論・歴史的知見をふまえて、現代日本における「善き食生活」と「食の貧困」の実態を明らかにする。データは九七三名（二〇～六九歳男女）の全国アンケート調査、三大都市圏シングルマザー五三名のインタビュー調査から得た。第I部の第2章において「食潜在能力理論」を紹介したが、本章ではこの理論の具体的応用手順を解説する（序章で述べた通り、この章は主にデータ分析のテクニカルな側面を扱うため、いったん読み飛ばしてもかまわない）。

1　食潜在能力理論の応用

一旦、データの利用可能性に目をつぶれば、そもそも潜在能力アプローチは以下の応用手順を経るのが一般的である。

一、人々がそれぞれ価値をおく機能集合（＝生活の質）を特定する

二、特定化された各機能について達成水準を評価する
三、各機能の評価結果を何らかの方法で集計し、潜在能力の水準を測定する

各作業はいずれも重要な思想的負荷をもち、それゆえに方法論的課題を抱えるものである。貧困、教育、健康研究などいずれの応用分野でも、データの制約から単純化、操作化をはかるのが通常である。問題は、いかなる根拠でどの程度の単純化（前提の設定など）を許容できるかであるが、以下では各作業段階に即して、本書でとる立場を説明していきたい。

（1）食機能の特定

食機能とは、個々人がそれぞれ価値をおく様々な活動や状態を指す。善き食生活（well-eating）はその束（食機能集合）として把握されるため、この内容特定は欠かすことができない作業である。潜在能力研究では機能選択における一般原則として「明白な定義と理論的根拠」「導出手順の正当化」「議論・参画を通じた精査」「一般性の確保」「網羅性と非還元性（より基礎的内容が存在しないようにすること）」の五つが提示される[1]。

このうち本書の関心から重要であるのが「議論・参画を通じた精査」と「網羅性」である。数多の食生活調査が存在するが、それらはいずれも食生活実態を調べるものであり、当事者が「どのような食生活を送りたいのか」という価値観や規範を調べるものではなかった。価値が多元化している現代において、食機能とはアプリオリではなく（往々にして栄養学者がその設定を担ってきた）、一般市民の価値観を統合しながら決定していく必要がある。たとえ両者で選定される食機能の内容が結果的には同じであったとしても、こうした民主的プロセスを経ることは不可欠である。

そこで本書の分析では、人々にとって「善き食生活」とは何かを尋ねる自由回答質問を準備し、アプリオリな見

解を交えず、白紙状態から食機能を検討する手順をとる（方法論は後述）。

他方、食機能の「網羅性（トータル性）」をいかに確保するかという問題がある。その点、こうした主観的評価に基づく方法では「言説前言説（pré-discours）[2]」の問題、すなわちその人にとって自明すぎる内容は——「善き食生活」にとって本質的に重要であるにもかかわらず——発話されないことが予想される。これとは別に、主観的手法には心理的「適応」効果の問題もある（次項で再論する）。こうした諸問題を回避するため、理論的根拠に基づきアプリオリに評価次元を設定する工夫が求められる。そこで本書の分析では、食の社会学的知見に基づく食事モデルの九個の構成次元、厳密には食事内容次元を「食事型」と「栄養水準」に細分類した合計一〇個の構成次元を設定した。

そして本書では、両者の方法による食機能の選定結果を比較検討する。その結果、人々の自由回答から九〇近くの食機能が抽出されるが、それらは一〇個の評価次元で十分に捕捉可能であることが明らかにされることとなる。

このようにして評価次元は確定されるが、その内容はさらなる精査を必要とする。つまり「共食者」という評価次元を設定しても、共食を善しとする者もいれば、孤食を善しとする者もいる。「食事時間帯」についても、早い朝食を善しとする者もいれば、遅い朝食を好む者もいる。各評価次元について（貧困研究一般における健康寿命、就学率のように）「単調性」を仮定できないことが、多様な価値観を扱う食生活分析の特徴（複雑性）といってもよいだろう。

こうした方法論的課題をクリアするため、本書では、センが提唱する共通性アプローチ（intersection approach）を活用する[3]。これは、もともと「ウェルビーイングの個人間比較は不可能」とする立場への批判から生まれた思考枠組みである。個々人のポジションによるウェルビーイングの内容的差異はたしかに存在し、それに関する社会的合意を形成することは容易ではない。しかし、内容的共通性を見出せる部分に対しては、不完全ながらも序列を決定することができ、公共政策として介入できる可能性が高い。換言すれば、食規範の多様性を認めつつも、「多様性の中の共通性」を拠点に社会的介入策を検討していこうとする発想である。

具体的には、実際得られた回答の中核部分（中央値、八割以上、最多回答など適宜設定）を食規範の定義や後述する閾値設定の根拠としたい。一見多様にみえる食生活でも、特に夕食については共食者や食事時間帯でも「単調性」を仮定することが可能であり、このアプローチの実効性が示されることになる。

また食機能の「トータル性」および「導出手順の正当化」要件については、歴史的観点からも充足させる必要がある。社会学的に導出された食規範は日本の食文化にも適合しているか、それが歴史的にどの程度普遍的か、栄養学的合理化によって失ってしまった側面はないかなどを検証（相対化・豊富化）する工夫も求められる。この作業は第II部で進めてきた通りである。

（2）達成水準の評価

食機能の評価次元が決まれば、次の作業は各次元の達成水準をどう量的に表現するかである。本書の分析では、社会学的知見を生かし「規範」と「実態」について達成水準をそれぞれ評価することとした。これは、回答における両者の混同を防ぐとともに、規範‐実態の「乖離」幅という徳倫理的に重要な情報を評価に統合するねらいがあるからである。

第I部で社会表象理論（第1章第4節）についてみたように、ここでいう「規範」とは、外から強制される社会規範というよりも、それが様々に内面化されて個々人の常識や価値観となったものをいう。積極的にいえば、その人が価値をおく食機能の達成目標それ自体を表す。具体的には、「あなたは一日何回食べるのが良いと思いますか」「あなたはどんな品質の食材を買うのが良いと思いますか」などの統一形式で尋ねた。

一方、「実態」については、大多数の食生活調査の情報的基礎であるため、特別な説明を要しないだろう。本書の分析では「直近（昨日、直近一週間など）」における達成水準を尋ねた。一〇個の評価次元を含むなど調査項目が多岐にわたり、調査対象には高齢者や自身では調理しないものも含むため「直近」に限定することが、データの正確性を確保するには適当であると考えたからである(4)。

こうした意味で、本書の分析は規範‐実態の「乖離」に着目するものであるといえる。乖離に着目する手法は決して新しくないが、これまでは食事型の「脱構造化」の指標とされるか、栄養教育を阻害する「過度に楽観的な市民認識」とされるのみであった(5)。

しかし、この乖離はもっと積極的に解釈されるべきである。食潜在能力の観点からみると、規範とは人々が望ましい(目標・理想)と考える達成水準であり、実際の達成水準との乖離は「善き食生活の減少幅」を表す。達成を望んだにもかかわらず、諸理由によって達成できないというシナリオである。実際、多くの回答者にとって規範‐実態の乖離は自身にとってネガティブな状態を意味していた(6)。

したがって理論的には「規範‐実態の乖離が小さいほど、食潜在能力水準も高くなる」と想定することができるが、「適応」効果の存在ゆえに、これは留保つきの想定となる。適応とは、その人が慢性的な困窮状態におかれることで、現在の状況の劣悪さを過小評価し、少しの状況改善を過大評価する心理的傾向をいう。適応自体は人間が本来的に具備する一種の生存戦略であるが、こうした主観的評価を倫理的判断の根拠とすることには問題が伴う(7)。

例えば、長時間労働によって遅い帰宅時間が常態化している男性が、理想の夕食開始時間を「二二時」と表明した際、そうした回答をそのまま受け取ることには慎重を要する。本音では早く帰って規則正しく「一九時」には家族そろって夕食を食べはじめたいかもしれない。

また、鮮度や産地など食材品質を実際にある程度満たせている母親が、さらに高い品質理想をもてば、相対的に規範‐実態の乖離は大きくなる。乖離が大きいからといって食潜在能力水準が低いと判断するのは適切ではないだろう。

こうした誤った推論を防ぐためには、規範‐実態の乖離とともに、実際の達成水準もあわせて考慮し、総合的に食潜在能力水準を判断する必要がある。くりかえしになるが、従来の食生活調査のように客観的実態のみを考慮するだけでは、人々の多様で自由な主観的価値づけを無視することになり、これまた倫理的とはいえない。規範、実態、その乖離のどれを倫理的評価の基準とするかは、各章でその都度論じることとしたい。

(3) 多次元型測定手法と集計、食潜在能力の指標化

こうして各評価次元の達成水準が明らかになるが、これをどのように食潜在能力の指標化につなげられるだろうか。指標化手法には大きく分けて、統合型とプロファイル型(リスト型)の二つがある。後者の場合は、一〇個の次元ごとの評価結果をそのまま提示するだけであり、以下で論じる方法論的課題を回避できる。そのため、従来の食関連ウェルビーイング研究ではこちらの方法を採用してきた[8]。

しかしプロファイル型は、結局どのように食潜在能力を考えればよいか、何をもってその人が「善き食生活」や「食の貧困」を生きているとみなせるかといった問題に答えてくれない。こうした明瞭性を欠くため、政策決定に生かしにくいという難点もある。そこで本書の分析では、統合型の指標化を目指したい。プロファイル型とは異なり、多くの方法論的問題に直面することはたしかだが、それはそれで食潜在能力理論、そして「善き食生活」や「食の貧困」をめぐる本質的理解の発展材料とすることができる。

そこで方法論的示唆に富むのが「多次元型貧困測定手法」とりわけアルカイア＝フォスター手法(AF手法)である[9]。この手法が開発された背景にも、所得基準の単次元的な貧困理解への批判、政策的立案に資する統合型指標の必要といった問題意識があり、本書の趣旨とも一致している。AF手法は国連開発計画の「人間開発指標」やブータン政府の「国民総幸福指標」の方法論的基礎ともなっており、同様の発想を食生活に応用することがここでのねらいである。その測定手法は具体的には以下の五段階を経る(数式表現は可能な限り省略した)。

(1)貧困測定に用いる評価次元数dを設定する
(2)各次元で剝奪閾値(deprivation cut-off)を設定し、剝奪の有無を二値数ベクトルz(一:剝奪、〇:非剝奪)で表現する
(3)各次元の重み付け(weight)を決定する
(4)貧困認定に必要となる次元数kを閾値(deprivation cut-off)として設定し、(3)に基づいて集計し、貧困者率(H:headcount ratio)を算出する
(5)貧困者の平均剝奪個数シェア(A:average deprivation share)をこれにかけあわせ、多次元型貧困指標(HA)を算出する

各食機能(例えば「一日三食とること」)に対する食潜在能力水準は(2)の剝奪の有無をもって表現できる。しかし、これを単に集計して「食の貧困」指標を作成することには問題が生じてくる。というのも、こうした社会的指標は「貧困感受的(poverty focus)」かつ「剝奪感受的(deprivation focus)」でなければならない。「食の貧困」指標は、食の貧困者の状況改善の有無や、剝奪個数の変化に従って変化する必要がある。一方、何の不自由もなく食生活を送る非貧困者の状態改善などが「食の貧困」指標に影響を及ぼさないようにする必要がある。(5)における平均剝奪個数シェア(A)は、食の貧困者における状況の深刻さ(剝奪個数)を表現しており、最終的なHA指標は食の貧困者の存在率と深刻さの両方を加味するものである。このHA指標を本書の分析における「食の貧困」指標としたい。

各手順に対する本書の分析の立場を具体化すると以下の通りである。(1)では、食生活を構成する一〇個の評価次元(d=10)を設定する。(2)では、規範や実態、その乖離を総合的に判断しながら閾値を決定する(閾値の導出根拠は付録にまとめてある)。(3)では、各評価次元の重要性が「ひどく異なる(grossly different)」[10]ことがない限りは、同等の重みで扱うのが慣例であり、本書の分析でもこれにならった。そもそも現段階では、重み付けを行うための統

一的な方法が開発されておらず、今後の研究課題としたい。ただし本書の分析では、現代の食生活における栄養・健康的側面の相対的重要性を考慮し「食事内容」を「食事型」と「栄養水準」という二つの次元に細分化している。これらをほかの次元とも同列に扱っているので、結果的に、栄養水準に強く関連する「食事内容」次元により大きな重み付けをするものとなっている（詳細は付録を参照されたい）。なお、(4)の「食の貧困」閾値も、先の剝奪閾値と同様に、実際の剝奪分布をもとに判断した。

先に述べたように、(5)のＨＡ指標を「食の貧困」指標とする。その重要特徴の一つが「分解性（decomposability）」、すなわち社会集団・評価次元ごとの詳細分析を可能にすることである。第8〜9章では、この分解性という特徴の意義を具体的に論じることとしたい。

ここまで「食の貧困」の測定手法をみてきたが、この発想は「善き食生活」にも応用できる。(2)の剝奪閾値とは別に、それ以上であれば十分な水準の食生活を送っているとみなせる充足閾値（sufficiency level）を設定する。(4)の手順では、「食の貧困」と同じく充足分布をもとに「善き食生活」閾値を導出するが、その際「国民総幸福指標」の導出手法を参考にした。国民総幸福指標は九個の評価次元について、全充足個数の八割弱（ｋ＝7）、七割弱（ｋ＝6）、五割（ｋ＝4・5）に相当する三段階の幸福閾値を設ける。こうして四種の幸福状態を定義し（「多いに幸せ」「十分に幸せ」「やや幸せである」「幸せではない」）、「やや幸せである」以下を非充足者と認定（つまり閾値ｋ＝6を採用）したのち、非充足者率（Ｈ）と、非充足者の平均非充足個数シェア（Ａ）をかけあわせて「国民総幸福指標」（1－ＨＡ）を導出している。[11] 本書の分析でも同様の手法を援用し「善き食生活」指標を算出することとした。

表 6-1　全国調査の対象者属性（n = 973）

（%）

性別	男性	女性				
本調査	48.1	51.9				
基準値	50.4	49.7				
年齢	20 歳台	30 歳台	40 歳台	50 歳台	60 歳台	
本調査	19.6	19.8	19.5	20.3	20.7	
基準値	16.2	18.4	23.8	20.9	20.8	
所得	下位 20 %	20–40 %	40–60 %	60–80 %	上位 20 %	
本調査	25.7	18.3	19.2	18.5	18.3	
基準値	20.0	20.0	20.0	20.0	20.0	
社会階級	資本家	新中間	旧中間	労働者	アンダークラス	その他
本調査	10.8	21.7	7.8	23.9	12.8	22.9
基準値	4.1	20.6	12.9	35.1	14.9	12.6
教育	高卒以下	短大相当	大卒以上			
本調査	32.3	22.5	45.2			
基準値	62.8	15.8	21.4			

註）基準値は最新の政府統計データを参照。

2　本書で用いるデータ

（1）「善き食生活」全国調査

第III部では二種類のデータを用いるが、その第一が「善き食生活」全国調査である。これは、日本の人口構成を代表する二〇〜六〇歳台の男女を対象に実施（二〇二一年三月）したWEBアンケート調査である。食生活の実態のみならず、人々の理想、目標、規範も明らかにする全国調査としては初めてのものであろう。得られた一〇三〇件の回答から無効回答五七件を除外した九七三件の有効回答を分析に用いた[12]。

対象者の属性プロファイルは表6-1に示した。教育水準は総務省「国勢調査（二〇一〇年度）」の最終学齢分類、所得水準は総務省「家計調査（二〇一九年度）」の世帯ごとの年間収入五分位階級分類に従った。従来の食生活調査では社会階級を問うことはほとんどないが、「食の貧困」を扱う本調査ではこの統合を試みた。本調査では、職種・職位、雇用形態、性別、配偶者の有無に基づく従来の四階級（資本家、新中間、旧中間、労働者）にアンダークラスを加えた五階級分類を用いた（橋本『新・日本の階級社会』[13]）。

本調査の対象者はおおむね日本の人口構成を代表しているが、

ＷＥＢ調査の性質上、全国平均よりも教育水準がやや高く、資本家階級がやや多く労働者階級が少ない一方で、所得水準はやや低くなった。結果解釈の際には、こうした属性の偏りに十分に留意したい。

表 6-2　シングルマザー調査の対象者属性（n = 53）

（%）

母親年齢	20 歳台	30 歳台	40 歳台	50 歳台
本調査	1.9	47.2	45.3	5.7
基準値	7.8	30.2	48.0	11.5
末子年齢	0–5 歳	小学 1–3 年	小学 4–6 年	中学以上
本調査	45.3	22.6	15.1	15.1
全国平均	16.1	14.5	16.0	41.5
最終学歴	高卒	専門卒	短大卒	大卒以上
本調査	30.2	3.8	18.9	47.2
全国平均	44.8	4.9	14.2	11.5
職種	専門・技術	事務	サービス	その他
本調査	26.4	41.5	17.0	15.1
全国平均	20.4	23.5	22.3	11.4
就業形態	正規	非正規	自営業	その他
本調査	49.1	41.5	7.5	1.9
全国平均	44.2	48.4	3.4	4.0
等価可処分所得	100 万未満	100–200 万未満	200–300 万未満	300 万以上
本調査	5.7	26.4	54.7	13.2
全国平均	30.9	48.0	14.9	6.4

註）基準値は厚労省「全国ひとり親世帯等調査（平成 28 年度）」を参照。

（2）「シングルマザーの食生活」調査

第二のデータは「シングルマザーの食生活」調査から得たものである。この調査は、都市圏在住シングルマザー五三名へのインタビュー（各二時間）を通じて、食生活実態の包括的把握を目指した調査である（二〇二一年八〜十一月実施）。シングルマザーの食生活を対象にした質的研究のなかでは、現状で最大のサンプルサイズをもち、もっとも広範な食関連質問項目をもつ調査となっている。

対象者の選定条件は「阪神・名古屋・東京の三大都市圏に在住」「中学生以下の子どもと同居する母子世帯」とした。各地域で活動する支援団体の協力を得て、団体メーリングリストやＳＮＳを用いて対象者を募集した[14]。

表6-2に対象者の属性プロファイルを示したが、募集要件に付随する偏りについて先に述べておこう。まず「中学生以下の子どもとの同居」を募集要件としたため、全国平均と比べて若いシングルマザーが多い（母親三〇歳台、末子年齢〇〜五歳）。また「三大都市圏在住」者を対象としたため、社

会経済的地位（学歴、所得、職業）もやや高めであった。

経済的貧困者は、都道府県別データが利用可能な「最低生活費」を基準とした（戸室「都道府県別の貧困率」[15]）。その結果、全体の17％に相当する九名が貧困者と認定された。この貧困率はシングルマザーの「約二人に一人」が貧困とされる全国的状態には及ばない[16]。これには、本対象者の場合、支援団体と何らかのつながりを持ち、本調査に参加できるということ自体が一種の社会的資本を要求しており、結果として社会的地位を引き上げていたこともあるだろう。自治体窓口や別の支援団体にもかけあい最善の努力を尽くしたが、長時間の（それも食生活に特化した）調査に応じてくれる生活困窮者にアクセスすることは予想以上に難しかった。多くの貧困研究者が嘆くように「もっとも調査研究が必要なところに手が届かない[17]」のである。

さしあたり、本調査の限界もふまえて、以下のように認識するのがよいだろう。第一に、経済的貧困者の九名については、まさに都市圏在住の貧困シングルマザーの食生活実態を示すものであり、詳細な分析を行う（第8章第2節）。これとは別に、五三名全員をまとめて分析する際には（同章第3節）、全国平均よりもやや経済的に中上位のシングルマザーであること――それでも一般世帯所得の中央値以下だが――を念頭におく必要がある。忘れてはならないのは、本対象者よりも一層困窮度の高い経済的貧困が存在するという事実である。

3　分析方法

(1) 生活条件

調査で用いた質問票は付録に示したので、適宜参照されたい。両調査の設計はほぼ共通しているが、一部異なる点もあるので、その内容とねらいについて説明しておこう。

シングルマザー調査では、社会的属性とは別に、食生活を規定しうる生活諸条件も分析した[18]。主観的暮らし向き（「とてもゆとりあり」〜「とても苦しい」）、日々の精神状態（「とても不安定」〜「とても安定」）、身体的疲労感（「とても疲れている」〜「全く疲れていない」）、主観的時間制約（「とても忙しい」〜「全く忙しくない」）には五段階評価を用いた。客観的時間制約は、一日二四時間から「基礎活動時間（一一・三時間）」「最低必要家事時間（五・六時間）」「就労・通勤時間」を差し引いて算出し（石井ほか「生活時間を考慮した貧困分析[19]」）、あわせて睡眠や勤務等、一日の生活時間構成も把握した。健康状態（母子）については自由回答で尋ねた。これらに加えて、貧困の世代間連鎖に関する知見を得るため、出身世帯の父母の職業、一五歳時点の暮らし向き（「とてもゆとりあり」〜「とても苦しい」の五段階評価）も調査項目に統合した。

（2）社会表象の語彙分析

全国調査では食生活実態の解明に先立ち、各人が何を「善き食生活」としているかについて自由回答で尋ねた。分析手法は食の社会学における社会表象理論に依拠している。用いた質問は以下の二つである。

問一「「良い食生活」と聞いた時、最初に浮かんでくる言葉や単語を五つお答えください」

問二「先ほどよりも、少しかしこまった聞き方をします。あなた自身にとって「良い食生活」とは、どのように定義できるものでしょうか。自由な発想力を使って、一〜二文ほどで言い表してみてください」

問一は善き食生活の「記述（単純な想起イメージ）」に関するものであるが、問二は「定義」つまりイメージの統合と態度決定を要求する（ラルー『食の社会表象[20]』）。問一は問二へのスムーズな移行を促すものであるためそれ自体は分析せず、問二を主な分析対象とした。

こうして得られる社会表象（「善き食生活」）の大量データに対して階層クラスター分析を行い、それを構成する主要な意味カテゴリを同定していく。[21] こうした計量的手法は、分析者の主観的評価の介在効果を最小化できるという利点をもつ一方、語彙の詳細な「意味」を区別できないという弱点もある。こうした弱点を補うため、本語彙分析では質的分析も組み合わせて総合的判断を行った。[22] 最終的に二千に及ぶ全回答は七つの意味カテゴリ（約九〇の小分類）に再編成された。各カテゴリの性質については、分析結果を扱う第7章第1節で詳述する。

（3）食事モデルの客観的評価

食事モデルは一〇個の評価次元について、それぞれ規範と実態の達成水準を評価した。各評価次元における分析視点をまとめると以下の通りである。

①食事回数——ここでの関心は現代における「一日三食」と「欠食」の布置である。両者とも「調査日の朝食欠食」で判断することが多いが（例えば「国民健康・栄養調査」）、欠食の習慣性（頻度）、昼夕食との関係等々を考慮して、より包括的に「一日三食」の規範と実態を捉える必要がある。

そこで本調査では、朝昼夕食の区別とともに、普段から食べない「習慣的欠食」と、普段は食べるが時々食べないこともあるという「状況的欠食」を区別して評価する。[23]「一応、朝食は毎日食べるようにしているが、子どもの世話や仕事の準備で忙しくて、食べない日もある」というケースはシングルマザー調査でも散見されたため、こうした区別はさしあたり重要である。

なお本調査でいう「食事（meal）」は回答者自身がそう認識している朝食（ブランチを含む）、昼食、夕食を指し、間食は分析対象としていない（以下も同様）。

②食事場所——これは、調理空間と調理主体の二軸をおくと、内食、弁当（内食的外食）、中食（外食的内食）、外食の四分類で把握できる。[24] 本調査では朝昼夕食について、同分類ごとの週あたり頻度（〇～七日）を尋ねた。このうち、本分析の関心は調理主体の家庭内外である。すなわち家庭料理にアクセスできているか、調理主体の負担は

重すぎないか、時には食事を外部化できているかが、人々の食生活水準を規定すると想定する（この前提の妥当性は実際の調査でも確認される）。そこで「家庭内（内食・弁当）」と「家庭外（外食・中食）」という二大分類を用いて分析を進めることとした。

③食事開始時間――従来の食事調査では十分に着目されてこなかったが、規則正しく食べる、ゆっくり食べること等々の「時間性」は食生活の質を規定する重要な要素である。まずは食事の開始時間に着目する。単位は「一時間」とし、七時半などの端数は前後の時刻（七時、八時）として回答するよう促した。全国調査では、勤務日と休日について別々に尋ねているが、本書では特に断りがないかぎり「勤務日」を分析対象としている。調理・準備時間は含めず、食後のデザートやお茶を含めるか、幼児の食卓の世話を含めるかどうかは、回答者自身の「食事」の定義に依拠した。

④時間の長さ――もう一つの時間的側面として、食事時間の長さも分析する。全国調査は「十分」単位、シングルマザー調査は「五分」単位で尋ねている。時間の定義に関する諸条件は「開始時間」と同様である。

⑤共食者――家族構造の多様化を考慮すれば、共食の範囲を家族構成員だけに限定するのは適切ではない。本調査では、他者と食卓を共有する機会、社交する機会を持つかという観点から、友人等も含めた広義の意味での「共食」を捉える。そのため全国調査では、ほかに家族構成員がいない単身世帯も分析対象に含めている。複数選択回答を「一人で食べる（孤食）」「誰かと食べる（共食）」「どちらでもよい（規範のみ）」に再統合して分析を進めた。

なお、シングルマザー調査からは単なる共食（commensalité）と食卓の団らん（convivialité）の区別の必要性が示されることとなる。一緒に食べていても雰囲気が良好ではなく、むしろ食事の質を下げているケースもあるためである。共食・孤食率の集計ではこれを考慮しないが、「食の楽しみ」の項目分析は後者を捉えるものである。

⑥調達場所――全国調査では、ふだんの調達場所として四形態のスーパー（全国チェーン、地域チェーン、業務

用・ディスカウント、生協）、専門小売店（八百屋、魚屋等）、百貨店、コンビニ、宅配の選択肢を設けた。規範（「ふさわしさ」）と実態（「利用度」）について、上位三つの調達場所をそれぞれ尋ね、それらを点数化（〇～三点）した（点数が高いほど「善き食生活」へのふさわしさ、利用度が高い）。一方、シングルマザー調査では、より詳細な実態把握を目指し、具体的な店舗を尋ね（可能なかぎり実際の店舗も観察し）、全国調査と同様のカテゴリに分類した（ドラッグストアのみ新規追加）。調達場所の使い分け、選択理由についても詳細に尋ねている。

ここまでの六つの次元と比べて、以下三つの次元には一定の見解がなく、本書の分析視点の根拠については一定の説明を要するだろう。これらが食生活水準の重要な評価次元となるのは、「食の近代化」の自然な帰結であり、その歴史的経緯については第II部で論じた通りである。

⑦食材の品質――「良質な食材」といっても、価格、栄養価、鮮度、美味しさなど価値づけ様式は様々であり、この価値の多元性をどう統一的に把握するかが課題となる。本調査では、フランス社会学の「正当化の理論」、それを経済学とりわけ食品分野に応用展開した「コンヴァンシオン理論」に依拠して分析を進める[25]。コンヴァンシオン（convention）とは、当事者間の合意と取り決め（契約、協定、ルールなど）を意味する。それが調整される際には何らかの価値様式・尺度に依拠するが、これまでに以下の六つの評価空間（秩序世界）が提出されてきた（テヴノ「市場から規格へ」『農業の大転換』[26]）。

市場的秩序（marchandise）は価格を基準とし、工業的秩序（industrielle）は計測可能な手法・規格で高められる効率性を基準としている。食べ手の観点からみた時、前者は食品価格の安さと明快であるが、後者には、食品の諸特徴（味、形など）が画一的で調理や喫食に簡便である、栄養価・効能が計測可能で自らの健康維持に効率的である等々、様々な局面があるといえよう。こうした市場的・工業的論理を逃れるため、別の品質調整様式が要請される。一つは、地域的・歴史的近接性と人格的信頼に基づく家内的秩序（domestique）であり、伝統、地域性、さらには「顔のみえる関係」といった品質規定を可能にしている。社会的利益・連帯に基づく市民的秩序（civique）は、環境や動物福祉等々の社会的善への配慮、それらを担保する第三者機関の認証にかかわるものである。商標やブランドといった品質は、市場論理から派生してはいるが価格基準とは異なり、名声を基準とした世論的秩序（opinion）で調整されている。これら五つの次元では評価できない、作り手の情熱や独創性に基づくインスピレーションの秩序（insipirée）も存在する。

これら六つの秩序世界に対して、それぞれ一〜二個の設問を設定した[27]。また今後の品質研究に資するように「自然観（旬、鮮度、天然等々）」にかかわる設問も新たに加えた。全国調査では規範を六段階で評価し（「全く重要でない」〜「とても重要」）、そのうち「どちらかといえば重要」以上の項目のみ、実際の利用度を四段階で評価した（「ほとんど使用しない」〜「ほとんど毎日使用する」）。シングルマザー調査では、全国調査の項目十分性を確認することもふまえ、規範は自由回答で尋ねた（その結果、選択肢以上の内容は発話されなかった）。実践度は、規範として回答された全ての項目について具体的頻度を尋ねている。

⑧食の楽しみ——飲食における快楽は不可欠なものである一方、その過度な追求は、個人倫理や社会秩序を混乱させかねない。そのため古代ギリシャ、ローマ、キリスト教社会では、飲食に対する禁欲主義、快楽主義、節制主義など、時代状況にあわせて様々なアプローチを採用してきた。西洋のみならず東洋でも、儒教や仏教思想における禁欲主義、養生思想における節制主義をはじめとして、食の楽しみは最も重要な思想的かつ実践的課題の一つであった。

近代の到来以降、食の楽しみはいくつかの背景から一層重要性を帯びるテーマとなる（デュピュイ「食の楽しみの社会人類学」『食の楽しみ』）。一つは、一八世紀後半にイギリスで生まれた功利主義哲学がある。この立場によれば、快楽（効用）とは人間が理性を用いて合理的に追求すべき対象であり、社会正義原則（最大多数の最大幸福）の情報的基礎でもある。そのため、快楽の「良き活用（bon usage）」をめぐる問題の倫理的＝規範的側面が一層強化されるようになった。

一方、生理学や心理学の発展により、食材の官能的特徴、食の嗜好や拒絶傾向といった生理メカニズムにおける楽しみの布置が記述できるようになった。こうして楽しみは「良き食習慣」の学習を促す駆動力として、現代の栄養・食育言説でも道具的な位置づけを与えられている。しかし、楽しみの生理 - 心理的側面への焦点化は、その歴史的 - 社会的 - 倫理的側面を捨象するという弊害を招くこととなる。

他方、社会学ではブルデューの『ディスタンクシオン』によって、味覚や食の楽しみを生理学的所与ではなく社会構造（階級）の表現とみる視点が確立された。ただし、これもやや一面的にすぎる見方であり、ディシプリン間で分断されてきた食の楽しみのトータル性（生理 - 心理 - 社会的性質）を回復すべく成立したのが「食べ手の社会学」であった。(28)

本書の分析でも、食の楽しみの多次元性に注目したい。第一に、食生活を構成する行動段階別の楽しみである。食材調達、調理、食事（喫食）、片付け・貯蔵のどの行動段階を楽しみの対象としているかを把握する。第二に、食の楽しみの生理的次元（「空腹充足」）、官能的次元（「料理の味わい」）、社会的次元（「食卓の団らん」）、美的次元（「季節・自然観」）の分別である。具体的な評価方法については、品質次元のそれに準じた（全国調査の実践度のみ「全くあてはまらない」～「とてもよくあてはまる」の六段階評価）。

⑨食事内容（食事型）——食事内容の質を考える時、栄養素、食材（食品群）、料理（献立）の三つの分析視点が可能である。栄養素・食材単位の評価は手続きが煩雑であり、質問数の制約から同一調査内でほかの八次元と両立させることは難しい。一方、料理の組み合わせ、つまり「食事型（meal pattern）」については、限られた質問数でもまとまった知見を得ることができる。実践的にも、栄養素・食品群に還元する傾向を抑えて有効に栄養バランスを確保するため「食事型」を中心とした食育が期待されている。(29) なお第III部での分析に先立って、第II部で「食事型」をめぐる歴史的検証にも取り組んできた。

先行研究では、食事型を捉える方法が提唱されており、本分析でも原則的にはそれに従う。(30) 規範、実際の食事に含まれる各メニューの種類（ご飯類、パン類、肉類おかず等の一五分類）を尋ね、そこから「主食おかず汁物」「主食おかず」「主食汁物」「主食単品」型という食事型を抽出した。さらに全国調査では、各食事内容の選択理由についても、満腹感から栄養バランス、団らん、生産者や環境への優しさ、季節感など多岐にわたる内容を選択式で尋ねている。規範は「あてはまる」「あてはまらない」の二択とし、実態は「あてはまる」と回答した項目についてのみ六段階で評価した（「全く達成できなかった」〜「とてもよく達成できた」）。

⑩食事内容（栄養水準）――九つの評価次元を対象とする同一調査内で、客観的な栄養水準に関する項目を統合するのは現実的に難しい。幸い、シングルマザー調査では対象者の協力が得られたため、インタビュー当日もしくは後日に「簡易型自記式食事歴質問票（ＢＤＨＱ）」を用いた栄養調査が可能となった。この調査票は、過去一ヶ月間に食べた食事を回答することで、各栄養素の摂取状態を定量的に評価するものである。客観的妥当性も検証されており、栄養行政でも広く使われている。[31] この調査の出力結果のうち、摂取基準を大きく逸脱しているため食習慣改善が必要とされた「赤信号（要改善）」の栄養素項目（カロリー、カルシウム、鉄分、脂肪など一四項目）の個数によって栄養水準を評価することとした。

全国調査については、栄養水準の代替として「食品摂取多様性スコア」を用いた。これは、一〇の食品群（肉類、魚介類、緑黄色野菜類など）の一週間の食品摂取頻度を尋ねて、「ほぼ毎日食べる」に一点、それ以外（「二日に一回食べる」〜「ほとんど食べない」）に〇点を与えて指標化したものであり、その利便性（質問数の少なさ）から近年の食生活研究でもしばしば用いられている。[32] 先のＢＤＨＱとは異なり、客観的栄養水準との相関性は今後検証される必要があるが、対象者中の相対的栄養水準（その不平等）の把握をねらう本書の分析の趣旨にかなった指標である。

（4） 阻害要因

食生活の阻害要因は、食潜在能力の指標化には直接持ち込まないが、規範‐実態の乖離の性質を把握し、対応策を立案するためには不可欠な情報である。全国調査では質問数の制約から、栄養バランスと共食の二項目についてのみ阻害要因を尋ねた（「とてもよくあてはまる」～「全くあてはまらない」の六段階評価）。一方、シングルマザー調査では、九つの評価次元すべてについて自由回答で尋ねた。分析に際しては、先行研究で指摘されてきた「時間」「家計」「健康状態」「同居者（子ども）の嗜好」「他者の存在」「調理能力・食知識」「ジェンダー規範」「食環境」「食料支援」といった要因を参考にしている。[33]

（5）食生活支援

シングルマザー調査では、食生活支援（フードバンク、子ども食堂等）の利用実態と今後のニーズの把握も試みた。それぞれ「自治体や民間団体が提供する食料支援で利用しているものはありますか（約一年以内に利用したものを含む）」と「今後もし利用できればいいなと思う食料支援はありますか」という自由回答で尋ねている。これまでも食料支援団体を経由した調査はなされてきたが、サービス受給者という立場ゆえ、なかなか本音で答えにくい部分もあった。本調査では、そうした食料支援団体からは独立した調査のため、食料支援受給にかかわる葛藤やリアルな課題が明らかにされることになる。

（6）統計分析

各調査の目的に応じて、三種類の統計分析手法を用いた。全国調査については、第一に規範－実態の乖離の評価、第二に食潜在能力水準への社会的属性の影響評価、シングルマザー調査については経済的貧困者と非貧困者の食生活特徴の差異の評価である。いずれの分析でも、統計ソフトはR（3.1.2バージョン）を用いている。

乖離分析には、対応のある二群のノンパラメトリック検定法として、ウィルコクソンの符号順位検定（食事時間の長さなどの量的データ）とマクネマー検定（欠食の有無などの二値データ）を用いた。シングルマザーの貧困者（九名）－非貧困（四四名）の差異分析には、対応のない二群のノンパラメトリック検定法として、ウィルコクソンの順位和検定とフィッシャーの正確確率検定を用いた（いずれも有意水準５％）。シングルマザー調査ではサンプル数の制約から、統計的有意差が検出されにくいため、サンプル数に制約されない効果量（実質的な差異の大きさ）としてクリフ・デルタ値も併記した。

社会的属性の影響検定では、性別・年齢・階級・所得・教育の五属性に着目し、重回帰分析および二項ロジスティック回帰分析を行った。食潜在能力水準（剝奪個数、充足個数）および各評価次元の剝奪・充足の有無（二値数）が被説明変数である。説明変数には、五つの社会的属性をそれぞれダミー変数化した「女性」「三〇歳台」「四〇歳台」「五〇歳台」「六〇歳台」「資本家」「新中間」「旧中間」「労働者」「その他の階級」「所得下位20～40％」「40～60％」「60～80％」「80％以上（所得上位20％）」「短大相当」「大卒以上」（基準値は「男性」「二〇歳台」「アンダークラス」「所得下位20％」「高卒以下」）の一六変数を強制投入した。分析に先立ち、分散拡大係数（ＶＩＦ）は一般的な理想値（三未満）であり、変数間の多重共線性がないことを確認している。[34] 重回帰分析では、二種類の有意水準（５％と０・１％）を用いて総合的に属性影響を評価した。[35]

第7章　「善き食生活」の多様性と共通性

本章は、現代日本の「善き食生活」を明らかにすることを目的とした九七三名（二〇～六九歳男女）の全国アンケート調査の結果をまとめたものである。価値が多元化した現代では、多様性を尊重しながらも「多様性の中の共通性」を抽出し、社会的選択の拠点とすることが求められる。こうした共通性アプローチをもって、具体的な政策立案に生かしうる基礎資料としたい。

1　「善き食生活」の主観的価値づけ——健康から品質まで

（1）「あなたにとって良い食生活とは何ですか」

「善き食生活」の内容は決して自明ではない。民主主義社会の大前提が、個々人における「善の構想」にあるとすれば（ロールズ『正義論』(1)）、食生活も同様である。まずは、人々の主観的価値づけに寄りそって「善き食生活」の考察をはじめる手続きをとることが望ましい。それゆえここでは「あなたにとって良い食生活とは何ですか」というオープンな問いに対する人々の自由な食規範の分析から取り組むこととする。

人々の食規範は豊かであった。約九〇種類に及ぶ内容が提起された。しかし、入念な語彙分析を行うと、社会的属性の違いにもかかわらず、大きく共通する七つの食規範が浮かび上がってきた。以下では各食規範（意味カテゴリ）を詳述していこう。

なお、大多数の回答は「どのように食べるか（戦略）」に関わるものであった。「何のために食べるか（目的）」に関する回答は「健康」「楽しみ」の二つのカテゴリにしか認められなかった。こうした目的と戦略の区別も念頭におきながら、以下まとめていく。まずは具体的結果の叙述に徹し（文中の数字は各意味カテゴリ内での割合を示す）、のちにその理論的示唆を汲み取ることにする。回答の一覧は次頁からの表7-1に示した。

①健康――「善き食生活」の最重要目的は、自身や家族の健康増進・維持であった（37％）。エネルギー確保、病気予防、生命維持等々の目的も散見されたが、その意味内容は近いところがある。

ではここでいう「健康」は何を意味するのか。惜しいことに、人々の思考はここで止まっており、その深意を汲み取ることはできなかった。とはいえ、別の研究では「健康的な食生活（healthy eating）」の内容として、以下でみる六つの意味カテゴリに近いものを特定している。こうした概念関係を考慮すれば、「健康」規範とは以下六つの内容と質的に異なるものではなく、それらを包含する上位概念とみるのが適当だろう。

一方、「健康」とは善き食生活の目的であるのみならず一種の戦略でもある。その大部分は健康的、栄養のあるもの、身体に優しいものを食べる（31％）、よく噛んで食べる（8％）等の食事戦略であったが、運動・睡眠等々の生活戦略全体にも及んでいた（16％）。食生活分析は、ウェルビーイング全体への視点を失ってはいけないことを再確認させられる。

②楽しみ――これは健康と並ぶ二大目的の一つである（12％）。一方で（健康同様）それは「種々の楽しみをもって食べる」という戦略でもある。その具体的対象は、美味しい、好きなもの（食材、料理）のみならず（34％）、他者との団らん（19％）、ゆっくり、自分の好きなペースで食べること（14％）にも及ぶ。食の楽しみとは、生理学的

表 7-1　「善き食生活」の具体的内容

No.	内　容	発話頻度（n）	カテゴリ内頻度（%）	全体内頻度（%）	全体内頻度（%）
1	健康増進 / 維持のために食べる	86	33.2	8.8	
2	家族の健康増進 / 維持のために食事を準備する	11	4.2	1.1	
3	エネルギーや元気を得るために食べる	9	3.5	0.9	
4	病気予防のために食べる	9	3.5	0.9	
5	生きるために食べる	3	1.2	0.3	
6	健康的（ヘルシー）なものを食べる	30	11.6	3.1	**健康**
7	身体に優しいものを食べる	37	14.3	3.8	**12.1**
8	栄養のあるものを食べる	13	5.0	1.3	
9	よく噛んで食べる	21	8.1	2.2	
10	適度に運動する	17	6.6	1.7	
11	適度に睡眠をとる	17	6.6	1.7	
12	お通じがよい	6	2.3	0.6	
13	楽しみのために食べる	39	12.0	4.0	
14	美味しいものを楽しむ	77	23.6	7.9	
15	他者との団らんを楽しむ	61	18.7	6.3	
16	その他の食に関わること（収穫等）を楽しむ	3	0.9	0.3	
17	心を豊かに / リフレッシュするために食べる	7	2.1	0.7	
18	自分が好きなものを食べる	35	10.7	3.6	
19	たまにはご馳走 / 普段と異なるものを食べる	5	1.5	0.5	
20	自分が好きなだけ（量を）食べる	11	3.4	1.1	
21	カロリーを気にしない / ダイエットしないで食べる	6	1.8	0.6	**楽しみ**
22	お腹いっぱい食べる	4	1.2	0.4	**15.2**
23	自分の好きなペース（時間，頻度等）で食べる	19	5.8	2.0	
24	時間をかけて / ゆっくり食べる	20	6.1	2.1	
25	できるだけ簡単に / 手間をかけずに食べる	8	2.5	0.8	
26	よく味わって / 五感を使って食べる	4	1.2	0.4	
27	感謝して食べる	8	2.5	0.8	
28	温かいものを / 人の温もりを感じて食べる	4	1.2	0.4	
29	不自由なく（お金，心身面の不安なく）生活する	8	2.5	0.8	
30	その他の生活目標（充実の，笑顔ある生活など）	7	2.1	0.7	
31	朝昼晩（三食）を規則正しく食べる	86	25.1	8.8	
32	朝昼晩（三食）食べる	123	36.0	12.6	
33	規則正しく食べる	114	33.3	11.7	**規則性**
34	間食をしない	6	1.8	0.6	**16.0**
35	夜遅く / 就寝前に食べない	10	2.9	1.0	
36	朝食は必ず食べる	3	0.9	0.3	
37	必要な栄養（一般）を摂る	8	3.5	0.8	
38	必要な栄養素（一般）を摂る	12	5.3	1.2	
39	カロリーを摂る	4	1.8	0.4	
40	タンパク質を摂る	17	7.5	1.7	
41	ビタミン / ミネラルを摂る	7	3.1	0.7	**必要**
42	食物繊維を摂る	8	3.5	0.8	**摂取**
43	水分を摂る	5	2.2	0.5	**10.6**
44	サプリメントで足りない栄養素を補う	1	0.4	0.1	

45	野菜を必ず摂る	84	37.2	8.6	
46	野菜＋魚 / 肉を摂る	12	5.3	1.2	
47	発酵食品を摂る	13	5.8	1.3	
48	その他の食品（納豆，乳酸菌食品等）を摂る	13	5.8	1.3	
49	和食 / 日本食を食べる	14	6.2	1.4	
50	一汁三菜を食べる	9	4.0	0.9	
51	主食＋主菜＋副菜を食べる	6	2.7	0.6	
52	主菜＋副菜を食べる	5	2.2	0.5	
53	その他の献立（汁物等）を食べる	4	1.8	0.4	
54	粗食にする	4	1.8	0.4	
55	食べ過ぎない / 腹八分目に食べる	103	56.0	10.6	**節制 8.6**
56	カロリーを抑える	20	10.9	2.1	
57	炭水化物 / 糖質を抑える	20	10.9	2.1	
58	脂質を抑える	9	4.9	0.9	
59	塩分を抑える	22	12.0	2.3	
60	その他の食品（菓子，酒，揚げ物等）を抑える	5	2.7	0.5	
61	食費を抑える / できるだけ節約して食べる	5	2.7	0.5	
62	バランス（一般）が良い / 偏りがない	190	34.1	19.5	**バランス 26.1**
63	栄養（一般）バランスが良い / 偏りがない	180	32.3	18.5	
64	栄養素のバランスが良い	18	3.2	1.8	
65	三大栄養素のバランスが良い	13	2.3	1.3	
66	五大栄養素のバランスが良い	9	1.6	0.9	
67	特定の栄養素（タンパク質等）のバランスが良い	6	1.1	0.6	
68	食品（一般）バランスが良い / 偏りがない	31	5.6	3.2	
69	野菜＋魚＋肉のバランスが良い	29	5.2	3.0	
70	野菜＋魚 / 肉のバランスが良い	7	1.3	0.7	
71	味や彩りのバランスが良い	13	2.3	1.3	
72	多様な食材 / 品目をとる	55	9.9	5.7	
73	好き嫌いなく食べる / 好みに偏らず食べる	7	1.3	0.7	
74	良い（一般）食材を食べる / 使う	9	4.1	0.9	**品質 10.4**
75	旬 / 季節の食材を食べる	34	15.3	3.5	
76	添加物 / 保存料なしの食材を食べる	23	10.4	2.4	
77	新鮮な / 鮮度の高い食材を食べる	17	7.7	1.7	
78	自然な食材を食べる	15	6.8	1.5	
79	安心 / 安全の食材を食べる	17	7.7	1.7	
80	地域で作られた / 地産地消の食材を食べる	13	5.9	1.3	
81	無農 / 有機栽培の食材を食べる	11	5.0	1.1	
82	国産 / 輸入（中国等）でない食材を食べる	10	4.5	1.0	
83	生産者や環境に優しい食材を食べる	2	0.9	0.2	
84	作り手がわかる食材を食べる	3	1.4	0.3	
85	高級食材を食べる	1	0.5	0.1	
86	手作りの / 家で作った料理を食べる	35	15.8	3.6	
87	素材の味 / シンプルな味つけの料理を食べる	18	8.1	1.8	
88	その他の料理（出汁を使った等）を食べる	5	2.3	0.5	
89	他のもの（菓子，即席麺等）で代用しない	9	4.1	0.9	
90	思い浮かばない / わからない / 特にない	22	100	8.8	1.0
	合計	2139	—	100	100

註）各カテゴリ内で最も頻度が高い項目 3 つに網掛けをしている。

快楽に還元できない「社会的楽しみ[2]」であることがわかる（デュピュイ『食の楽しみ』）。

なお、約一割の人々は好きなだけ（量）、カロリーを気にせず、お腹いっぱい食べることを「善き」としていたが、これは後述の「節制」規範と対をなすものである。

③規則性――「善き食生活」の構想には、時間的側面への配慮も不可欠である。なかでも、朝昼晩（三食）、規則正しく食べるという二つの戦略は全体の94％と中核的位置を占めていた。

④必要摂取――これは「必ず（しっかり）摂取する」と表現されるように、食生活のある構成要素（栄養素、食品、献立）に着目し、その必要摂取を目指す戦略である。着目する要素別にみると、栄養・栄養素（タンパク質、ビタミンなど）が27％、食品・食品群（特に野菜）が54％、献立（一汁三菜など）が17％であった。

⑤節制――これは、先の必要摂取とは異なり、摂取を適度に抑制する戦略である。最も多い戦略は、量を食べ過ぎない、腹八分目に食べる、カロリーをとり過ぎないであった（56％）。また、27％の人々は栄養素（塩分、糖質、脂質）単位の節制戦略を重視していた。

⑥バランス――これは、必要摂取や節制と質的に異なるというよりも、両者を統合する戦略である。バランスの対象が特定されない回答が七割強を占めることからも、言語化しづらい複雑な舵取りであることがうかがえる。特定の栄養・食品にかかわらず「多様に食べる」というのもバランス戦略の一環である（10％）。栄養政策と関連が深い「三大・五大栄養素」まで特定化した回答は5％と少数であった。必要摂取、節制、バランスという三つの意味カテゴリは、栄養学的メッセージの多様な受容実態を示しているため、結果を別々に表にまとめている。

⑦品質――「良質な食材」とはいうが、それは単次元で測られる価値ではない。表に示したように、人々の品質基準は多次元的であることがわかる。そのうち45％は食材の自然的性質（旬・季節性、新鮮さ、自然さ、無添加、無農薬）に関わるものであり、自然への回帰という「第二の食の近代」の傾向を見出すことも可能である。また食材の品質のみならず、料理の性質としても、手作り、出汁、シンプルな味付け等々があげられた（26％）。ここには

「家族主義的規範」（コンヴァンシオン理論では家内的秩序）を見出すことができよう。

以上の七つの食規範とは別に、二二名（全回答者の2％）と少数ではあるが、自らが何を食べていきたいか「思い浮かばない」人々が存在することは興味深い。「善の構想力」（ロールズ）は自明視してよいものではなく、開発のための社会的介入が必要となる場合もある。

（2）食規範とその共通性

これらの結果をまとめると、現代日本における「善き食生活」とは「健康と食の楽しみ」を達成するため「規則正しく、必要な栄養・食材・献立を摂り、食べ過ぎず、バランスよく、良質の食材を用いて食べること」であった。これは、国内外の先行研究と一致するとともに、新たな示唆も与えてくれる。

勤労者三六名の「健康的な食生活」の意味づけを探った国内研究では「規則性」「食べ過ぎない」「適正な食事」「食事内容」「適正な飲酒」の五つの食規範があるとしていた[3]。前二者のカテゴリは、この分析結果とも共通している。しかし本分析では、対象を規模・社会的属性ともに充実化させ、食規範の導出方法を体系化させたことで、「食事内容」カテゴリを一層精緻なものとし（必要摂取、バランスなど）、「品質」カテゴリを新たに追加することができた。

興味深いことに、この結果には国際的普遍性を認めることもできる。「健康」と「楽しみ」を二つの中核概念として「バランス」「品質（新鮮さ等）」「節制」「必要摂取（野菜等）」を具体的戦略として含むことは、フランス、米国、英国など一五カ国の先行研究と同様である[4]。

ここから汲み取るべき理論的示唆は「共通性アプローチ」の可能性にかかわるものである。このアプローチは「ウェルビーイングの個人間比較は不可能」とする倫理学的立場への批判から生まれたものであった。善き食生活（well-eating）についても、個々人のポジションによる内容的差異は当然存在し、それに関する完全な社会的合意の形成は難しいかもしれない。それでも内容的共通性を見出せる部分には、社会的介入を講じることができる。なお本書では日本国内の分析に徹するが、共通性アプローチに従えば、この結果は国際的にも一定程度普遍化可能なものであるといえよう。

(3) 栄養学的規範の布置

ではなぜ、こうした共通性が生まれたのか。規則正しく、バランスよく、楽しみながら食べる——これらは各国の「食生活指針」とほぼ同内容である。換言すれば、その背景理論である栄養学が、社会的地位や国境をこえて普及することで、この共通性が生まれたといえる。これは、近代以降の栄養教育・食育の効果として積極的に評価できる一方、「第二の食の近代」の中でヘゲモニーを握りつつある栄養学の布置への再考を促すものでもある。

伝統的な栄養素還元アプローチでは、食行動変容につながらない。より食生活をトータルに捉えるため、栄養素から食品群、食事型を基礎とする教育へ、そして食環境への生態学的視点も統合できるように——こうした自己改革は、栄養学内部でも着実に進んでいる[5]。その効果もあってか、本調査でも、栄養素のみならず食品群や食事型を基礎とした戦略が重視されていることをみることができた。今後もこうした栄養学の内省が求められるとともに、栄養学的規範の強力な普及によって「善き食生活」の多様性が失われていないか、私たち自身も問い続ける必要がある。

(4) 主観的価値づけの限界

現代の「善き食生活」を考える第一歩として、ここまで人々の主観的価値づけをみてきた。しかし、こうした心理学的アプローチは「適応」問題にうまく対処できていない。適応とは、外部の環境にあわせて、自身の期待や価値観を変化させることをいう。適応は本来的人間行動であり、それ自体が問題なのではない。だが、倫理的判断を人々の主観性にのみ依拠させると、間違った結論を引き出すおそれがある。

その一例が前章でも述べた「言説前言説」の存在である。普段から何の不自由なく達成している食機能は、その人にとっては自明であるため食規範として発話されない。逆に、普段から達成を阻まれている食機能も、最初から諦めて発話されないこともある。また、行き過ぎた栄養学的思考による善の構想の貧困化も、一種の適応問題である。この問題を克服するため、次節では食生活を構成する九つの評価次元をあらかじめ設定して分析を進める。

さらには、客観的実態の軽視の問題もある。心理学では、規範は実態と強い相関性を持つというが、両者はひとまず区別されるべきである。特に食生活調査では、自身の実態を隠して、規範（まともな、望ましい食事）が回答されるケースが多い。次節では、九つの評価次元それぞれに対して、規範と実態を別々に尋ね、総合的な判断を下すこととした。

2　食事モデルの客観的評価——食事回数から食事内容まで

（1）「食事モデル」をめぐる規範と実態

本節でもまずは食事モデルを構成する九個の評価次元に関する規範（何が望ましいか）と実態（昨日、直近一週間等）の結果の叙述に徹し、次節でその実践的示唆を抽出する。

①食事回数——まず一日単位の欠食率をみると朝食14％、昼食４％、夕食２％であり、この実態は「国民健康・栄養調査」ともおおむね一致している（表7-2）[6]。ただしこの場合、欠食の習慣性は不明であるため、普段から食べない「習慣的欠食」と、普段は食べるが時々食べないこともある「状況的欠食」を区別してより詳しく考えてみたい。

表 7-2　食事回数・食事場所

欠食（%）		規範	実態 [3]
習慣欠食のみ	朝食	2.7	7.4 *
	昼食	1.2	2.7 *
	夕食	0.9	1.4
	いずれか	4.4	10.2 *
状況欠食含む	朝食	10.4	18.9 *
	昼食	14.7	19.2
	夕食	4.8	7.4
	いずれか	19.8	25.4 *
一日単位	朝食	−	14.2
	昼食	−	4.2
	夕食	−	2.0
食事場所（回 / 週）[1]		規範	実態
朝食	家庭内 [2]	6 [5, 7]	7 [5, 7] *
	家庭外	1 [0, 2]	0 [0, 1.5] *
昼食	家庭内	5 [3, 6]	5 [2, 6] *
	家庭外	2 [2, 3]	2 [0, 4]
夕食	家庭内	5.5 [5, 7]	6 [5, 7] *
	家庭外	1.5 [0, 2]	1 [0, 2] *

註 1）食事場所：中央値，第 1・3 四分位数。その際，習慣・状況的欠食者は除外した。
註 2）家庭内：内食・弁当，家庭外：中食・外食
註 3）規範－実態の乖離は McNemar 検定（欠食），Wilcoxon 符号順位検定（場所）* $p < 0.05$

一般的に「一日三食」とは習慣的に朝昼夕三回食べることを指すから、表中の「習慣的欠食がいずれか一食ある場合」をみればよい。その意味での欠食規範は4％にすぎず、「一日三食」規範はほとんど全ての人々に共通することがわかる。状況的欠食を許容するところまで「一日三食」の意味を広げると、欠食理想者（いずれか一食）は20％まで増えるが、大多数の人々に「一日三食」規範が支持されていることは変わらない。

一方、実態をみると、習慣的欠食者は10％、状況的欠食者は25％に及んでおり、これらの人々は思い描くように食事できていない様子（規範－実態の乖離）が浮かび上がってくる。また、高い朝食欠食率（19％）は従来からも問題視されてきたが、欠食行動は昼食（19％）や夕食（7％）にも一定程度広がっていた。

②食事場所――ここでは調理主体が「家庭内（内食・弁当）」と「家庭外（中食・外食）」のどちらであるかに着目する（表7-2）。まず規範をみると、朝昼夕いずれの食事でも「基本は家で食べること」もしくは「基本は家だが、時には外部化できること」が理想とされている。昼食については勤務形態等に由来するデータの散らばり（四分位数の範囲）が大きいが、朝夕食については一定程度の平準化が可能である。このうち以下では、家庭責任との関連が強い「夕食」に分析の焦点を絞ろう。

表7-2とは別に、夕食の「外部化」規範の内訳を示しておく。非欠食者は、完全家派（外部化〇回）30％とそれ以外（外部化一回以上）の70％に大別でき、後者のうち85％は週あたり一～三回程度の外部化を理想としていた。

言い換えれば、夕食はつねに家で食べたい三割の集団、時には（週一～三回）外食や弁当・惣菜を買って調理負担を減らしたい七割の集団の二層が存在するということである。家庭料理の重要性には変わりないが、大多数の人々にとっては外食や中食も「善き食生活」の不可欠な側面である。相対的剥奪の観点から「食の貧困」を考える際には、この点を見逃さないようにしたい。

ただし、実態は理想ほど外部化できておらず、週七日とも家で食べざるを得ないか（42％）、外部化の頻度を減らさざるを得ないかであった。[7] 外部化の内訳は、外食よりも中食の方が多く、[8] 一九九〇年代以降の「外食から中食へ」（第5章）というトレンドが明確に現れていた。

③食事開始時間――まず規範をみると、朝食七時、昼食十二時、夕食十九時であり（表7-3）、「社会生活基本調査」ともおおむね一致する結果であった。[9] しかし実際には、朝昼夕とも開始時間が予定よりも遅れており、規範‐実態の乖離者の中央値をとると、朝昼夕とも一時間程度の遅延があった。また、少なくとも25％は夕食が二〇時以降であった（二一時以降は12％）。こうした食事時間の「遅延化」と「二極化」は、高度経済成長以来のトレンド（第5章）が固定化されていることを示している。

④食事時間の長さ――こちらは、朝食二〇分、昼食三〇分、夕食三〇分が理想とされていた。とはいえ、実態はそれよりも短く、乖離者の中央値をとると朝昼夕とも一〇分程度の「早食い」となっていた。また、三食の食事時間を合計すると、一日あたり六〇分であった。これは「生活調査」の一〇〇分よりも短いが、いくつかの理由でむしろ実態に近いものとみてよいだろう。[10]

表 7-3　開始時間・食事の長さ・共食者

食事時間		規範	実態
開始時刻	朝食	7 [6, 7]	7 [6, 8] *
	昼食	12 [12, 12]	12 [12, 13] *
	夕食	19 [18, 19]	19 [18, 20] *
長さ（分）	朝食	20 [10, 30]	10 [10, 20] *
	昼食	30 [20, 30]	20 [10, 30] *
	夕食	30 [30, 40]	30 [20, 40] *
共食者（%）		規範	実態
朝食	一人で	27.8	56.8 *
	誰かと	63.1	43.2 *
	どちらも	9.1	−
昼食	一人で	30.9	56.2 *
	誰かと	57.2	43.8 *
	どちらも	11.9	−
夕食	一人で	12.0	26.8 *
	誰かと	79.7	73.2 *
	どちらも	8.4	−

註）表 7-2 と同様（いずれも欠食者は除外）。

⑤共食者――これまで一般に共食が規範化されてきた通り、夕食は九割近い人々がそうであったが、朝昼食では三割の孤食理想者が存在した。さらに実態としての孤食は、朝昼で六割弱、夕食で三割と大幅に増加しており、食卓上の「親密性の欠如」を再確認させてくれる。[11]

⑥調達場所――日常的食材の調達場所としては、一位地域スーパー、二位全国スーパー、三位業務スーパー、四位専門小売店の順で価値づけられていた（表7-4）。これら四つを三位までに回答した者は、それぞれ79％、82％、46％、41％である。八割の人々にとって、地域・全国スーパーは理想的な調達場所とされていた。実態としてもこの順位構造は大きく変化しないが、全国スーパーの利用が増え、専門小売店の利用は減り、かわりにコンビニが第四の調達場所となっている。専門小売店にかわるスーパー、近年における新業態（業務スーパー、コンビニ）の台頭が如実に現れる結果となった。

⑦食材の品質――本調査では、コンヴァンシオン理論に基づいて価値の多次元性を理解していた（第3章）。重視されている順にみると（表7-4）、市場的秩序（価格）、工業的秩序（栄養価、簡便性）、市民的秩序（機関認証、社会的利益）、家内的秩序（顔の見える関係、伝統・地域性）、世論的秩序（有名さ）、インスピレーションの秩序世界に基づく品質基準であった。[12]別の研究では、非日常的な食事の場合、市場的・工業的品質よりも、家内的・インスピレーションの価値が重視されることを示している。[13]本結果はこれと対照的に、あくまでも日常的な品質の価値づけを反映しているものとみてよいだろう。

一方、これらの品質基準以上に、今回新たに追加した「自然観」に関わる品質が重視されていることは興味深い。国際比較データがないため留保が必要な結果ではあるが、「自然の尊重」を強調する和食言説にも根拠なしとは言い切れないことがわかる。

現実には、「値段」と「鮮度」を満たす食材については、当該基準を重視する者の七～八割が日常的に（「二日に一回」以上）利用できていた。ただし、これはあくまでも回答者の主観性に基づく達成度評価であり、実際の食材が十分に新鮮で安価であるとは限らない（現状に満足している適応効果を否定できない）。そのほかの品質では、達成者が六割以下にとどまっており、地域や生産者との近接性、社会的利益、旬・季節感にかかわる品質を満たす食材の利用度は特に低かった。

⑧食の楽しみ――食行動別にみると、準備（買い物、料理）よりも、食事（喫食）の楽しみが重視される。この「食事の楽しみ」を細かくみると、官能的快楽（料理の味わい）が最重視され、身体的快楽（空腹充足）、社交的快楽（団らん）、自然関係的快楽（季節感）がそれに続く。官能・身体性よりも、社交性が何よりも重視されていたフランスの研究結果と比較すると、[14] 日本の特徴がよくわかる。実際の食生活でも、八割以上の人々は自らが望む「食の

表 7-4　調達場所・品質・食の楽しみ [1]

調達場所（重要・利用度 0 － 3）	規範	実態
全国スーパー	1.81	1.92 *
地域スーパー	1.99	1.94
業務スーパー	0.75	0.79
生協スーパー	0.38	0.31 *
専門小売店	0.65	0.30 *
百貨店	0.09	0.06 *
コンビニ	0.13	0.36 *
食材宅配	0.14	0.14 *
品質（重要度 0 － 6，利用率%）[2]	**規範**	**実態**
【市場】値段がお得	4.82	77.3
【工業】調理が簡便	3.93	55.9
【工業】成分・栄養価が高い	4.75	60.0
【家内】伝統，地域文化にあった	3.60	36.9
【家内】作り手の顔が見える	3.73	31.0
【世論】有名（銘柄など）	3.60	45.2
【市民】社会に良い（環境など）	3.85	34.8
【市民】信頼できる機関の認証	4.52	46.9
【インスピ】作り手のこだわり	3.42	33.9
【自然】新鮮，鮮度が良い	5.26	68.1
【自然】生，天然，純粋な	4.86	54.6
【自然】旬・季節を感じる	4.64	43.9
楽しみ（重要度 0 － 6，利用率%）[3]	**規範**	**実態**
食材選び・買い物	4.06	87.7
料理	4.06	82.3
食事（喫食）	4.93	92.3
片づけ・貯蔵など	3.54	68.1
空腹感を満たす	4.80	94.2
料理の味わい	4.92	92.2
食卓での団らん	4.55	84.0
季節・自然を感じる	4.31	72.8

註 1）得点の算出方法は第 6 章を参照（大きいほど重要・利用度高い）。
註 2）品質の利用率は「2 日に 1 回」以上の回答者。
註 3）楽しみの利用率は「どちらかといえば達成」以上の回答者。

表7-5　食事内容

食事内容（%）		規範	実態
朝食	主食おかず汁物	22.3	4.8 *
	主食おかず	25.8	16.6 *
	主食汁物	20.0	11.9 *
	主食単品	13.1	27.6 *
	一汁三菜	3.5	0.1 *
	主食主菜副菜	38.3	15.6 *
昼食	主食おかず汁物	22.5	6.6 *
	主食おかず	36.9	34.6
	主食汁物	11.2	7.5
	主食単品	20.5	36.2 *
	一汁三菜	8.1	0.9 *
	主食主菜副菜	47.0	26.7 *
夕食	主食おかず汁物	48.4	22.3 *
	主食おかず	25.9	38.7 *
	主食汁物	3.6	5.0
	主食単品	2.8	10.6 *
	一汁三菜	28.9	6.3 *
	主食主菜副菜	67.8	44.7 *

註）食事型の分類は第6章を参照（「その他」「欠食」は割愛）。

楽しみ」を持てていたが、季節感を持てていない者は三割弱に及んでいた。これは先の品質の結果（「旬・季節を感じる」食材利用率は半数以下）とも同様の傾向である。

⑨食事内容——まず主食、おかず、汁物の有無に着目してみよう（表7-5）。朝昼食では「主食おかず汁物」「主食おかず」「主食汁物」「主食単品」型が各一〜三割の人々に望まれている一方で、夕食は「主食単品」型が大幅に減少し、かわりに「主食おかず汁物」型が五割に及んで、強く要求されている。やはり夕食は、きちんとした献立を揃えなければならないという規範の強さがうかがえる。

しかし実際には、朝昼夕とも「主食おかず汁物」型が著しく減少し、「主食単品」型が増加している。つまり食事の簡素化であり、ここ十数年のトレンド（第5章）とも一致しており、特に朝昼食における主食単品率の高さは栄養水準の面でも懸念される。[15] 本調査では食事の選択理由についても追加的に尋ねている。「栄養バランス」は項目中もっとも重要視（50％）された選択論理であったが、実際の達成率はもっとも低く（「どちらかといえば達成できていない」以下25％）、すなわち規範‐実態の乖離がもっとも大きい項目となっていた。

第II部で詳述した「一汁三菜」と「主食主菜副菜」の現代的布置はどうだろうか。ここでも家庭責任とのかかわりが深い夕食に限定してみてみよう。「一汁三菜」は依然29％が理想としているが、実践できている者はわずか6％であった。一方で「主食主菜副菜」を理想とする者は68％に及び、こちらが現代の主流的規範となっていることがうかがえる。ただし、その実践者は45％にとどまっており、この食事型が規範化されはじめた一九八〇年代と状況はほぼかわっていない。

食事内容をめぐる規範と実態の乖離にどう向き合うかは積年の課題である。「一汁三菜」や「主食主菜副菜」から一旦離れ、人々の実態に寄り添って新たな食規範を構築するとすれば、七割弱に共通する「主食＋一品以上」(「主食おかず汁物」22％＋「主食おかず」39％＋「主食汁物」5％) という単位も考えるべきではないだろうか。

(2)「善き食生活」とは何であったか——食機能の選定

ここまでの結果を再整理して、現代日本における「善き食生活」の輪郭を描いてみよう。各規範の代表値 (中央値、最多回答項目) を軸にこれを概念化すると、以下のようになる。

①一日三回食べられること
②夕食は基本的に家で食べ、時には (週一〜三回程度) それを外部化できること
③朝食は七時、昼食は十二時、夕食は十九時に規則正しく食べられること
④朝食は二〇分、昼食は三〇分、夕食は三〇分かけてゆっくり食べられること
⑤夕食は誰かと一緒に食べられること
⑥日々の食材はスーパー (地域・全国チェーン) で調達できること
⑦鮮度・季節感があり、値段がお得、栄養価が高い等の良質な食材にアクセスできること
⑧美味しく、お腹を満たし、団らんがあり、自然を感じられる食事を楽しめること
⑨夕食は「主食主菜副菜」(より広くは「主食＋一品以上」) を食べられること

これら九つの食機能には、第1節でみた七つの価値 (「楽しみ」「規則性」「品質」等) もうまく統合できていることがわかる。それだけでなく、夕食時間は「ゆっくり食べる」から「三〇分かけて食べる」へと変換されているよ

うに、食機能の達成水準をベクトル（量・方向）化させることもできた。

これらの共通内容は社会的選択の拠点となるが、同時に差異性にも注意を払う必要がある。一つは、評価次元によっては孤食理想者や完全家派といった少数派が一定程度存在することであり、もう一つは、社会的属性ごとに目標水準が異なる場合もあることである。後者については別稿で詳細な統計検定を行っているが[16]、その主な結果をまとめると以下の通りである。

各評価次元に一貫した影響が見られたのは「性別」と「年齢」である。男性と若年層は欠食や孤食が多く、食の外部化率が高く、食事時間が遅くて短く、食事も簡素化しやすく、食生活水準は女性や高齢層に比べて低い。一方「所得」と「社会階級」効果は限定的であるか（業務スーパーの利用など）、一貫した効果が認められないケースが多かった。

一般に、社会経済的地位が上昇すれば、食生活も豊かになると考えられがちである。しかし、その評価次元を、食材品質や食事内容に限らず、時間、空間、社会関係、楽しみといった食機能まで広げてトータルにみた時、必ずしもそうとはいえないのである。こうした社会的属性の影響、その背景にある日本社会の構造的課題については、第9章で再論することとしたい。

3　食生活言説と実態との相克

いずれにせよ、食潜在能力理論の第一作業に当たる「食機能の選定」は終えることができた。ただし、これを最終的に食潜在能力測定につなげるには多くの課題が残っている。実証的課題は以降の章で解決することとして、ここでは全国調査からみえた実践的示唆をまとめておく。すなわち、以上でみてきた食生活実態をふまえると、社会に流布する食生活言説はいかに受容・再構築されるべきだろうか。

(1)「善き食生活」は食生活指針ではない

試行錯誤して具体化してきた「善き食生活」だが、結局は食生活指針とほぼ同じではないか——こうした批判にまず応答しておきたい。食生活をめぐる人々の規範や価値観は、社会的規範の影響を少なからず受けるものであるから、両者の内容的共通性が大きいことは当然であろう。ここで肝心なことは、両者の性質をめぐるパラダイムの違い、善の内容決定における民主主義的プロセスの有無である。食生活指針は専門家(主に栄養学者)が決定したものであって、市民認識が統合されたものではない。再帰的近代の観点からすれば、食生活指針は「科学的合理性」に基づくが「社会的合理性」に基づくものとは言い難い(ベック『リスク社会』[17])。しかし、「第二の食の近代」で一層重要となるのは後者であり、「善き食生活」は私たち自身の手によって形成された社会的合意、社会的基準として扱われる必要がある。

これは食べ手個人の立場からみても、自己の食生活を再帰的に構築するための有用なレファレンスとなる。残業が多くて夕食は十九時に食べられない、仕事や育児に疲労困憊して手料理は難しい等々、自身の生活状況を顧みた時、達成が難しい内容があるのはやむを得ない。その場合は自身が納得できるように「善き食生活」を修正すればよく、この規範を(栄養知識のように)絶対視しなくてよいのである。ただし他者(社会的合意)がなければ自己(善の構想)もない。有効な自己調整を行うためにも社会的レファレンスが必要となる。以下では、そうした食生活の再帰的構築プロジェクトの焦点として三つをとりあげたい。

(2)「主食+一品でも多く」という小さなヒューマニズム

「一汁三菜」や「主食主菜副菜」といった食事型を疑う必要はない、それは栄養学的に優位性が検証され、社会的にもふさわしいとみなされているから——第II部における歴史的検討、そして本章でみた現代の食事型実態はこうした従来の見解に疑問を呈するものであった。

そもそも、食事型はつねに家族構造の変動とあわせて修正され続ける必要がある。日常的な「一汁X菜」という食事型は明治・大正期の「近代家族」とともに生まれた。規範における菜数Xの増大も一九八〇年代以降の「食生活の戦後体制」の強化によって促されたものであった。現代は、この戦後体制を支える前提条件を失った時代であり、食事型の再構築は不可避である。「一汁三菜」が三割の人々にしか望まれていないことは、そうした時代的矛盾を傍証していた。

現在支配的な食規範の受容を一旦保留し、何が食事型の歴史的定常（実態）であったかを今一度振り返ることは意義があろう。戦前は、どの階級でも「一汁一菜」「一～二菜」「一汁」が主な日常食であり「一汁三菜」は庶民の日常食ではなかった。「主食主菜副菜」の規範化がはじまる一九八〇年代でも、国民の半数近くはそれを実践できずにいた。現代ではさらに食事の簡素化が進み、「主食主菜副菜」の実践者は五割に満たない。さらにいえば「一汁三菜」の実践も一割を切っていた。菜数の大小に目が行くため忘れられがちだが、汁物の準備も当然であったわけではない。主食の内容としても麺やパンが増大し続け、米飯も当然視できなくなっている。[18] 近代以降の歴史をみると「主食＋α」（主食：内容規定なし、α：汁物を含む副食一品以上）という食事型が最低限の共通項であったといえよう。

一方で、栄養バランスの問題がある。「主食＋α」の食事型は、食規範の多様化や脱構造化する食事実態に配慮したものではあるが、このなかでいかに栄養バランスを確保するかという難問が残されている。栄養学者が多大な努力を払ってきたように、菜数の多さにはやはり一定の栄養学的優位性がある。[19] とはいえ、こうした研究が示すのはあくまでも菜数の多さである。「主菜‐副菜」の主従関係や「三菜」という規則は栄養学的にあまり重要ではなく、品数が増えれば栄養水準も高まるということであった。つまり「一品でも多く」という向上の姿勢である。

こうした知見を総合すると「主食＋一品でも多く」という食事型が現代の規範・実践に適合しているように思われる。これは、自身の生活状況にあわせて「少しでも善く」と向上を目指す小さなヒューマニズムの実践である[20]。資源的に余裕があれば「主食主菜副菜」「一汁三菜」にもなるが、それを揃えなければならないという社会的規範に苦しめられなくてもよい。それゆえ、たとえ結果的には同じ食事型になったとしても、それは歴史的再評価、自己の反省を経て再構築される、もっと積極的な意味をもつ食規範である。

（3）「共食」の脱栄養主義へ

孤食を理想とする人が三割も存在するという事実は、食生活言説で「共食」を無条件に規範化できないことを示している。前節ではとりあげなかったが、本調査では共食の「阻害要因」も分析している。その結果、当初は他者の不在や同居者の忙しさなど様々な要因が想定されたが、いずれも「妨げにはあてはまらない」とされた[21]。実際には、朝昼夕とも理想と比べて一割程度孤食が増加する（何らかの達成阻害要因がある）にもかかわらず、主観的には共食への阻害を感じていないとされたことは興味深い。

ここには、二つのシナリオが考えられる。第一に、共食を望んでいるが諸要因により諦めざるを得ない（自身もそれを認識できていない）という「適応」の可能性である。この具体例は、次章のシングルマザー調査でみていく。第二に、そもそも共食の意味が深く捉えられていない可能性である。こちらは、既存の食生活言説を再検討するうえでより関連の深いものである。

第II部でみたように（一汁三菜や主食主菜副菜と同様に）共食も、一九八〇年代に「食生活の戦後体制」が強化される中で一層規範化されたものであった。共食は栄養学・心理学的便益（良好な精神状態、健康的な食品摂取頻度との相関）で正当化されてきたが、その限界を認識するべき時期に私たちはさしかかっている。

幸い、共食の社会的・文化的意味を掘り起こす研究が近年少しずつ生まれてきている。原田信男が『「共食」の社会史』で繙くように、共食とは、宗教的世界とのつながり、共同体構成員との紐帯強化、（支配・従属という負の効果も内在する）社会的アイデンティティの再確認や強化のための行為でもあった[22]。

栄養主義を脱し、共食の意味を広範に捉えていくためにも（そのうえで結局孤食を理想とするにしても）、まずは共食の機会を社会的に確保する必要がある。現代の孤食率は、朝昼で六割弱、夕食で三割であり「親密性の欠如」が切迫した社会課題となっている。単身世帯の増加など家族構造の変化をふまえれば、共食の範囲を家族内に限定するのも時代遅れである。子ども食堂、集団給食、各種サードプレイス、「縁食（共食と孤食のあいだ）[23]」など、多様な共食機会を社会的に確保しながら、共食の再帰的構築を行っていく必要がある。

（4）「自然」を愛する現代日本の食べ手

食事型と共食の食言説をめぐる課題に共通しているのは、私たちが栄養学とどう向き合うかということであった。第1節で「善き食生活」の主観的価値づけをみたように、その大部分はもっぱら自己の健康、栄養戦略にかかわっていた。第2節の分析でも、栄養バランスは、食材選択や食事選択の重要な基準となっていた。

これまでの栄養教育の成果としてこれを評価できる一方、栄養学が内包する個人主義・還元主義的傾向がもたらす負の効果にも目を向ける必要がある。実際に「善き食生活」を構成する二千超の回答のうち「生産者、環境に優しい」はごく少数であり、食品購買、食事選択の基準としても「社会に良い」ことはあまり重視されていなかった。つまり、私たちの「善」の中に（共食者以外の）他者や社会環境への配慮は入っていないのである。

持続可能性など様々な問題への切り込み方はあろうが、私はこれを「自然観」をめぐる問題と捉えたい。「自然」への回帰は「第二の食の近代」の特徴の一つであるとともに、近年の和食言説でも（様々な問題を含みながらではあったが）「自然観」が焦点となっていた。

第II部でみたように、日本的自然観とは、古代アニミズム・中世仏教・近世儒教を文化基盤として近代以降に体系化されてきた人間‐自然の合一思想である。その評価をめぐっては諸問題が残されているが、俳句の季語を通して自然観を学ぶように、「日本的自然観」言説の存在自体が、現代の食べ手に自然の機微への自覚を促す効果を持っていることは否定できなかった（第5章第4節）。

実際、本調査でも食材選択や日々の楽しみとして「自然」への愛着（鮮度、季節、旬、自然とのつながり）が重視されており、「善き食生活」のかけがえのない内容となっていた。一方、自然観を感じさせる品質にアクセスできない実態も明らかになったが、それがフードシステムの構造変容（専門小売店の衰退、スーパーの品揃え絞り込み戦略、青果物の周年供給体制）に起因していることは認識されずにいた。日本的自然観を単なる美的表現にとどめず、いかに社会的自覚にまで引き上げるか――現代の食生活言説はこうした論点を喚起するものでなければならない。

第8章　経済的貧困では捉えられない「食の貧困」

もう明日から食べるものがない、子どもに食べさせるため、私の分を削るしかない――新聞を開けば、シングルマザーの窮状を訴える記事が目に刺さる。新型コロナ感染拡大の影響でここ数年は一層の社会的注目を集めるようになった。シングルマザー食生活調査もこうした問題意識から出発したが、それでは「食の貧困」を過小評価していることに次第に気づかされた。本章では「食の貧困」の考え方をあらためて確認したのち（詳細は第2章を参照）、五三名のシングルマザーへのインタビュー調査から得た知見で、それを具体化していきたい。

1　「食の貧困」とは十分な食料がないことか

「食の貧困」とは、食潜在能力が社会的に許容できない水準まで剝奪された状態をいう。この食潜在能力とは、善き食生活（well-eating）を達成するための自由（能力・機会）であり、善き食生活とは、自らが価値をおく様々な活動・状態（食機能）によって構成される。現代日本における食機能の具体的内容は一日三食、規則正しさ、共食等々、第7章でみた通りである。

では、「十分な食料がない」という先の記事は「食の貧困」の何を過小評価してしまっているのか。この問いに二通りの応答をすることで、食潜在能力に基づく考え方のねらいを明確にしておきたい。

第一に、食料の量的十分性への視点は、労働再生産に必要な食料が購入可能か否かを問う「絶対的貧困」のパラダイムを克服できていない。現代の「食の貧困」は、社会的にまともな水準の食生活を送れているか否かを問う「相対的剝奪（相対的貧困）」の観点から捉える必要がある。

これには、説得的なエビデンスがある。本調査では「直近一ヶ月で食料が買えなかった経験があるか」という質問も尋ねている。経済的貧困者も含む五三名のシングルマザーのうち、そうした経験が「ある」と直接答えた者は一人もいなかった。これを、従来の調査のように紙面のみで尋ねれば、その窮状を表現するべく「ある」と回答する者も一定数いたかもしれない。しかし、対面で丁寧に聞き取りを重ねれば「買えないわけではなく、我慢している」が圧倒的多数であった。つまり、何らかの方法で量は確保できるが、その質は問えない、食生活の水準を下げざるを得ないということである。量的十分性をクリアしているか否かのみを評価の根拠とする場合、トータルな食機能がかかわる「食の貧困」の多次元性を見逃してしまいかねない。

この点は、通常「貧困の程度」には、深さ（各機能の達成がどの程度阻害されているか）と広さ（何個の機能の達成が阻害されているか）の二種類の程度があることとも関連している[1]。「十分な食料がない」という言明は栄養充足に関する機能剝奪の「深さ」を訴えるものだが、一方で食の貧困の「広さ」の問題から注意をそらしてしまう。

第二に「食の貧困」は経済的貧困と同じではない。先の記事には「お金がないから（十分な食料がない）」という前置きがあった。食の貧困とは、低所得者の食生活状態と考えて何がおかしいのか――こうした見解は、学術界にもまだ根強くある。たしかに所得的制約は重要な影響要因であり、そのことを否定するわけではない。しかし、食機能の達成構造はもっと複雑で、所得のみならず、母子の健康、味覚、ジェンダー規範、地域の食環境など多くの要因が介在している。経済的貧困と同一視すれば、こうした非経済的要因の存在を見逃してしまいかねない。これは逆の観点からみると、経済的に豊かであっても諸条件が揃えば「食の貧困」に陥ることも含意しているのである。

以上の観点をふまえて、シングルマザーの食生活実態をみていく。第2節では、経済的貧困状況にある九名に焦点をあてる。経済的貧困者は共通の課題に直面しているが、そのなかにも多様な食生活、多様な食の貧困があることが明らかにされよう。第3節では、分析対象を五三名全員に広げて「食の貧困」の体系的把握を目指す。

2　貧困シングルマザーの食生活

(1) 不利な前提条件

その前提条件からして、貧困シングルマザーは不利な状況に置かれている(表8-1)。第一に、母親の健康や子どもの定型発達を当然視できない。九名中三名は精神疾患(統合失調症、うつ病)を抱えている。離婚前のDVや離婚後の圧倒的な生活不安が原因となるためである。これが食事作りの動機を挫き、またその反対に、食事をめぐる諸問題が精神疾患をさらに悪化させることもある。

六名の母親については、子どもが発達障害、自閉症、不登校など何らかの課題を抱えていた。そもそも子どもの課題が原因となって離婚するケースも多いため(そして離婚後の育児は母親が負担)、この傾向は免れ得ない。このうち発達障害児の食行動の特徴に「偏食」があり[2]、これが母子の食生活を大きく制約することとなる。

第二に、時間的制約がもたらす影響の二面性である。客観的な時間の制約と主観的な時間の制約は必ずしも一致しない[3]。本調査でも、客観的時間制約が大きくないにもかかわらず、主観的には「忙しい」とする者が三名いた。これが一方では、時間的余裕がないと感じているため食事作りの動機を制約する。しかし他方で、客観的には帰宅

表 8-1　貧困シングルマザーのプロファイル [1)]

	年齢	家族構成	等価所得 [2)]	仕事	時間的制約
A	44 歳	子 12 歳（不安障害）	71 万円	自営業 （web 制作）	【客】＋ 2.1 時間 【主】とても忙しい
B	47 歳	子 13 歳（発達障害） 子 11 歳	80 万円	非正規（事務職） 副業（事務職）	【客】＋ 1.8 時間 【主】とても忙しい
C	35 歳 （統合失調症）	子 12 歳 子 11 歳，子 8 歳	150 万円	正規（事務職）	【客】－ 1.6 時間 【主】とても忙しい
D	45 歳	子 19 歳（勤労者） 子 14 歳（自閉症） 子 13 歳（自閉症） 祖父母（退職者）	161 万円	非正規（農業） 副業（サービス）	【客】－ 2.5 時間 【主】とても忙しい
E	52 歳 （うつ病）	子 18 歳，子 13 歳 子 10 歳（ダウン症）	96 万円	非正規（内職）	【客】＋ 3.6 時間 【主】普通
F	44 歳	子 14 歳（発達障害） 子 12 歳（発達障害）	152 万円	非正規（事務職） 副業（事務職）	【客】－ 0.9 時間 【主】とても忙しい
G	48 歳 （うつ病）	子 14 歳 子 12 歳（アトピー）	155 万円	非正規（介護）	【客】－ 3.2 時間 【主】やや忙しい
H	38 歳	子 3 歳	153 万円	自営業 （web 制作）	【客】＋ 0.1 時間 【主】とても忙しい
I	46 歳	子 16 歳 子 14 歳（不登校）	156 万円	非正規（販売）	【客】－ 0.4 時間 【主】普通

註 1）個人情報保護の観点から調査圏・児童の性別など一部のデータを割愛。
註 2）等価可処分所得。参考として東京都の貧困線は 167 万円（詳細は第 6 章）。

時間が早いため、規則正しい時間に子どもと一緒に食事をとりやすいなど、母親の食生活に二面的な影響を及ぼすこととなる。

そのため、「貧困シングルマザーは、複数の仕事をかけもちしており時間的制約が大きい」という理解は、少なくとも食生活分析においては一面的すぎるといえよう。ただし急いで補足するが、シングルマザーが正規雇用・長時間労働できず、収入が低くとどまって経済的貧困を容易に抜け出せずにいる背景には、先にみた母親自身の健康や子どもの課題（発達障害、不登校など）がある。「働きたくないから、働いていない」わけでは決してないのである。

（2）食規範と実態

以下では、全国調査と同様に、食事モデルの規範と実態を次元ごとにみていく。その体系的把握は第3節に譲ることとし、ここでは貧困シングルマザーの食生活をありのまま叙述することに徹する（本文中のA～Iは表8-1に対応する）。

①食事回数――四名（ACDE）は習慣的欠食者、七名（ABCDEFH）は状況的欠食者であり、食事別の欠食率（習慣・状況を含む）は朝食44％、昼食33％、夕食11％であった。夕食の欠食率が低いのは子どもの食事の世話があるためだが、朝昼では全国基準（第7章）よりも欠食率が高くなっている。

シングルマザーの高い欠食率はこれまでも指摘されてきた通りだが、[4] その状況を当事者がどう評価しているかは不明なままであった。本調査では同時に規範（本当はどう食べたいか）も尋ねたが、二名（BE）は「一日二食（欠食）」を理想とし、それは「お腹が空いていないから」とした。食料不足で一日三回「食べられない」というよりは、「食べたくない」から欠食するのである。これは欠食習慣の中年層への拡大傾向（第5章）とも切り離せない問題である。単に食料を配布すれば、一日三回食べるようになるわけではないことが示唆される。

一方、これは本来の理想ではなく、諸要因の存在によって「適応」した理想である可能性もある。例えば、元・トラックドライバーのDさんは、朝食欠食の理由をこう振り返る。

もともと食べる習慣がないですね。いつが朝かわかんなくなるんです、トラックに乗っていると。朝発もあれば夜発もあるし、時間が本当にバラバラで。

ここでは、食欲を「適応」させる契機として不規則な労働があったことが語られている。Dさんのみならず、統合失調症のCさんも「結構波があって、考え出すと全然ねれなくて、ご飯も食べなくなる」ことに悩み、発達障害の子どもを抱えるFさんも「子どもが不登校になって、自分のこと（朝食）は後回し」と語る。こうした容易に変えがたい要因に阻まれて「一日三食」という食機能が達成できずにいるのであった。

②食事場所――食の外部化実態（週あたり平均）をみると、朝食〇回、昼食一・五回、夕食〇・七回であった。[5] 以下では、夕食について詳しくみていこう。まず、手料理（内食）の位置づけである。現状、週あたり六回超は手料理を作っているが、「理想」を尋ねると、三・九回まで落ち込む。手料理は好んで作っているわけではなく、余儀なく

されているのである。

とはいえ、手料理の機会は少なくなりすぎてもいけない。週六回の夕食を支援団体配布の弁当（中食）に頼るBさんは、以下のようにそのジレンマを打ち明ける。

本当に申し訳ないと思う、子どもたちに。いつもプラスチックに入ったまま食べるので、その時は罪悪感を感じます。本当は手作りしてあげたいのに……

したがって、手料理とその外部化のバランスをいかにとるかが重要となる。しかし、多くは「家計的制約」によって自らが思い描くほど外部化できずにいた（ＡＤＦＧＩ）[6]。もう一度、前章の「善き食生活」の内容を思い出してほしい。食の外部化は、社会的にまともな食生活を送るうえで本質的に重要な行動となっており、貧困シングルマザーも例外ではない。お金がないから惣菜を買えないのであり、外食ができなくても仕方ない（社会的介入は必要ない）というわけにはいかないのである。

一方、偏食持ちの子どもに日々対峙するHさんが「もう何を作ったらいいかわからない……誰か作ってくれませんか」と助けを求め、ふだん肉を諦めてちがうもので我慢するAさんが「お肉が食べたいです。よくあるチェーン店の焼肉、月一回だけでいいので」と切に願う内容は、娯楽的活動としての中食・外食から峻別されるべきものであろう。

③食事開始時間――実態（平均）をみると、朝食七時半、昼食十三時、夕食十九時であり、昼夕食では規範と比べて一時間の遅延がある。「一時間ぐらい良いではないか」というわけにはいかない。Gさんが「そうすると家事でも時間がかかって、自分の時間も全くなくなる」と強調するように、この遅延は食事のみならず、ウェルビーイング全体にも影響してくる。

遅延要因について、昼食は不規則な仕事が多く「仕事上の時間的制約」が主である一方（ＡＣＤＦＨＩ）、夕食では「仕事上の時間的制約・身体的疲労」（DFG）のみならず「子どもの用事（遊び・習い事）」（BCH）もあげられた。母親の仕事が遅いから夕食が遅くなる、といった単純な経緯ではないようである。

④食事の長さ――実態（平均）は、朝食十一分、昼食二一分、夕食二六分であった。朝夕食は、全国基準よりも五分ほど短い。本来は、朝食二三分、昼食三四分、夕食四〇分が目指されていたことを考慮すると、朝昼夕とも理想より一〇～一五分（一日合計三〇～四五分）ほど早食いせざるを得ないことがわかる。そしてこれも「たかが一〇～一五分」ではない。精神疾患を抱えるCさんが「ゆっくり食べられた時は、ちゃんと自分の時間を持ててるなって嬉しくなる」と述べるように、（開始時間と同じく）食事の長さもウェルビーイング全体に影響してくる。こうした「自分の時間の貧困」を防ぐためにも、食事時間は重要な位置を占めている。

朝昼夕とも「早食い」の主要因は、仕事・育児・家事に由来する「時間的制約」であった（DEFGH）。その切羽詰まった実情は、ダウン症の子どもを抱えるEさんの声からも十分にうかがい知れよう。

早く食べて下の子を世話しなくちゃ。自分が食事する時間はとれないものと思っています。朝は片手で食べるものしかダメ、これが癖になっています。

ほかにも「団らんの欠如（BF）」や「品数の少なさ（A）」が短縮要因となっており、その詳細は関連する食機能の分析で再論する。

⑤共食者――孤食の実態は、朝食二名（FI）、昼食七名（ABEFGHI）、夕食二名（DF）であった。これは、それぞれ非欠食者全体の33％、78％、22％に及ぶ。子どもの世話があるため、朝夕食は全国基準よりも孤食が少ないが、非正規や自営業が多いため昼食では、勤務先や自宅での孤食が多い。

前章では共食を無条件に規範化できないことを述べたが、これは貧困シングルマザーにこそ当てはまる。実際に、朝食四名（AEHI）、昼食四名（ABDI）、夕食一名（H）は孤食を理想としていた。この背景には「ずっと子どもといると、ハーとなるので一人がいい」とEさんが述べるように、ワンオペ育児の重圧がある。

また、単に共食すること（commensalité）と団らん（convivialité）も区別しなければならない。以下の証言からも、同空間で一緒に食事するだけでは「善き食生活」につながらないことがわかる。

携帯片手で食べるから腹が立つ。ぜんぜん喋ることもないし。もういっつも上の子にイライラしています。（発達障害の子どもをもつBさん）

携帯買う時に約束したけど見ながら食べる。それを叱ると、ご飯をやめてお菓子を食べる。大人が一人やからナメられてんのかな。（Gさん）

これらは、食事中の携帯使用自体の問題ではなく、子どもの問題（不登校、発達障害、偏食）、親子関係が良好でないことを前提として語られていた。また、食事内容の水準の低さ（味付け、品数、素材など）も関連して述べられており、この点は再度ふれることとする。

⑥調達場所——日常的食材の主な調達場所（実態）は、全国スーパー（イオン、ライフ、バローなど）が七名（ABCDEFI）、都市型小型スーパーが一名（H）、業務スーパーが一名（G）であった。全国スーパーが主流である理由は「安さ」とされ、とりわけ値引き品やチラシ品の存在が重視されていた。

夕方に行くとお肉と魚が半額になる。それを買って冷凍庫にぶっこみます。（Cさん）

行ける範囲のスーパーのチラシをみて、その日に安いものを買いに行きます。（Dさん）

また母親たちの多くが、別の調達場所とも使い分けており、フードシステムの変容を特徴づける二点を付記しておきたい。一つは、ドラッグストアの日常的利用である。安い卵（G）、牛乳（H）にとどまらず「ポイント五倍の曜日はカット野菜や肉などある程度のものを買う」Eさんのようなケースも生まれていた。もう一つは、激減する専門小売店が果たす重要な社会的役割である。地域に密着した専門小売店は、後述する品質面のみならず、社会的に孤立しやすい貧困シングルマザーに不可欠の心理的サポートも提供していた。

昨日も商店街の豆腐屋に行きました、そこのおじいちゃんとおばあちゃんと仲良くて。子どもも喋りながら楽しんでくれて。（精神治療に通う子どもと帰宅するBさん）

人との関わりは一切遮断しました、仕事だけ行く感じ。人に相談するのが苦手なので。野菜だけは職場近くの八百屋で買います、八百屋のお父さんに絡みにいくので（笑）。絡むと楽しいですよ、仲良いのでいつも喋りにいきます。（統合失調症を抱えるCさん）

本調査では規範も尋ねたが、「他のところはよく知らないので今のところでいい」というFさん以外の八名は、現状の調達場所に満足していなかった。その理由を阻害要因とともにみていこう。第一に、全国スーパーは食材の品質・品揃えが不十分であり、かわって専門小売店が理想とされていた。しかし、店舗までは遠距離であることから実現されずにいた（BCH）。

第二は価格である。全国スーパーより安価な業務スーパーに行きたいとされたが、これも距離的理由（Dさん「車で四〇分」）や家計的理由（Cさん「そこに行くとアホみたいに買ってしまう」）でかなわずにいた。

第三は簡便さである。食材宅配が理想とされたが、家計的理由から断念されていた（AGH）。やはり「安いところで買う」という経済的合理性が調達場所の決定要因となっていた。

⑦品質——規範について「気にしたい品質はない」「一番は値段」と述べるように、四名（CDHI）は何よりも「価格」を食材選択基準としていた。そのうえで、できれば「鮮度」（ADEF）や「国産」（DGHI）をかなえたいと望んでいたが、実際に新鮮な食材を購入できているものは一人もおらず、国産肉を購入できていたのはGさんとIさんの二名のみであった。両者とも「家計的制約」が阻害要因となっていたが、特に前者については

「スーパーで行くのは値引きコーナーのみ」（E）や「値引きの札が貼っていないと魅力を感じない」（F）という購買行動が実態としてあるからであった。値段が安ければひとまず満足している母親もいる一方、Aさんのように強いジレンマを抱きながら手をつけざるを得ない母親もいた。

お肉や魚は割引シールがあるものしか買わないです。死んではいないし、お腹は壊さないけど、雑菌が増えているのは間違いないし、胃腸にたまるのは怖いです。

なお、アトピーの子どもをもつ二名（BG）のみ、有機・減農薬や無添加の食材を意識して実際に購入していた。これは子どもの健康を気づかってのことである。とはいえ、全ての母親において、より社会的・文化的次元の品質要求（環境への配慮、公正取引、伝統性、地域性等）は見出されず「非市場的価値の貧困」ともいうべき状況であった。

⑧食の楽しみ――これは、すでに述べてきた食機能とも深く関わっている。日々達成できている楽しみ（実態）として「子どもと一緒に料理すること」（B）と「食卓での団らん」（CDE）があった。望みとしては「収穫体験」（A）や「新しい料理・味覚の発見」（EI）や「季節の食材を食べること」（H）など広範な食体験の楽しみもあげられたが、主に「家計的制約」から実現できずにいた。「精神的にも楽しむ余裕がない」（A）や「生きるために食べている」（G）というのが、包み隠しのない現状であった。

⑨食事内容（食事型）――実際の食事内容は表8-2にまとめた。前章と同じく食事型別に分析する。朝食は「主食汁物おかず」一名（G）、「主食果物乳製品」一名（B）、「主食単品」四名（EFHI）、欠食三名（ACD）であった。おにぎりやパンのみで簡単に済ます「主食単品」型が多い。その理由も「時間がない」（F）、「朝はボーとしたい」（E）、「手間をかけたくない」（H）、「朝はだらだらしたい」（I）と様々であった。一方、Gさんは、前日夜に味噌汁を仕込み、調理のいらない卵や小魚（ちりめんじゃこなど）をパッと出すことで、比較的豊富な食事

表 8-2　貧困シングルマザーの食事内容

	朝食	昼食	夕食
A	欠食	ご飯 夕食残り（例：かぼちゃ煮付）	ご飯（もしくは焼きそば） 味噌汁
B	トースト 果物 ヨーグルト コーヒー	おにぎり（夕食残りのご飯）	配布弁当： ご飯 グラタン，焼売，春巻 トマト，キャベツ
C	欠食	外食の定食 (例：ご飯，漬物，味噌汁， 豚カツ，茶碗蒸)	ご飯 味噌汁 主菜（例：豚肉と野菜炒め） 副菜（例：かぼちゃグラタン） サラダ
D	欠食	カップ麺（またはご飯） 夕食残り（例：煮物） 朝食残り（例：肉団子）	外食（職場・社食の残り）： ご飯，漬物 味噌汁
E	トースト 牛乳 コーヒー	欠食	ご飯 味噌汁，トマト お惣菜（例：コロッケ） 朝食残り（例：きんぴらごぼう）
F	卵かけご飯 水	手作り弁当： ご飯 朝食残り（例：卵焼き，豚角煮） 味噌汁（インスタント）	ご飯 ハンバーグ スープ ポテト
G	ご飯 味噌汁 卵（または小魚） 漬物	手作り弁当： ご飯 卵焼き 夕食残り（例：鶏肉唐揚げ） ブロッコリー，トマト	ご飯 味噌汁 夕食残り（例：焼鮭） サラダ
H	おにぎり 茶	ご飯 夕食残り（例：ナス味噌炒め）	丼ぶり（例：納豆ご飯） 惣菜（例：コロッケ） 副菜（例：甘藷煮物）
I	パン カフェオレ	配達の弁当： ご飯 揚げ物（例：カキフライ） 野菜（例：キャベツ）	ご飯 惣菜 3 品 (例：唐揚げ，揚げ物，野菜)

註)「昨日」の食事内容だが，典型的内容であることを確認済み。

内容を実現していた。また、Ｂさんが果物（リンゴ、ナシ、みかん）を豊富に準備する背景には「せめて朝だけは」と語るように、昼食・夕食を無料配布弁当に頼ることへの罪悪感があった。

昼食では「主食汁物おかず」二名（ＣＦ）、「主食おかず」五名（ＡＤＧＨＩ）、「主食単品」一名（Ｂ）、欠食一名（Ｅ）であった。「主食おかず」型が多くなる背景には二つの心理がある。一つは、Ｈさんが「一人なので時間をかけたくない」と語るような自己への関心の低さ、Ｂさんが「自分が食べるくらいなら、子どもに有機野菜でも買う方がいい」という自己犠牲の心理である。

もう一つは、Ｈさんが昼食を「残り物処分」と位置づけるように、六名の昼食には前日の夕食や当日の朝食（子ども用）の残り物がおかずとして並んでいた。Ｇさんが「食費を減らそうと思えば廃棄を減らすしかない」と述べるように、残り物処分の行動はあくまでも節約行動の一環であり、持続可能性や環境への配慮ではない。

夕食は「主食汁物おかず」四名（ＣＥＦＧ）、「主食汁物」二名（ＡＤ）、「主食おかず」三名（ＢＨＩ）であった。主食単品型はみられなかったが、これには、夕食内容に対する高い規範（「一汁三菜」五名、「主食主菜副菜」四名）の影響がある。こうした理想の高さは現在の夕食に対する不満足の原因にもなる。とりわけ「品数の少なさ」（ＡＥＦＧ）や「栄養バランスの欠如」（ＨＩ）が課題とされていた。そして、食材を豊富に買えないという「家計的理由」と並び決定的な阻害要因とされたのが、子どもの「偏食」であった。

子どもが偏食で何を作ったらいいかわかりません。保健師や栄養士にも相談しましたが、「まあ時期ですから」と言われるだけ。具体的な解決策は何もありません……本人が食べたいものだけにしてます。作っても食べないし、もったいないので。（Ｈさん）

子どもが何を食べられるかが本当に謎。生野菜を全く食べない、漬物も嫌いで買えない。一人だと多すぎるし……全然理想と思っている品数が作れていません。（Ａさん）

好き嫌いがすごい。教育関係の人に聞くと「こういう時期もあるよ」とは言うけど……あの子は食をボイコットします。ポテチやジュースだけで過ごしたり、ご飯も食べない。コミュニケーションもとれない。作ったので廃棄もしたくない、食生活って喧嘩ばっかり。母子家庭特有だと思います、お父さんがいたら注意してくれるはずなので。（Gさん）

ここに述べられる「偏食」は単なる好き嫌いではなく、子どもの健康や口腔発達にも影響を及ぼしかねない重度のものである。発達障害児の場合、偏食は自然に改善させることが難しく「時期」の問題に帰するのは無責任な専門的助言でもある。(7) またシングルマザー家庭では、成人の食べ手が母親以外にいないため、消費量がそもそも限られ、家計的制約が大きいことと相まって、品数を増やすことができず、母親自身の食生活水準を大きく制約していた。

その一方で、「昼間は親が不在だったので、小学校低学年から少しずつ覚えて自分で作っていた」というCさんのように、高い調理能力があれば一汁三菜程度の夕食を日々準備できる場合もあった。経済的貧困と食潜在能力の貧困は、やはり区別される必要がある。

⑨食事内容（栄養水準）――自記式食事歴法にて客観的栄養水準が低い（「要改善」栄養素四個以上）と判断された五名のうち、三名は支援の配布弁当やスーパーの惣菜（揚げ物が多い）など食の外部化への依存度が高かった（BHI）。ほかの二名は大きな家計的制約と子どもの偏食の二重苦のため、栄養バランスのとれた食事を作れずにいた（AE）。

また、要改善項目に「塩分（過剰）」がある五名は、いずれも味噌汁を毎日一～二回摂取していた。好んでそうしているわけではなく、家計的制約、廃棄回避（残り物野菜処理）、子どもの偏食（生野菜不可）、特別な調理能力を要求しないこと（自身の調理能力が低いこと）など、これまでみてきた多くの背景から味噌汁生活を余儀なくされて

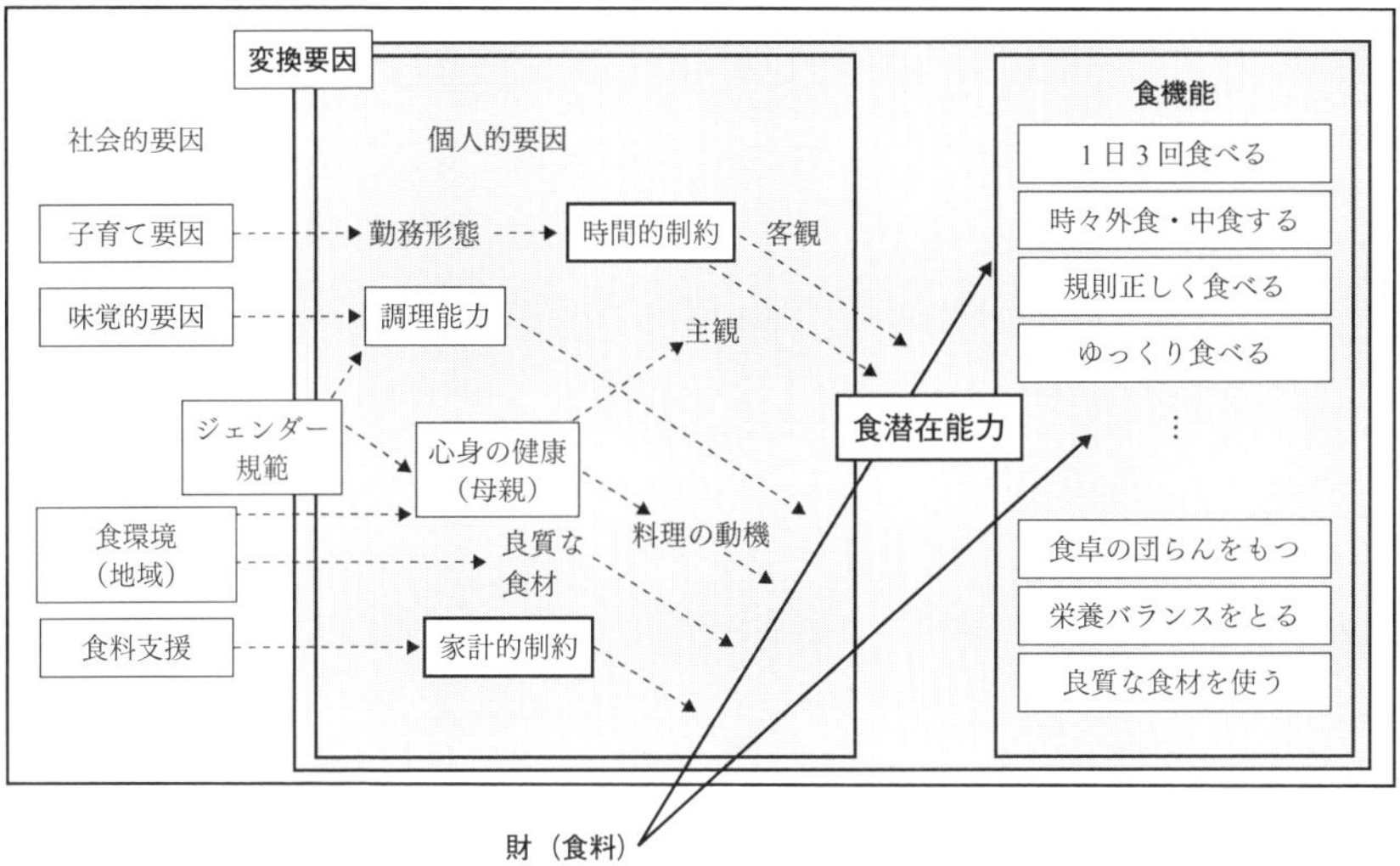

図 8-1　貧困シングルマザーの「善き食生活」達成構造と影響要因

註）各要因・作用機序については本文および Ueda (2023a) を参照。

いるのであった。

（3）多様な影響要因

ここまでみてきたように、貧困シングルマザーにとって「食の貧困」とは十分に食料がないことではなかった。時には外食したい、子どもと団らんしながら食べたい、新鮮で旬の食材を使って料理をしたい――そうした当たり前（社会的にまともな食生活）を望んでも達成できずにいること、不達成の程度や確率が全国基準よりも高いことが現代の「食の貧困」であった。各所ですでに述べてきたが、そうした食潜在能力の水準に影響を与えている諸要因（変換要因）をあらためて整理しておこう（図8-1、以下すべての作用機序（図中の矢印）が説明されているわけではないが、前項までの質的分析の中で一定程度言及しているはずである）。

第一に「家計的制約」が多くの食機能の達成を阻んでいた。くりかえしになるが、これはあくまでも要因の一つであり、経済的貧困は食潜在能力の貧困ではない。例えばCさんは、経済的貧困であるにもかかわらず、その食潜在能力は一般世帯と比較しても高い水準にあった。

次章ではこの点をもっと定量的に展開したい。

第二に「時間的制約」である。ただし、先に述べたように（本節第1項）、主観的・客観的制約は異なる意味をもち、（食事作りの動機は挫くが、子どもと一緒に食べる時間はあるなど）食潜在能力には二面的影響を与えることを再認識しておきたい。

第三に「母親の心身の健康」である。本調査でも、九名中三名は精神疾患を抱えており、そうでなくても九名全員が「不安定」な精神状態であると回答していた。一般の食生活調査や食育介入などでは、対象者の健康が当然視されることが多いが、貧困シングルマザーではそうはいかない。フードバンクのような食料支援でもこの視点は欠いてはならない。

第四に「子育て要因」である。貧困シングルマザー世帯では、発達障害や不登校など子どもも課題を抱えている場合が多い。母親の「不安定」な精神状態とも相まって、親子関係が不良になるケースもある。Gさんが「食生活の維持には子どもの協力が必要、それを現状得られない」と途方に暮れるように、良好な親子関係も無条件に仮定できない。

第五に「味覚的要因」である。親子の味覚の相違、というよりも子どもの「偏食」である。ここはぜひ社会的な理解がほしい点であるが、貧困シングルマザー世帯における「偏食」とは、単なる子どもの好き嫌いでも、家庭教育の不十分さの問題でもなく、また自然に解決するものでもない。それは、子どもの発達障害、家計・時間的制約による食経験の貧困、偏食へのその場しのぎの対処が味覚の貧困を再生産するという、構造的に引き起こされる問題である。味覚は生理的所与ではなく「身体化された文化」である（ブルデュー『ディスタンクシオン』[8]）。同様の視点は、これも生理的所与とみなされやすい「食欲」にもあてはまるだろう。

第六に「ジェンダー規範」がある。つまり食卓における理想の母親像（家族主義的食規範）である。本調査ならびに全国的にも、シングルマザーの大多数は離婚シングルマザーである。[9] こうした母親は、離婚前の家庭生活において――本調査でも「専業主婦の時はできていたのに」と度々語られるように――手料理を日々作り、理想の母親像を実践していた成功体験を持っている場合が多い。さらに貧困世帯の場合は、教育や趣味など別の生活局面での不利を挽回するため、食事に時間と労力を投じる「埋め合わせの心理[10]」も働きやすい。貧困シングルマザーはこうした二つの背景を併せ持つことで、家族主義的食規範は一層強くなる傾向にある。

そして、こうした規範も二面的作用をもっている。一方では、理想を引き上げるため、厳しい生活状況下でも、必死に食生活の向上をはかることを促す。しかし他方で、その規範-実態の乖離に悩み、(必要な食潜在能力が伴わない場合は)食生活水準を相対的に引き下げてしまう。

また、阻害要因のみならず、促進要因についても知見が得られた。一つは「調理能力」である。Cさんのように幼少期から料理をしており調理能力が高い場合、家計・時間的資源の不利もはね返すことができる。また「子育て要因」とも関連するが、子どもが調理できるか否かも、母子の食生活水準を大きく左右する(Cさん「しんどい時は、子どもがご飯も炊いて料理もしてくれる、ママ食べよって言って」)。一方で、偏食持ちの子どもを抱える場合、通常よりも高い調理能力が必要になってくる。母子双方への食育は、一般世帯以上に喫緊の問題である。

もう一つは「食料支援」である。AさんとDさんを除く七名は地域の食料支援(フードバンク、子ども食堂など)を定期的にもしくは時々利用し「助かっている」と評価していた。と同時に、都市近郊エリアには食料支援が届いていないなど(D)、改善点も浮かび上がった。食料支援や食育などの代替的支援をどう考えるかについては、第10章で再論する。

最後に「地域の食環境」である。BさんやCさんの例でみたように、地域の専門小売店は良質な食材のみならず、大型スーパーやドラッグストアでは提供し難い心理的サポートも提供していた。日常の食生活を支えられるのは、食料支援アクターだけではない。

3　シングルマザーの食生活特徴

本節では、経済的貧困者と非貧困者の差異に留意しながら、五三名の食生活規範・実態のデータを用いて、シングルマザー全体の特徴的傾向を分析していく。両者の統計的有意差の有無も示したが、サンプル数の制約から検出力が弱いため、今回は差異に関する最終判断を保留し、今後の検証に向けた質的知見（暫定的差異）として扱うこととしたい。サンプル数の影響を受けない実質的な差異を表現する「効果量」も示しているが、これはP値が十分に低い時のみ参考にする（P値が大きいにもかかわらず、効果量が大きいからといって差異があるとはみなせない）。シングルマザーの全体傾向として結果をみる際には、本対象者の所得水準は全国平均よりもやや高く、経済的貧困者も少ないため、全国的実態の「中の上」程度の傾向と認識しておくことが適切であろう（第6章）。煩雑になりすぎることを防ぐため、P値と効果量は生活条件についてのみ例示的に記載し、各評価次元については別稿に収録することとした。(11)

（1）ふたたび、不利な前提条件

表8-3には食生活を規定する前提的条件を示した。ここには、前節でみた多様な変換要因のうち、母親の健康問題、精神状態、子どもの課題、偏食、食料支援（親や地域からの食料提供を含む）についても統合している。

多くの場合、経済的貧困者の生活条件は非貧困者にも共通していることがわかる。つまり、非貧困者（さらにいえば中の上の所得階層）であっても、少なくとも三割前後のシングルマザーは健康問題（うち最多は精神疾患）や大きな身体的疲労感を抱え、その子どもも様々な課題（うち最多は発達障害）や極端な偏食をもち、時間的制約（客観的制約では二割）も大きく、これらの不利を併発させることが食生活を大きく制約していた。

こうした結果からも、先にみた変換要因はシングルマザー全体に通じる一般的傾向であるといえるだろう。ただし、いくつかの傾向は経済的貧困者でより著しいことも示唆された（とりわけ有意差と効果量からみて「子どもの課題」の存在）。

表 8-3　シングルマザーの前提的生活条件

（%）

	全体	貧困	非貧困	P 値 [1]	効果量 [2]
母親の健康問題	26.4	33.0	25.0	0.684	0.094 無
精神的不安定 [3]	17.0	44.4	11.4	0.035*	0.000 無
身体的疲労感	34.0	44.4	31.8	0.469	0.170 小
主観的時間制約	47.2	66.7	43.2	0.279	0.302 小
客観的時間制約 [4]	20.8	11.1	22.7	0.665	0.038 無
子どもの課題	34.0	77.8	25.0	0.005*	0.170 小
子どもの偏食	35.8	66.7	29.5	0.055	0.189 小
食料支援の受給	50.9	66.7	47.7	0.467	0.340 大

註 1）フィッシャーの正確確率検定，ウィルコクソンの順位和検定 * $p < 0.05$
註 2）クリフ・デルタ値（一般基準に従い大～中～小～無視可能に分類）。
註 3）5 段階評価のうち「とても不安定」「とても疲れている」「とても忙しい」。
註 4）「－ 3 時間かそれ未満」（1 日 10 時間以上労働・通勤相当）。

（2）食事モデルの諸特徴

一〇個の評価次元のうち主要な項目（夕食に限定するなど）の結果を表 8-4 に示した。先に、P 値と効果量をもとに判断した暫定的差異（表中太字）について述べておく。一つは、経済的貧困者における欠食（状況的欠食を含む朝昼夕いずれか一食以上）の多さである。これは貧困者の約八割に相当しており。前節でみたように（食料が無いことではなく）不規則な労働、子どもの課題など様々な要因が重なって生じた結果であると考えられる。非貧困者では五割弱であったが、それでも全国基準（第7章）の二・五割よりも大幅に高い水準である。

もう一つは、貧困者における昼食・夕食時間の短さである。非貧困者の食事時間は全国基準とほぼ同様であったが（昼食はむしろ五分長い）、貧困者はこれと比べて五～一〇分程度の「早食い」となっていた。

最後に、調達場所の差異である。非貧困者の方が貧困者よりも地域スーパーを重視しており、全体の六割に及んでいた。その主な理由は（全国スーパーでは不十分な）旬・季節感ある食材、ローカル食材へのアクセスとされた。貧困者ではそうした品質要求は少ないため（価格が優先のため）、その利

表 8-4　シングルマザーの食生活規範と実態 [1)]

	規範		実態 [3)]	
食事回数（%）	貧困	非貧困	貧困	非貧困
1 日 2 食以下	22.2	15.9	44.4	75.0
最低 1 食 / 週欠食	11.1	18.2	**77.8**	**45.5**
夕食場所（回）[2)]				
家庭内	5	5	6.5	6
家庭外	2	2	0.5	1
開始時間（時）				
朝食	7.5	7	7.5	7.5
昼食	12	12	13	12.5
夕食	18	18.5	19	19
長さ（分）				
朝食	20	20	10	10
昼食	30	30	**15**	**25**
夕食	30	35	**25**	**30**
共食者（%）				
夕食・孤食	11.1	7.0	22.2	11.4
食事内容（%）				
朝・主食≦ 2 品	88.9	72.7	22.2	27.3
朝・主食＋ 1 品	11.1	15.9	0	18.2
朝・主食単品	0	0	44.4	34.1
朝・その他 [4)]	0	11.4	33.3	20.5
昼・主食≦ 2 品	77.8	81.8	44.4	59.1
昼・主食＋ 1 品	0	9.1	44.4	15.9
昼・主食単品	11.1	4.5	11.1	22.7
昼・その他	11.1	4.5	0	2.3
夕・主食≦ 2 品	100	93.2	77.8	65.9
夕・主食＋ 1 品	0	0	11.1	11.4
夕・主食単品	0	0	0	6.8
夕・その他	0	6.8	11.1	15.9

（次頁に続く）

註 1）統計量は表 8-3 に同じ（詳細は上田（2023b）参照）。
註 2）食事場所・開始時間・長さの代表値は中央値。
註 3）太字は P 値・効果量で判断した仮説的差異を表す。
註 4）食事型「その他」には「欠食」を含む。

用実態は全国スーパーが第一位（全体の八割）で、非貧困者よりも多かった。また、食材宅配利用も非貧困者で優位に多く、貧困者は価格的制約からアクセスできずにいた。ここまで貧困者‐非貧困者の差異をみてきたが、そのほか多くの項目では差異が検出されなかったという点が興味深い。つまり、前節でみた貧困者の食生活特徴は、非貧困シングルマザーにもある程度一般化できるということである。これを逆の面からみると、貧困だからといって、食生活の質も必然的に低くなるわけではなく、「経済的貧困＝食の貧困」ではないことを意味している。食事型や栄養水準にさえ、統計的に有意といえる差異は認められなかった。

シングルマザーは子どもの食事の世話を余儀なくされることもあり、食の外部化、食事開始時間や長さは全国基準とも同程度であり、共食や食事型については全国基準よりも高い水準にあった。客観的実態のみをみれば、シングルマザーの食生活水準は相対的に低いとはいえない。

しかし、食事時間や食事型については全国基準よりも理想が高く、調達場所（専門小売店など）、食材の品質や楽しみについては自身の実態とかけ離れた目標が立てられている。結果として規範‐実態の乖離幅＝食生活の質の減少幅が大きいことが、シングルマザーの食生活特徴である。ここに表出しているのは「食生活の戦後体制」の矛盾的影響であり、母親たちの実際の声がこれを最もよく物語っている。

> とにかく時間がない。献立を考えて計画的に買い物って、労力を使いすぎる。で、いまは料理セットに頼っています。主食副菜汁物の一週間分の食材とレシピが送られてくる。でもそれって、おふくろの味ではないなっ

表 8-4　シングルマザーの食生活規範と実態（続）

	規範		実態	
調達場所（%）[5]	貧困	非貧困	貧困	非貧困
全国スーパー	44.4	25.0	**77.8**	**45.5**
地域スーパー	**22.2**	**59.1**	66.7	61.4
業務スーパー	22.2	2.3	22.2	15.9
専門小売店	22.2	31.8	0	9.1
宅配	22.2	18.2	**0**	**43.2**
コンビニ	0	0	22.2	31.8
ドラッグストア	0	0	33.3	13.6
品質（%）				
値段	55.6	22.7	66.7	18.2
新鮮さ	44.4	54.5	11.1	34.1
旬 / 季節	0	13.6	0	2.3
産地（国産等）	55.6	59.1	33.3	38.6
ローカル	0	4.5	0	2.3
顔が見える	0	4.5	0	0
無 / 減農薬	22.2	36.4	22.2	18.2
無添加	22.2	25.0	22.2	13.6
美味しさ	0	9.1	0	2.3
楽しみ（%）				
買い物	0	2.3	0	0
料理	22.2	13.6	11.1	9.1
団らん	55.6	40.9	44.4	20.5
外食	0	18.2	0	9.1
旬・季節	11.1	9.1	0	2.3
新たな食体験	22.2	20.5	0	9.1
美味しさ	0	40.9	0	20.5
栄養水準（%）[6]				
高（0-2 個）	–	–	22.2	31.9
中（3-4 個）	–	–	44.4	29.5
低（5 個以上）	–	–	33.3	38.7

註 5）調達場所・品質・楽しみは自由回答（複数）。
註 6）栄養水準は BDHQ における「要改善（赤信号）」個数。

て、ジレンマがありますよ。（40歳台・非貧困）

お母さんによって、食生活のばらつきがあることをもっと社会に知ってほしいです。お母さんは弁当を作るべき、料理をして当たり前って、みんなができるわけではない。仕事も育児も一人なので。帰宅は夜八時半、息子は先にチンで食べていて、それがかわいそうで、しんどくて、給料減ってもいいのでもうパートがいいかなって。（30歳台・非貧困）

4 シングルマザーの「食の貧困」測定

(1)「食の貧困」をどう概念化するか

前節までに各評価次元の達成水準が明らかにされたが、ここからどのように「食の貧困」の概念化や「食の貧困」者の認定につなげていけばよいだろうか。詳細は第3章で論じたが、本節では、多次元型貧困測定手法（AF手法）を用いてこの課題に取り組む。この手法は二段階閾値（dual cut-off）手法ともいわれるように、「剝奪閾値」と「貧困閾値」の二つを設定して「食の貧困」を指標化するものである。

剝奪閾値とは、各評価次元において、それを下回ると社会的に許容できないとされる基準である（一：剝奪、〇：非剝奪の二値数で表現される）。ただし、低所得や短い寿命などの一般評価次元と異なり、食生活の場合は、個別の剝奪（一日二食以下、食の楽しみがない等々）について「社会的に許容できない」とは言い難いかもしれないが、これらを併発させた状態は、社会的に見逃せないものとなる（そうでない限り、そもそも食料政策の存在意義はなくなる）。

第7章の全国基準と本章前節までの食生活分析をもとに設定した剝奪閾値を表8-5に示した。一部に集団依存的な剝奪閾値を含むため、(次章でみる全国の剝奪閾値とはやや異なり)シングルマザーに特化した閾値である。導出根拠は付録に示したので、適宜参照していただきたい。

もう一つの貧困閾値(k)とは、何個以上の剝奪があれば、その人は「食の貧困」とみなされるかを決定する水準である。図8-2には「食の貧困」閾値別の認定者割合を示した。

閾値を剝奪三個(k=3)とする場合の「食の貧困」認定者は30%(一六名)、剝奪四個の場合は15%(八名)、五

表 8-5　各評価次元の剝奪閾値

評価次元	剝奪閾値	剝奪者
食事回数	1日2食以下	28.3%
食事場所(夕食)	【外派】家庭外0回/週 【家派】家庭内3回/週以下	30.2%
開始時間	夕食・21時かそれ以降	7.5%
食事の長さ	朝食10分以下,かつ昼食15分以下かつ夕食15分以下	7.5%
共食者	夕食・孤食	13.2%
調達場所	業務スーパー・コンビニ・薬局のみ	7.5%
食材の品質	達成項目0個	7.5%
食の楽しみ	達成項目0個	49.3%
食事内容(食事型)	「主食+1品」未満が2食以上(うちいずれかは夕食含む)	11.3%
食事内容(栄養)	BDHQ要改善項目6個以上	17.0%

註)導出根拠は付録を参照。

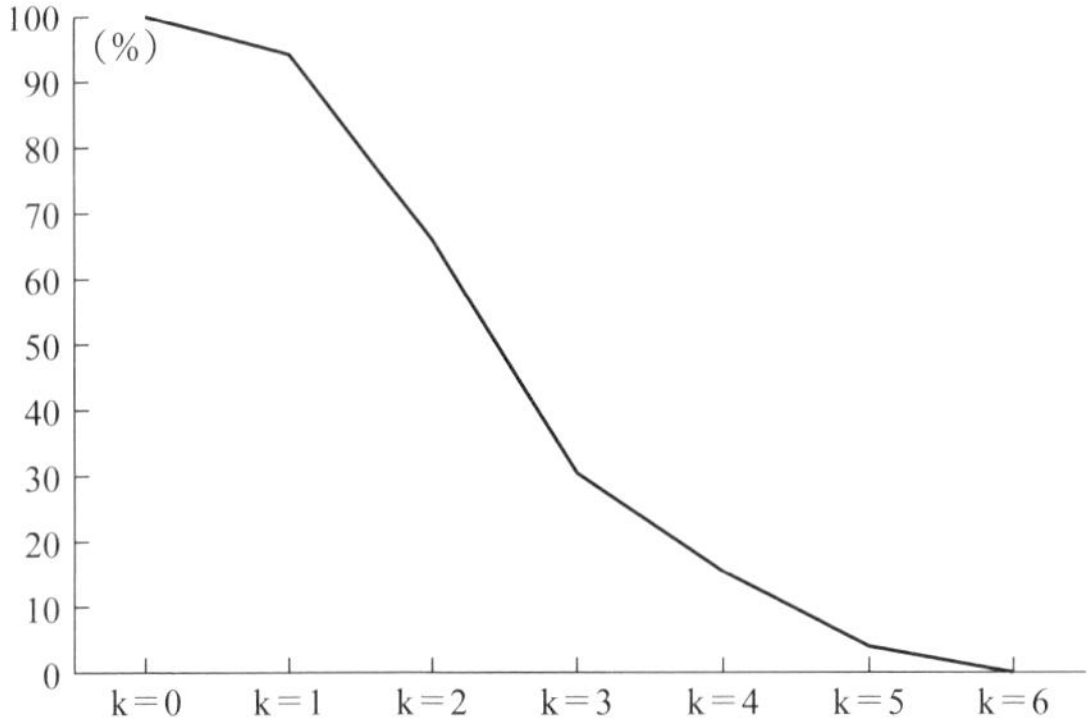

図 8-2　「食の貧困」閾値別の認定者割合

註)kは「食の貧困」閾値(剝奪個数)を表す。

表 8-6　「食の貧困」認定シングルマザーの剥奪プロファイル

No	不利的生活条件	所得	回数	場所	開始	長さ	共食	調達	品質	快楽	内容	栄養	計
1	貧困 A，偏食	71	○	○	−	○	−	−	−	○	−	○	5
2	貧困 D，偏食	161	○	−	○	○	○	−	−	−	−	−	4
3	貧困 E，うつ病	96	○	○	−	−	−	−	−	○	−	−	3
4	貧困 F，子偏食	152	−	−	−	−	○	−	○	○	−	−	3
5	貧困 G，うつ病	155	−	○	−	−	−	○	−	○	−	−	3
6	貧困 H	153	−	○	−	○	−	−	○	○	−	−	4
7	介護，長時間労働	243	−	−	−	−	−	○	○	○	−	−	3
8	PTSD，生活保護	204	−	−	−	○	○	−	−	○	−	−	3
9	うつ病，偏食	277	○	−	−	−	−	−	○	−	○	○	4
10	うつ病，偏食	288	−	○	−	−	○	−	○	○	−	○	5
11	肥満	161	−	○	−	−	○	−	−	○	−	−	3
12	長時間労働，偏食	395	−	−	○	−	−	−	○	○	○	−	4
13	長時間労働	196	○	−	−	−	−	−	○	−	−	○	3
14	夜間労働	255	−	−	○	−	○	−	○	−	○	−	4
15	子偏食	208	○	○	−	−	−	−	−	○	−	−	3
16	−	289	○	−	−	−	−	−	○	○	−	−	3

註）所得：等価可処分所得，長時間労働：10 時間以上労働。上記の不利的生活条件は主なものであり網羅的ではない。

個の場合は4％（二名）となる。このうちどの貧困閾値を選ぶかについて一定の解があるわけではないが、ここでは、この手法の妥当性を検証するため、貧困者サンプルをできるだけ多く確保できる貧困閾値k＝3を選択したい。

（2）「食の貧困」認定者の具体的実像

表8-6には「食の貧困」認定者一六名の剥奪プロファイルを示した。

①経済的貧困者――まず着目すべきは、経済的貧困者のうち六名が「食の貧困」者としても認定されていることである（No.1～6：表中のA～Hは第1節と対応）。なおNo.7の母親も所得水準（等価可処分所得）は貧困線以上であるが、世帯所得の大部分は親の介護費に使われるため、自身の食費に回せる分は少なく、実質的には経済的貧困者と同列に扱うことができる。

彼女らの剥奪プロファイルは様々であるが、食事内容や栄養水準ではなく、むしろ食の外部化や楽しみといった側面で剥奪が生じている。前者の側面のみに着目する従来の貧困観では捕捉されてこなかった人々である。

この結果は「経済的貧困＝食の貧困」言説を支持するものとみてはならない。というのも、非経済的貧困者（高所得者を含む）も「食の貧困」者として認定されているからである。本調査の場合、大きく「健康問題保持者」と

「長時間労働者」の二つのタイプを見出すことができる。

②健康問題保持者——生活保護を受ける母親№8は複雑性ＰＴＳＤを抱えている。なんとか子どもに食べさせてはいるが「自分のためにはもったいない、残りものでいい」と半ば自己犠牲的であり、朝食は時々欠食し、昼食や夕食もご飯と海苔の佃煮や梅干しなど簡単なものだけで済ますことが多い（良くて弁当おかずの残り物）。子どもには先に食べさせて自身は二〇時ぐらいに一人で夕食をとるため、自然と一五分以下の早食いになる。「食生活は義務的で楽しみはない」という言葉が彼女の食生活を物語っていた。

母親№9と母親№10は比較的高い所得水準にあるが、ともに過労由来のうつ病を抱え、それに子どもの発達障害や極端な偏食が拍車をかけることで剝奪が多くなっていた。

子どもが固まりの肉を食べれないんですね。舌の筋肉の発達がちょっと問題あって。苦手なものでも、細かく刻んだりして栄養バランスをとれるようにやっていたんですけど、結局全然食べてくれなくて、なんのために私作ってるのかなって。「もういい！」と言いながらゴミ箱にバンって捨てたりとか。子どもにストレスだし、自分にもストレスだし、そこからは子どもが好きなものだけ作ろうと決めました。「栄養は給食で」という感じで。

母親№9の品質、食事内容、栄養水準に剝奪が生じるのはこうした経緯からである。

また、母親№10は精神科医のアドバイスもあり、子どもよりも自分への関心を高めるように心がけていたが、精神的不安定のなかで食生活目標をうまく設定することはやはり難しい。「自己への関心」がかえって食事場所（頻繁な外食）、調達（高額な食材宅配）、品質（有機、無添加など）の理想を必要以上に引き上げていた。くりかえしになるが、規範‐実態との乖離が拡大すれば、食生活の質は相対的に減少してしまう（不満足な食生活になる）。母親№10の例はやや特異的にみえるが、後述するように、この事例は人々の理想と現実の間に発生する「相対的」な剝奪について普遍的な示唆を含むものでもある。

また、精神疾患のみならず、肥満治療に取り組む母親No.11のような場合も「食の貧困」に陥ることがある。家計的制約で外食ができないのみならず、厳格なダイエットによって楽しみ、共食（夕食は子どもよりも先にとる）次元で剝奪が起こっていた。

③長時間労働者――母親No.12は一般企業で正規雇用の経理職員として働き、経済的には安定している。しかし、長時間労働（一〇時間労働＋通勤片道一時間弱）で帰宅は二〇時半となるため、食事作りや買い物の時間は大きく制限される。子どもの偏食も深刻であり、母親No.9と同様に「結局は子ども中心で作る」ため、夕食はパスタやラーメンの主食単品型が基本となっていた。

母親No.13も非営利団体・正規職員として経済的には安定しているが、長時間労働（一〇～一二時間＋通勤片道一時間弱）と食生活を両立させなければならない。「とにかく時間がない」ため、野菜をもう一品準備することが難しく（子どもは野菜ジュースか給食で補うが）、母親自身は栄養水準に剝奪が生じていた。

母親No.14の労働時間自体は長くないが、販売員としての夜間勤務が多い（パートから正規職員になる引き換えに夜間勤務を許容した）。パートの時は、勤務後に八百屋で朝採り・新鮮な食材を調達することができていたが、現在は日中に買い物ができず、夜間営業の全国スーパーで品質は妥協するしかない。帰宅時間も遅いため、一人でさみしく、サラダと豆腐程度の夕食（主食なし）が日常であった。

④その他――これまでみてきた三つのタイプには収まらない「食の貧困」も存在する。保育士で非正規職員として勤務する母親No.15は、経済的不安定、精神状態の不安定、子どもの偏食など諸要因が積み重なって食生活水準が低くなっていた。母親No.16は（健康問題を抱えていないが）、先にみた母親No.10と同様に、有機食品や産地直送など品質理想が高いため、現実との乖離が大きく相対的な剝奪が生じていた。

こうした質的知見を別の形で表現したものが表8-7である。「食の貧困」認定者割合（H）と認定者のもつ平均

表 8-7　「食の貧困」指標と各評価次元の寄与度

	HA	H	A	回数	場所	開始	長さ	共食	調達	品質	快楽	内容	栄養
全体	**0.109**	0.302	0.363	0.13	0.13	0.06	0.08	0.11	0.04	0.19	0.21	0.08	0.08
		%	100	12.1	12.1	5.2	6.9	10.3	3.4	17.2	19.0	6.9	6.9
貧困	**0.244**	0.667	0.367	0.33	0.44	0.11	0.33	0.22	0.11	0.33	0.44	0	0.11
		%	100	13.6	18.2	4.5	13.6	9.1	4.5	13.6	18.2	0	4.5
非貧困	**0.082**	0.227	0.356	0.09	0.07	0.05	0.02	0.09	0.02	0.16	0.16	0.09	0.07
		%	100	11.1	8.3	5.6	2.8	11.1	2.8	19.4	19.4	11.1	8.3

註）HA：「食の貧困」指標，H：「食の貧困」認定者割合，A：認定者中の平均剥奪個数シェア。各次元内訳は「食の貧困」認定かつ当該次元剥奪をもつ者の割合。詳細は Alkire & Foster (2011)。

剥奪個数シェア（A）をかけあわせたものが「食の貧困」指標（HA）である。こうすることで、貧困者が抱える剥奪の深刻度も加味した数値表現が可能となる。また、各評価次元の内訳の数値は、「食の貧困」と認定され、かつ当該次元の剥奪をもつ者の割合を示しており、各二行目の割合（%）は「食の貧困」指標に対する当該次元の寄与率とみなすことができる（詳細は第6章を参照）。

まず「食の貧困」指標をみると、経済的貧困者の値が非貧困者の三倍近くに及んでいる。各評価次元別の達成水準（前節）でみると両者の差異はそれほどでもなかったが、剥奪の深刻度も含めて「食の貧困」を概念化すると所得的制約の重大さが鮮明に出る結果となった。（両者はやはり同一視してはならないが）シングルマザーにおいて、経済的貧困と「食の貧困」は密接な関係にあると結論づけてよいだろう。

経済的貧困者の剥奪内訳をみると、寄与率が高いのは、食事内容や栄養水準ではなく、食の楽しみ、食の外部化、品質、食事回数、食事時間の長さといった食機能の剥奪である。一方、非貧困者では品質や食の楽しみといった主観的価値づけを含む食機能の剥奪がより一層顕著なものとなっている。その詳細はすでに述べた通りであるが、いずれも栄養や食品摂取頻度（客観的実態）のみに着目する従来の測定手法では十分に捕捉できなかった「食の貧困」の現代的性質を表すものである。

（3）まとめ——シングルマザーの「食の貧困」

最後に、本章の結果を再度まとめておこう。第2節では貧困シングルマザーの食生活実態と多様な規定要因を明らかにした。第3節では、これらの特徴が非貧困シングルマザーにも共通するとともに、シングルマザーは（ジェンダー規範の強さに由来する）食規範－実態の乖離幅が大きいという特有の状況を抱えていることをみた。第4節では、多次元型測定手法（ＡＦ手法）を応用し「食の貧困」の概念化・指標化につなげた。剝奪の深刻度も考慮すれば「食の貧困」は経済的貧困者に起こりやすいといえるが、その剝奪プロファイルは従来の見解とはやや異なることを示した。

食の貧困とは「十分な食料がないこと」であり、経済的貧困と同義である――こうした従来の思考枠組みで一連の結果を整合的に説明できるだろうか。否、これらはすべて食潜在能力の観点から捉えられなければならない。第一に、食潜在能力とは様々な変換要因が影響（構成）する自由の概念であり、第2節は、時間的制約、母子の健康、ジェンダー規範などいくつか主要な要因を抽出するものであった。これは所得要因の重要性を否定するものではなく、むしろ第4節でみたように、経済的貧困者は「食の貧困」に陥る可能性が高かった。

第二に、食潜在能力は、各人の理想をどれだけ達成できているか、すなわち規範－実態の乖離幅として捉えられる自由概念でもある。シングルマザーの実態水準は全国基準と比較してもそれほど低くない。しかし、女性として、母親として、他に頼る人がいない唯一の保護者として、三重のジェンダー規範を背負いこんでいる。[12]そのため、主食主菜副菜や一汁三菜など食規範が高められる傾向にあり、その実現失敗の結果、食生活の不満足度は相対的に大きいものとなる。これは、シングルマザーに特有の食生活特徴であるといってよいだろう。

こうした規範への視点は「食の貧困」の現代的（相対的）性質への示唆に富むものである。一部の「食の貧困」認定者にみられたように、彼らの食規範（食品アクセス、品質、楽しみ）に食環境が追いついていない時、相対的な意味での剝奪状態が――規範と実態の乖離が大きくなるため――発生していた。言い換えれば「食の貧困」の根本的解決には、困窮者への特異的支援のみならず、普遍的なフードシステム自体の改善施策も必要になるということである。

第三に、食潜在能力理論とAF手法によって「食の貧困」を概念化する道筋を立てることができた。現代日本では、経済的貧困者のみならず、健康問題保持者、長時間労働者、これらの類型にあてはまらないが複数の不利条件を併発させている者など、多様な人々が「食の貧困」を生きている。

健康問題自体は容易に解決しがたいが、シングルマザーに構造的に生じやすい問題であるという点には、社会の側からの理解が必要である。長時間労働者の存在は、経済的に安定していても、それと引き換えに時間的制約が大きくなることで「食の貧困」に陥りやすいという点で、従来の見解の限界性と食潜在能力理論の意義を最も鮮明に物語ってくれる。

これらの「食の貧困」類型は互いに独立しておらず、第2節でみたような制約要因を複数抱えているのが通常である。家計的制約を緩和すれば、それで済む話ではない。食料政策、健康政策、働き方改革、子育て政策など、社会の全方面からのコミットメントが求められている。

第9章　食潜在能力の測定

GDPではなく、生活の豊かさを直接表す指標が必要だ、所得のみではなく多次元型の貧困指標が必要だ――こうした主張がようやく認識されるようになってきたが、実際の指標化・測定につなげることは茨の道である。とはいえ、本書ではこれに挑戦するだけの準備を進めてきたつもりである。前章では、多次元型「食の貧困」測定手法がきちんと作動することを確認した。本章では、この手法を全国調査データにあてはめることで、現代日本の食潜在能力はどの水準にあるか、その格差はどこにあるのか、「善き食生活」や「食の貧困」をどう概念化できるかを明らかにする。

1　「善き食生活」と「食の貧困」の認定

(1) エビデンス・ベースの食料政策、統合的指標の必要性

まず、そもそもなぜ食潜在能力の「測定」が必要かをあらためて確認しておこう。食料政策の目的は、人々の食生活の質を向上させること、つまり食潜在能力の拡大にある。社会的資源が限られるなか、食料政策を有効に機能

させるため、その効果を評価し、改善につなげることが求められる。近年、栄養政策、食育政策、農業政策でも「エビデンス・ベース」の考え方が浸透しつつあり、現状の食料関連政策は、以下の指標で評価されることになっている。

健康政策：食塩摂取量、野菜摂取量、朝食欠食率、食生活の改善意欲者数、きちんとした食生活（適正栄養・適量、共食、三〇分以上）の実施率、外食施設のヘルシーメニュー提供率、健康・栄養の学習機会など

食育政策：食育への関心度、共食率、給食改善（中学校実施率、地場産品使用率）、栄養バランスの良い食事（主食主菜副菜）の実施率、食育ボランティア数、農林漁業体験の経験者率、推進計画作成・実施市町村率など

農業政策：有機肥料の生産量、生鮮品の「原産地」適正表示率、トレーサビリティ取組率、食育政策と同様（農林漁業体験の経験者率など）

いずれも人々の食生活の質に何らかの形では関連するものの、あまり直結しない指標も多くある。食事型、共食者、食事時間までふみこんだ指標もあるが、それらは個別の評価にとどまっており、これを「善き食生活」や「食の貧困」にどう統合していくのかは不明なままである。こうしたプロファイル型（リスト型）の評価方式では、果たして当該政策が効果を持つものであったのかが判然としない。人々の食潜在能力に関する「統合型」の評価指標が開発できれば、こうした状況を打開することができる。

（2）剝奪・充足閾値をどう定義するか

本章でも、前章と同じく多次元型貧困測定手法（ＡＦ手法）を応用して「食の貧困」を指標化する。「善き食生活」の指標化にもＡＦ手法を用いるが、これはブータンの「国民総幸福指標」の導出方法に近い。すなわち、剝奪

表 9-1　各評価次元の剝奪・充足閾値

評価次元	剝奪閾値	剝奪者	充足閾値	充足者
食事回数	1 日 2 食以下	10.2％	7 日とも 1 日 3 食	67.7％
夕食場所	【外派】家庭外 0 回 / 週 【家派】家庭内 3 回 / 週以下	22.3％	【外派】家庭外 1 － 3 回 【家派】家庭内 7 回	56.6％
夕食時間	21 時かそれ以降	13.1％	19 時かそれ以前	65.9％
長さ	3 食とも 10 分以下	7.3％	朝食 20 分以上 昼食 30 分以上 夕食 30 分以上 このうち 2 食以上	41.1％
共食者	3 食とも孤食	20.9％	2 食以上共食	51.3％
調達	業務スーパー・コンビニ 1 位（メインの調達場所）	9.2％	規範 1 － 2 位（メイン・サブ） 乖離 0 個	42.9％
品質	達成項目 4 個以下	14.8％	達成項目すべて	45.2％
楽しみ	達成項目 3 個以下	16.4％	達成項目 7 個以上	38.7％
食事型	3 食とも「主食＋ 1 品」未満	12.1％	「主食＋ 2 品」以上が 1 食以上	60.2％
栄養	多様性得点 0 点	18.4％	多様性得点 4 点以上	29.4％

註）導出根拠は付録を参照。

閾値とは別に充足閾値（sufficiency cut-off）を設定し、全体の充足分布をみて「善き食生活」閾値（第二の閾値）を決定する。「善き食生活」指標は最終的に、認定者（非充足者）割合（H）のみならず、認定者の非充足度（A：平均非充足個数シェア）を考慮し、それらをかけあわせた値を全体から引いた数値（1－HA：値が大きいほど「善き食生活」）として表現される（第6章）。

各剝奪・充足閾値は、これまでの検討結果をもとに総合的に判断した。表9-1にその一覧を示したが、それぞれの導出根拠は付録を参照していただきたい。原則的には、剝奪閾値についてはシングルマザー調査と同様であり、充足閾値は本調査データ上で可能なかぎり厳しい（もしくは最も充足的な）条件に設定している。

次に、第二段階の閾値をどう設定すればよいか。これに唯一解があるわけではなく、いくつかの点を総合的に考慮して決定する必要がある。まずは「食の貧困」について検討してみよう。

第一に政策目的である。食料政策の目的を最も恵まれない一割の人々を支援することとするならば、剝奪三個や四個を「食の貧困」閾値とし、それぞれの認定者21％や9％を特定できる

（図9-1）。政策資源が許すならば、閾値を緩めて、より多くの対象者を捕捉することももちろん可能である。

第二にその規範性である。どの閾値を選んだとしても、それは「食の貧困」とは何かに関する態度決定を要求する。しかし問題は、何をもって「食の貧困」とするかに関する社会的合意が現状では存在しないことである。欠食が多く、外部化もできず、孤食を余儀なくされる（つまり三個の剝奪をもつ）個人は「食の貧困」とみなされるべきか、それとも、さらに食の楽しみがないという不利条件が加われば（四個の剝奪になれば）ようやく「食の貧困」というべきか。剝奪の組み合わせや各次元の重み付けによっても結論が変わってくるだろう。唯一解はないが、こうした社会的議論をはじめるためにこそ、有意義な測定結果を提示することはできる。

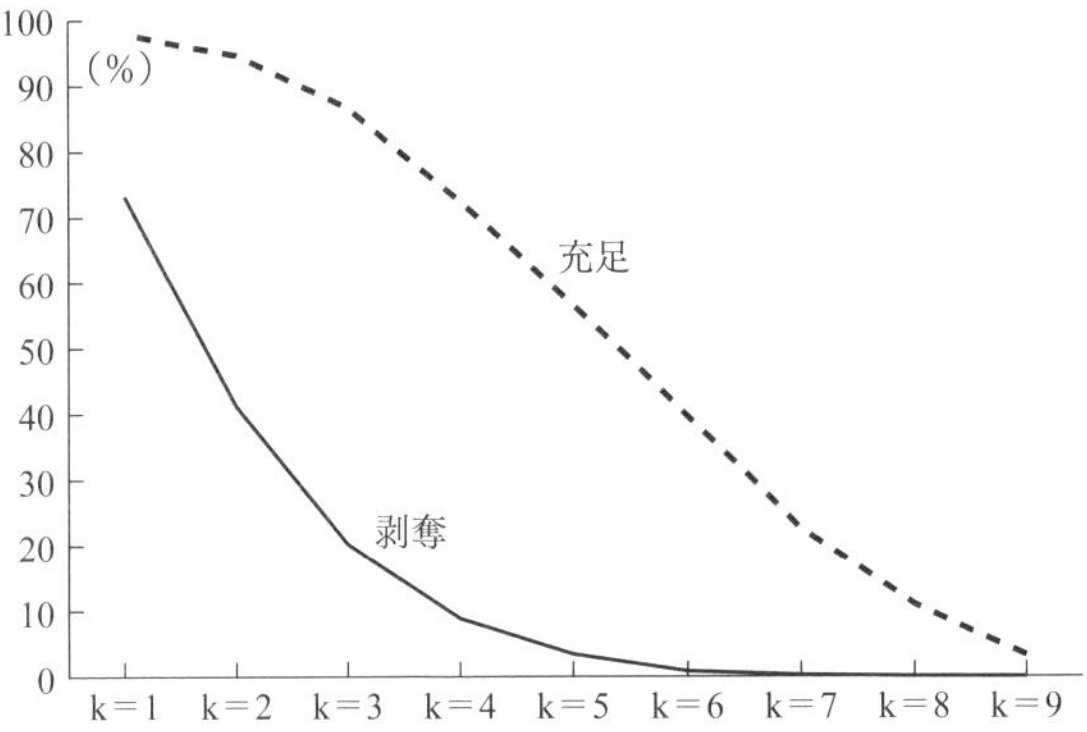

図 9-1 「食の貧困」「善き食生活」閾値別の認定者割合

註）kは「食の貧困」「善き食生活」閾値（剝奪・充足個数）を表す。

本章では、いくつかの現実的理由から剝奪数を三個（k＝3）として議論を進めていきたい。一つは、同様の基準で認定した「食の貧困」を生きるシングルマザー一六名には早急の社会的介入策が必要と考えるためである。また、k＝4とすると「食の貧困」認定者は9％とかなり少なく、現代日本の食生活状況を過小評価することにつながりかねない。逆に認定者が多すぎても「食の貧困」施策のねらいが希薄化してしまう（例えばk＝2の認定者は42％）。結果的に、所得基準の貧困率とも同程度の21％が政策的にも実効性が高いものと考えられる。

一方の「善き食生活」でも、閾値設定の政治性や規範性をめぐる課題は「食の貧困」と同様である。幸い、前者にはブータンの「国民総幸福指標」という先例があり（第6章）、本書もこの方法に従って議論を進めたい。ここでは、次の三つの閾値、四つの集団を設定する。

とても十分に善き食生活を送っている者（deeply well-eating）23％：第一閾値（全充足個数の七～八割≒k＝7）

十分に善き食生活を送っている者（extensively well-eating）17％：第二閾値（全充足個数の六～七割≒k＝6）

少しだけ善き食生活を送っている者（narrowly well-eating）17％：第三閾値（全充足個数の五割≒k＝5）

善くない食生活を送っている者（non-well-eating）43％

当然ながら、第一集団（deeply well-eating）から第四集団（non-well-eating）の順に社会的介入の優先度は高くなる。それでは、第一集団が分析的に無意味かといえばそういうわけではなく、同集団に焦点を当てて「善き食生活」の促進要因を探ろうとすることもできる。どの集団に着目するかは食料政策の目的次第であるが、こうしたグラデーションをつけて集団特性を表現できることは一つの方法論的強みである。

ただし通常、ブータンの「国民総幸福指標」として知られるのは、このうち第二閾値をもとにした指標である。本調査の場合は「善き食生活」閾値を充足数六個として設定し、それを下回る非充足者（合計17＋43＝60％）が指標化の考慮対象となる。

まとめると、現代日本の「食の貧困」とは一〇個の評価次元のうち少なくとも三個の剝奪をもつ者であり（k＝3）、全人口の21％に及ぶ。一方、「善き食生活」とは六個以上の充足をもつ者であり（k＝6）、全人口の40％を占める。こうした閾値定義に基づき、以降の分析を進めていきたい。なお、その他の閾値を選択した際に、認定者の男女・年齢別順位構造がどう変化するかも検証してあるので（結果はほぼ変化しない）、付録を参照されたい。

2　食潜在能力の格差はどこにあるか

(1) 食潜在能力の全体水準

食潜在能力の水準を直接的に表すのが剝奪・充足平均個数である。表9-2には各属性に対する重回帰分析の結果を示した。表中の偏回帰係数は、他の属性（独立変数）を統制したときの当該属性の影響を指し、さらに、単位を揃えて比較しやすくしたのが標準化偏回帰係数である。それが統計的に有意な効果かどうかはP値（*有意水準5%、**0・1%）で判断する。

表から明らかなように、食潜在能力水準に有意な効果をもつのは「性別」と「年齢」である。女性と六〇歳台（剝奪のみ五〇歳台も）は剝奪個数が少なく、充足個数も多い、つまり食潜在能力が高い。標準化係数をみると、女性であることと、六〇歳台であることはほぼ同等の影響力（剝奪：約〇・三、充足：約〇・五）をもつことがわかる。

逆にいえば、所得、階級、教育などそのほかの社会的属性は食潜在能力水準に有意な影響を及ぼしているとはいえない。中高所得層（IV位：上位20〜40%）で部分的な剝奪減少効果がみられるが、高所得層（V位：上位20%）ではそれが認められないばかりか中低所得層（II位：下位20〜40%）よりも剝奪傾向が増大しており、一貫した所得効果にはなっていない。後述するが、時間資源という説明要因を組み込めば（高所得層ほど時間的制約が大きい）、この現象はある程度説明できることになる。

(2) 食潜在能力の構成次元別水準

詳細な知見を得るため、一〇個の評価次元別の剝奪・充足状況をみてみよう。同じく重回帰分析を行い、そこで統計的有意差が認められた属性一覧を表9-3に示した。実際の剝奪者・充足者割合は付録を参考にしていただき

表 9-2　食潜在能力水準（剥奪・充足個数）

	剥奪平均個数	偏回帰係数	標準誤差	標準化係数	充足平均個数	偏回帰係数	標準誤差	標準化係数
男性	1.83	–	–	–	4.46	–	–	–
女性	1.20	-0.642**	0.092	-0.321	5.35	0.899**	0.139	0.449
20 歳台	1.82	–	–	–	4.45	–	–	–
30 歳台	1.62	-0.187	0.134	-0.075	4.76	0.278	0.202	0.111
40 歳台	1.68	-0.111	0.136	-0.044	4.69	0.252	0.205	0.100
50 歳台	1.40	-0.402**	0.136	-0.162	4.82	0.353	0.205	0.142
60 歳台	1.01	-0.821**	0.136	-0.333	5.83	1.371**	0.203	0.555
所得 I 位	1.60	–	–	–	4.89	–	–	–
所得 II 位	1.43	-0.207	0.131	-0.080	5.04	0.225	0.197	0.087
所得 III 位	1.55	-0.157	0.129	-0.062	4.79	0.126	0.195	0.050
所得 IV 位	1.39	-0.319*	0.134	-0.124	4.93	0.279	0.202	0.109
所得 V 位	1.49	-0.256	0.138	-0.099	4.97	0.294	0.209	0.114
高卒	1.55	–	–	–	4.80	–	–	–
短大卒	1.32	-0.067	0.118	-0.028	5.21	0.169	0.178	0.071
大卒	1.56	-0.079	0.102	-0.039	4.86	0.216	0.155	0.108
アンダークラス	1.51	–	–	–	5.01	–	–	–
労働者	1.48	-0.057	0.150	-0.024	4.67	-0.258	0.226	-0.110
旧中間	1.30	-0.229	0.193	-0.061	5.34	0.434	0.291	0.117
新中間	1.69	-0.119	0.159	0.049	4.53	-0.333	0.240	-0.137
資本家	1.71	-0.097	0.180	0.030	5.06	0.236	0.273	0.073
その他	1.31	-0.019	0.147	0.005	5.30	-0.012	0.225	-0.005
定数		2.36	0.168			3.759	0.254	

註）重回帰分析：調整済み R^2 値＝ 0.094（剥奪）0.102（充足), * $p < 0.05$, ** $p < 0.001$。基準「20 歳台」「所得 I 位（下位 20％）」「高卒」「アンダークラス」

たい（紙幅の制約上、統計量は省略している）。

第一に、広範な構成次元において、女性と六〇歳台（五〇歳台を一部含む）の剥奪は少なく、充足は多く、先述した性別・年齢効果は一貫していることがわかる。共食次元の剥奪において、三〇歳台が少ないことは未就学児を抱えるものが多く夕食の世話を余儀なくされるからだろう。品質次元で女性の非充足が多くなっているのは、品質要求が高く「当該品質（鮮度等）を利用できていない」とする主観的評価が厳しくなっていることの裏返しの結果であると考えられる。

第二に、そのほかの属性は効果が限定的であるか、一貫していない場合が多い。所得についてみると、高所得層であるほど品質次元の剥奪が少ない一方で、食事回数次元の剥奪が中所得層で少なく、食事場所次元の充足が中低所得層で多い。品質面の剥奪における所得効果は従来の見解とも一致するものであるが、後二者の現象は一種の逆転効果ともいえよう。

社会階級についても似たような傾向がある。アンダークラスや労働者階級を抑えて、資本家階級（食事の長さ）、新中間階級（食事回数）、旧中間階級（栄養水準）では剝奪や非充足が多くなっている。前二者については、時間的資源量が影響要因として介在していることが示唆される（逆に、時間的都合のつきやすい旧中間階級では食事時間の長さの充足が多い）。

表 9-3　社会的属性別の食潜在能力水準（有意差がある項目のみ）

	剝奪平均個数	充足平均個数
食事回数	−60 歳台 * −III 位 *	＋女性 ** ＋大卒 * − 新中間 *
食事場所	−	＋女性 * ＋ II 位 *
開始時間	−女性 ** −60 歳台 **	＋女性 * ＋ 60 歳台 **
長さ	−60 歳台 ** ＋資本家 *	＋女性 * ＋ 60 歳台 ** ＋旧中間 *
共食	−女性 ** −30 歳台 *	＋女性 ** ＋資本家 *
調達場所	−60 歳台 **	−大卒 *
品質	−女性 * −60 歳台 ** −IV 位 * −V 位 **	−女性 *
楽しみ	−女性 ** −60 歳台 **	＋女性 ** ＋ 50 歳台 * ＋ 60 歳台 **
食事内容	−女性 * −50 歳台 *	＋女性 ** ＋ 50 歳台 * ＋ 60 歳台 **
栄養	−女性 ** −50 歳台 ** −60 歳台 ** ＋旧中間 *	＋女性 ** ＋ 60 歳台 **

註）重回帰分析：*p ＜ 0.05,　**p ＜ 0.001（詳細は付録）

強い性別・年齢格差、所得・階級要因の限定性に関するこれらの測定結果は、すでに従来の「善き食生活」や「食の貧困」言説に疑問を投げかけるものである。以下では、さらにもう一歩進んで、「善き食生活」と「食の貧困」を統合指標化した結果を詳しくみたあと、これらの示唆をまとめて論じることとしたい。

（3）「食の貧困」指標と属性格差

社会的属性別の「食の貧困」指標（HA）を示したものが表9-4である。繰り返すが、同指標は「食の貧困」の確率（認定者割合）のみならず、認定者における剝奪の深刻度も加味したものであり、値が大きいほど当該集団の状態は善くないことを意味する。

「食の貧困」指標を比較すると、先述の性別格差と年齢格差はここでも維持されていることがわかる。年齢別では、男女ともに「子育て世代（三〇〜四〇歳台）」[1]が最も剝奪度が大きく「若年層（二〇歳台）」がそれに続き「中高・高齢層（五〇〜六〇歳台）」の剝奪度はかなり低い。認定

表 9-4　「食の貧困」認定者の剥奪プロファイル [1)]

	指標HA[2)]	認定者率H	内訳%[3)]	回数	場所	開始	長さ	共食	調達	品質	快楽	内容	栄養
全体	**0.076**	0.206	100	8.6	9.2	9.6	5.7	12.5	5.6	12.6	14.3	9.0	12.9
男 20 台	**0.118**	0.322	100	8.5	8.5	10.4	5.7	12.3	4.7	11.3	13.2	6.6	18.9
男 30 台	**0.154**	0.440	100	9.3	8.6	8.6	2.1	12.9	5.7	12.9	15.0	8.6	16.4
男 40 台	**0.130**	0.330	100	6.8	5.9	12.7	7.6	11.0	5.9	13.6	16.1	8.5	11.9
男 50 台	**0.094**	0.237	100	5.5	7.7	15.4	7.7	13.2	4.4	9.9	17.6	9.9	8.8
男 60 台	**0.043**	0.131	100	2.3	7.0	0.0	4.7	16.3	4.7	9.3	16.3	23.3	16.3
女 20 台	**0.075**	0.198	100	7.9	6.6	7.9	6.6	13.2	7.9	18.4	10.5	9.2	11.8
女 30 台	**0.046**	0.137	100	8.5	14.9	6.4	6.4	10.6	10.6	12.8	17.0	0.0	12.8
女 40 台	**0.055**	0.141	100	14.8	16.7	11.1	5.6	9.3	1.9	13.0	13.0	9.3	5.6
女 50 台	**0.037**	0.099	100	16.2	18.9	8.1	8.1	13.5	5.4	10.8	8.1	5.4	5.4
女 60 台	**0.024**	0.069	100	12.5	8.3	4.2	4.2	16.7	4.2	12.5	8.3	16.7	12.5
所得 I	**0.082**	0.220	100	6.4	8.3	4.9	7.4	13.2	7.8	16.7	14.7	8.8	11.8
所得 II	**0.075**	0.213	100	12.7	9.7	9.7	6.0	11.2	4.5	11.9	12.7	7.5	14.2
所得 III	**0.078**	0.219	100	8.2	8.9	11.0	2.7	11.0	4.8	13.7	16.4	8.2	15.1
所得 IV	**0.069**	0.178	100	5.6	8.1	12.1	6.5	14.5	4.0	12.1	12.9	11.3	12.9
所得 V	**0.072**	0.191	100	10.9	11.7	13.3	5.5	12.5	5.5	6.3	14.1	9.4	10.9
アンダ	**0.076**	0.208	100	5.3	8.4	8.4	4.2	15.8	6.3	15.8	15.8	10.5	9.5
労働者	**0.079**	0.206	100	8.7	8.2	12.0	6.5	13.0	4.3	13.0	12.0	8.2	14.1
旧中間	**0.053**	0.158	100	7.5	10.0	5.0	0.0	10.0	7.5	7.5	20.0	10.0	22.5
新中間	**0.092**	0.246	100	5.7	11.9	12.4	6.7	13.4	5.2	9.3	14.4	9.8	11.3
資本家	**0.088**	0.229	100	12.0	7.6	7.6	7.6	10.9	4.3	15.2	12.0	9.8	13.0

註 1）剥奪数 3 個以上の時「食の貧困」とみなされる（k＝3）。教育水準は省略した。
註 2）HA：「食の貧困」指標（値が大きいほど善くない），H：「食の貧困」認定者率。
註 3）各次元の内訳は「食の貧困」認定かつ当該次元剥奪をもつ者の割合（寄与率）。

者割合（H）をみても、女性五〇～六〇歳台では同集団中の一割に満たないほどである。

とはいえ、性別格差は年齢格差よりも深刻である。女性の中で最も剥奪度が大きい二〇歳台（０・０７５）よりも、六〇歳台を除く全年齢の男性で剥奪度が大きくなっている。

所得格差については、前項の平均剥奪個数のみを対象とした測定結果よりも少し鮮明に出る。低所得から高所得層にかけてグラデーションで値が出ているわけではないが、低所得層（０・０８超）と中高・高所得層以上（０・０７前後）の間には見逃せない格差がある。一方、社会階級については、新中間・資本家階級の剥奪度（０・０９前後）が下方の階級よりも大きいという興味深い逆転現象が起こっている。そして所得にせよ階級にせよ、その剥奪度は男性（六〇歳台を除く）を上回るものではなく、むしろ性別格差の深刻度を傍証する結果となった。

この点をさらに精査するため表９‐４に示

した構成次元別の寄与率をみてみよう。これを横軸にみる時、当該集団における「食の貧困者」が抱える全剝奪個数に対して各次元の剝奪がどれだけ影響力を持っているかを把握できる。まず低所得層（所得Ⅰ）をみると、たしかに栄養次元は12％の寄与率をもっているが、それ以上に共食、品質、食の楽しみ次元の剝奪が大きな寄与率をもっていることがわかる。低所得層の「食の貧困」といっても、従来の栄養・摂取食物次元の貧困ではなく、もっと社会的で文化的な意味での剝奪状態がここで表現されている。

剝奪度が大きいリスク集団として、男女別に若年層と子育て世代についても付記しておこう。男性二〇歳台は、栄養次元の剝奪寄与率が19％と大きい（二〇歳台も16％とやや共通する）。女性二〇歳台の栄養状態はやや改善するが、一方で品質面の剝奪寄与率が18％と大きくなる。調達面でも平均よりも剝奪寄与率が大きく、業務スーパーやコンビニの調達が多くなっているため、食材品質も落ちていることがうかがえる。子育て世代（三〇〜四〇歳台）の女性については（年齢別変動が若干あるが）食の外部化、食の楽しみ、品質、食事回数（四〇歳台のみ）の剝奪寄与率が大きく、これは前章でみたシングルマザーの状況とも一致している。子育て世代の男性についても、栄養次元の剝奪が大きくなり食事場所の剝奪が小さくなる（ある程度外部化できる）といった部分的な変動はあるが、女性とおおむね類似した傾向が認められる。

これらの寄与率は、各次元の剝奪閾値に依存する側面もあるため、測定結果を縦の軸でみることも有効である（全体平均より高ければ、同集団に著しい傾向とみなす）。食潜在能力水準への影響分析（前節）と重複内容も多いためここでは割愛するが、[2] こうした集団属性・評価次元別分析を可能にし、政策立案に活用できる「分解性」を備えることがこの指標の強みである。

（4）「善き食生活」指標と属性格差

続いて「善き食生活」指標（1‐HA）の測定結果をみていこう（表9‐5）。基本的な測定原理は「食の貧困」と

表 9-5　「善き食生活」認定者の非充足プロファイル[1)]

	指標 1-HA[2)]	認定者率 H	内訳 %[3)]	回数	場所	開始	長さ	共食	調達	品質	快楽	内容	栄養
全体	**0.592**	0.595	100	7.1	8.6	6.8	11.3	10.3	10.1	10.4	12.3	9.9	13.2
男 20 台	**0.468**	0.778	100	6.9	9.2	7.3	11.3	9.2	10.2	9.0	11.9	11.5	13.6
男 30 台	**0.462**	0.846	100	6.9	9.8	6.1	11.0	9.2	9.0	10.6	12.9	10.4	14.1
男 40 台	**0.556**	0.659	100	6.9	5.7	8.4	10.6	11.9	9.9	9.2	12.6	10.9	13.9
男 50 台	**0.518**	0.722	100	7.3	9.0	7.9	12.4	10.9	9.4	8.3	12.4	9.4	13.0
男 60 台	**0.697**	0.495	100	7.7	9.7	4.3	11.0	11.0	10.0	10.3	13.3	9.3	13.3
女 20 台	**0.630**	0.584	100	6.4	7.8	7.2	10.7	8.6	11.0	10.7	13.9	9.9	13.9
女 30 台	**0.685**	0.500	100	5.9	8.7	7.2	13.4	7.8	11.5	12.1	11.2	9.7	12.5
女 40 台	**0.632**	0.556	100	8.2	9.1	6.3	11.8	11.0	9.3	11.8	10.7	8.8	12.9
女 50 台	**0.658**	0.535	100	8.1	9.0	5.8	11.0	11.9	10.4	11.3	12.5	8.1	11.9
女 60 台	**0.798**	0.333	100	6.8	8.3	5.8	8.3	13.6	11.7	13.1	11.2	10.2	11.2
所得 I	**0.608**	0.612	100	6.9	8.3	5.5	11.6	10.7	10.3	10.9	12.7	10.3	12.7
所得 II	**0.640**	0.551	100	8.1	6.9	6.9	11.4	10.3	9.8	10.9	12.8	9.5	13.4
所得 III	**0.592**	0.626	100	6.4	9.3	6.6	10.1	9.7	11.0	10.1	13.0	9.4	14.4
所得 IV	**0.621**	0.590	100	7.0	9.1	7.3	11.7	10.6	8.9	11.0	11.4	10.1	12.8
所得 V	**0.615**	0.590	100	7.3	9.6	8.2	11.5	10.2	10.2	8.9	11.5	9.9	12.7
アンダ	**0.631**	0.584	100	5.6	8.9	5.2	10.6	11.3	11.3	11.9	12.6	8.9	13.7
労働者	**0.577**	0.644	100	7.2	7.8	7.1	11.6	10.4	10.2	9.9	12.2	10.0	13.5
旧中間	**0.680**	0.513	100	7.8	8.2	5.8	9.1	8.6	11.9	10.3	14.0	10.3	14.0
新中間	**0.558**	0.656	100	7.8	9.5	7.7	11.5	10.3	8.7	9.2	12.3	10.1	12.9
資本家	**0.645**	0.562	100	6.4	8.8	7.5	11.3	9.7	10.2	10.2	11.5	10.7	13.7

註 1）充足数 6 個以上の時「善き食生活」とみなされる（k＝6）。教育水準は省略した。
註 2）1-HA：「善き食生活」指標（値が大きいほど善い），H：「善き食生活」認定者（非充足）率。
註 3）各次元の内訳は「善き食生活」認定かつ当該次元非充足をもつ者の割合（寄与率）。

同様であるが、ここでは値が大きいほど善い状態を意味する。

性別格差・年齢格差については、「食の貧困」指標の測定結果を逆転させて理解することができる。女性と高齢層（六〇歳台）の食生活が最も善く、女性二〇歳台よりも（六〇歳台を除く）全年齢男性で指標は小さく、性別格差が年齢格差よりも大きいものであることがわかる。

一方、「食の貧困」指標以上に、「善き食生活」指標については一貫した所得・階級効果を認めることができない。低所得層の状態（0・61前後）は中所得以上ともさほど変わらず、最も食生活が善いのはむしろ中低所得層（0・64）である。旧中間階級（0・68）の食生活が最も善く、新中間階級や労働者階級（0・5台後半）ではアンダークラスを大きく下回る水準の食生活を送っている。アンダークラス、旧中間階級、資本家階級という三つの集団は、社会序列が大きく異なるにもかかわらず「善き食生活」指標が高い。今回の場合、社会階級は社会序列よりも時間的自由度（自営業、非正規雇用）を表現するものとして作用していることが示唆される。

評価次元別の詳細分析は「食の貧困」ですでに行ったので、ここでは繰り返さない。しかし、「食の貧困」と比べて属性別の値のばらつきが全体的に小さくなること、非充足分布は剥奪分布と単純な対応関係にあるものではないことを指摘しておく。「善き食生活」は「食の貧困」以上に、年齢・性別以外の属性による説明が複雑である（所得による説明はあまり意味なし）。

3　現代社会の縮図としての食生活

(1) 多次元型測定手法の意義と結果のまとめ

最後に、本章で用いた測定手法の特徴とその分析結果を総括しておきたい。

本手法の第一特徴は、食生活の「多次元性」を捉えられることである。これは、所得制約や食料の十分性に焦点化した従来のフード・インセキュリティ測定法の限界を克服するものであった。

第二に、この手法は「食の貧困」や「善き食生活」の特定や統合型指標の開発を可能にする。食生活の多次元性に着目する測定手法（食関連ウェルビーイングなど）はこれまでにもあったが、それらはいずれも各次元の評価結果をリスト化（プロファイル化）することに終始するものであった。

本手法では二段階の閾値を設定することで「食の貧困」と「善き食生活」の概念化に成功し、それぞれ21％と40％（十分に善き食生活を送っている者以上）の人口を特定することができた。つまり、現代日本では五人に一人が「食の貧困」を生き、二人が「善き食生活」を送っているということである。前者は優先的な社会的支援を必要とし、後者に含まれない60％の非充足者にも広範な社会的介入が求められる。

もちろん、相対的貧困が等価可処分所得の「中央値の半分以下（ＯＥＣＤ）」を閾値として定義されるように、本手法の認定者率も閾値設定のあり方に依存している。こうした恣意性は貧困研究に不可避の問題であり、これを減じるためには「何をもって食の貧困、善き食生活とするか」に関する社会的合意を醸成していくことが不可欠である。

とはいえ、五人に一人が「食の貧困」を生きるという事実は、3・8％のフード・インセキュリティ人口しか特定できない従来の測定手法と比べて[3]、日本の食生活実態をより正確に表すものであろう。

本手法の第三の特徴は「分解性」すなわち社会集団・評価次元ごとに結果を分解できる性質である。これは食料政策の内容決定に不可欠な条件であり、そこから得た知見を以下でまとめる。

（2）社会経済的地位の複雑な影響

国際的には、所得、階級、教育などの社会経済的地位（socio-economic status, 以下ＳＥＳ）が健康・栄養水準に格差をもたらすことは「揺るぎない事実（solid fact）」とされてきた[4]。しかし国内の食生活調査では、所得が直接関わる「家計調査（食品）」を除き、これまでＳＥＳをほとんど調査対象にしてこなかった。二〇〇〇年代から貧困問題が社会的に認知され、一〇年代から主に栄養学や農業経済学で実証研究が進んだことで、ようやく食生活へのＳＥＳ効果が議論されるようになってきた。

現状で最も研究が手厚いのが、栄養・摂取食品への所得効果である。「国民健康・栄養調査」では二〇一〇年度（平成二二年度）以降、所得階層別の結果を公表している。この調査データの再解析を通じて、低所得世帯の食生活の特徴（中・高所得世帯との比較）が次第に明らかになってきた。

まず栄養素別には、エネルギー、脂質、タンパク質、ナトリウム、コレステロール、ビタミンＡの摂取量が少ない[5]。食品群別には、穀類などの摂取量が多く、野菜類、果実類、肉類、魚介類、乳類などの摂取量が少ない[6]。この結果は「家計調査」を用いた研究とも一致している[7]。総じて低所得であるほど、主食中心となり、野菜や肉など生鮮食品の消費が少なく、栄養水準（タンパク質など）も低くなる傾向がある。

二〇一〇年代半ば以降は、栄養・摂取食品にとどまらない広範な食生活側面への所得効果も報告されるようになってきた。低所得世帯は総じて、欠食が多く（食事回数）[8]、外食は少なく（食事場所）[9]、経済的な理由や買い物の不便さによる食料品入手の困難度が高く（調達場所）[10]、良質な（国産、有機、無添加など）食品購入率も低く（品質）[11]、「価格」以外の価値（味覚、産地、旬、健康）への関心も低く（品質、楽しみ）[12]、主食主菜副菜の摂取率も低い（食事内容）とされる[13]。ただしいずれも個別的研究であり、これらの知見はまだ統合的に整理されていない。

SESの観点から教育水準の影響をみる研究は少ないが、低学歴者は、一部の食品群（野菜、果実、乳類など）の摂取量が低く[14]、食生活や食品安全に関するリテラシーも低いことが明らかになっている[15]。なお、社会階級の効果をみる食生活研究はほぼ皆無である[16]。

こうした先行研究をふまえて、本測定結果はどう解釈できるだろうか。まずはSESのうち所得に着目して結果を再整理しよう。平均剝奪・充足個数をもとにした食潜在能力水準の分析では、統計的に有意な所得効果を認めることはできなかった（第2節1項）。しかし、すでに達成度が高い集団は一旦無視し、「食の貧困」認定者と彼らの剝奪の深刻度を加味した場合には、低所得層と中高・高所得層の間に見逃せない程度の格差が生じていた（同3項）。後者の考え方が受け入れられるならば、経済的貧困者は「食の貧困」に陥る可能性が高いといってもよいだろう。

この結論は、前章でみた貧困シングルマザーの調査結果とも一致する。また、国内のSES研究とも一致するが、本結果は「食の貧困」の内容（剝奪分布）に関する知見を補強するものである。つまり「食の貧困」認定者の剝奪は栄養の次元のみならず、共食、品質、食の楽しみの次元にも及んでいる。これは結果的に、直近の研究成果を統合するものとなったが、やはり現代の「食の貧困」は栄養だけでなくトータルに考えなければならない。

一方で、「善き食生活」指標には一貫した所得格差がないという点も重要である（第2節4項）。つまり、経済的に豊かだからといって、食生活も豊かになるわけではないと結論づけることができる。これは、食潜在能力の発揮構造には（所得のみならず）様々な要因が介在していることによるが、その一端を照らしてくれるのが階級属性である。

本分析における社会階級は、職種・職位・性別・婚姻関係をもとに同定している（第6章）。しかし、いくつかの食機能の達成水準（食事回数、時間の長さ）や「食の貧困」および「善き食生活」指標においても、社会階級が高いほど状況が悪化するといった一種の逆転現象が認められた。これは「時間」という媒介要因を導入することで、ある程度の説明ができる。一般に、階級が上位であるほど時間的制約は大きく、資本家・新中間階級とアンダークラスには週平均約七〜九時間の労働時間の開きがある。[17] 時間的制約の大きい階級では、早食い、夕食の遅延、朝食欠食が増えることも納得できる。このように、少なくとも食生活分析においては、階級変数は社会的地位の序列というよりも、時間的資源量の多寡を表現するように作用していた。

周知のように、日本の労働時間は一九八〇年代にピークに達し、他の先進国から大きくかけ離れた長時間労働国となってしまった。その後、全体労働時間は減少し、現在は米国やイタリアとも同水準になっているが、これは非正規労働者の増加によるところが大きく、正規労働者（特に男性）の労働時間は大きく変わっていない。[18] そもそも、男性の長時間労働を可能にする前提条件は、配偶者女性の育児・家事へのコミットメントである。ＳＥＳが高くても食生活が豊かにならない背景には、こうした「家族の戦後体制」とその再編の遅れがある。

(3) 深刻な性別・年齢格差

ＳＥＳ格差について整理してきたが、その影響を過大に評価してはならない。というのも、ＳＥＳ以上に大きな食潜在能力格差をもたらしていたのが性別と年齢だからである。食潜在能力水準（第2節1項）、「食の貧困・善き食生活」指標のすべてで一貫した性別・年齢効果が認められ（同3～4項）、男性一般（六〇歳台を除く）、そして男女ともに若年層、子育て世代（三〇～四〇歳台）で食潜在能力の剝奪度が大きくなっていた。「食の貧困＝SES格差」という従来の凝り固まった見解では、こうした重要な格差を隠蔽してしまう危険性がある。

日本は、本来必要な「家族の戦後体制」の改革どころか、それを固定化してきたため、現在では先進国最大のジェンダー不平等を抱える国となった。[19]「家族・食生活の戦後体制」では、家庭の食事は主に女性が担うことになる。国際的にみても、日本の男性の家事参加はきわめて乏しく、[20]男性の怠惰論が唱えられることにも一理あるわけである。しかし食潜在能力の観点からみれば、男性自身も食生活領域から「疎外」されてきたといえよう。「女性か男性か」という責任追及ではなく「家族・食生活の戦後体制」という社会構造にその根本原因を求め、その改革に向けた建設的な議論が必要である。

一方、年齢別にみると、現代日本で最も不自由なく食生活を送れているのは高齢者であった。たしかに独居世帯（特に女性）の貧困や社会的孤立、食料品アクセス問題など、高齢者に顕著な問題も存在するため、過度な一般化には慎重を要する。[21]それでも、高齢者の食潜在能力水準が一般的に高いことにはいくつかの理由が考えられる。一つは、先述した時間的資源である。退職者の食潜在能力水準は、（すでに平均よりも高い）非退職者の水準よりもさらに高く、[22]勤労や子育てから解放されて時間的余裕のあることが、自由な食生活を可能にしていた。もう一つは、世代的要因である。本調査の高齢者（六〇歳台）は、一九五〇年代初頭～六〇年代初頭生まれであり、まさに「家族の戦後体制」の確立期を生きてきた世代である。家庭、社会、学校教育を通じて、本分析で定義した意味での「善き食生活」（前掲表9-1）を送るための食潜在能力を長年かけて培ってきたことも多いに影響していると考えられる。

（4）食潜在能力に応じた食料政策

食料政策では、こうした食潜在能力の視点を統合する必要がある。これは近年の栄養・食育政策における、青年期、妊娠期、子育て期、高齢期など生活段階別の介入策を要求する「ライフステージ」概念ではない。ライフステージとは政策介入をいかに最適化するかという考え方であり、格差や不正義にかかわるものではない。社会的資源はつねに限られており、その優先的配分をめぐる社会的選択を問題とするのが、食潜在能力に基づく食料政策である。

本測定では、男性、若年層、子育て世代、経済的貧困者といったリスク集団とそれぞれの剝奪・非充足プロファイルを特定した。例えば二〇～三〇歳台男性では栄養次元の剝奪が大きく、基礎的調理能力を獲得させるための社会的機会（食育など）の確保、現状では依存度の高い外食・中食領域の質の向上（健康メニューの提供など）といった改善策が求められる。子育て世代の男性では、食事時間や共食者、食の楽しみ次元での剝奪が大きく、その背景には「仕事優先、食生活は後回し」といった現実がうかがえる。食料政策のみならず、働き方改革、子育て政策など、多方面からのアプローチが必要である。

一方、若年層・子育て世代の女性では、食の外部化ができず、良質な食材にアクセスできていない実態――これも女性が食事作りや食材調達を余儀なくされていることの裏返しではある――が存在した。このうち後者はその定義上、人々の主観的価値づけを反映する食機能である。前章でもみたように、自身が求める品質水準に、フードシステムの水準が追いつかなければ、結果として相対的な剝奪が発生する。そのためリスク集団へのアプローチは、その根本にあるフードシステムの普遍的強化策とあわせて実行される必要がある。この問題は、経済的貧困者への食生活支援とも関連しており、第10章で再論することとする。

こうした食潜在能力格差は世代間で継承されうるため[23]、若年層や子育て世代への積極的介入は一層重要なものとなってくる。これは、高齢化社会における社会保障（年金、健康保険など）と資源配分のあり方の論争とも共通するところがあろう。食料政策についても、社会的資源をめぐる「世代間格差」をもっと議論していかなければならない。

経済的貧困、長時間労働、ジェンダー不平等、高齢化——本章でみた食潜在能力とは結果的に、現代日本が抱える社会問題を縮図的に反映するものであった。

(5) 食潜在能力モニタリング体制の構築へ

食料政策をエビデンス・ベースで進めるには、食潜在能力のモニタリングを統合することが望ましい。幸い、国際的にみると、日本は食生活関連の政府統計が潤沢にある国の一つである。

「栄養調査」は食事回数、食事場所、食事内容(栄養素・食品別摂取量)の捕捉に効果的である。同じく歴史の長い「家計調査」では食事場所(中食・外食)を把握できる。食事時間帯や長さ、共食者については「国民生活基礎調査」が有効である。さらに「食育調査」はこれらの統計とはやや異なる側面から、食事回数、共食者、食事内容(主食主菜副菜)の知見を提供してくれる。調達場所(業態別店舗数、売上シェアなど)は「商業調査」から捕捉できる。

ただし現状では、これらの統計調査は管轄省庁ごとに別個の方針で展開されていることが問題である。その結果、朝昼夕食の区別、日・週単位の区別、共食(家族以外を含むか否か)や中食(副食を含むか否か)の定義の範囲など、統計ごとにデータの性質が異なり統一的な把握が難しい。また、「食事内容」の焦点が限定的であること(栄養素、食品、主食主菜副菜のみ)、「調達場所」や「品質」を含む食品アクセスの有効な指標がないこと、人々の食規範(どう食べていきたいのか)を問う指標がないことなど、いくつか解決すべき課題も残されている。いずれも人々の食潜在能力という観点から一つに統合していくことが求められる。[24] たとえ管轄省庁、統計手法、背景のディシプリンは違ったとしても「人間としての存在を忘れてはいけない」(モラン『人間の自然性』[25])。

第10章　食料政策の体系化

ここまで三つの章をかけて、現代日本の「善き食生活」と「食の貧困」の実像を描いてきた。そうした食生活の改善・格差是正に向けて、いかなる社会的介入策が必要か。近年着目されるフードバンクや子ども食堂は、一体どの程度有効なのか。食育や和食継承策など、徹底化する「第二の食の近代」に対応すべく展開されてきた従来の政策はここにどう位置づけられるのか。本章ではこうした問いに答えるため、食潜在能力の観点から食料政策の体系化を目指す。

1　食生活支援の実態とニーズ

(1)　食生活支援の研究

前述のように、現代日本では六〜七人に一人が貧困状態にある。国際的にも高い貧困水準をふまえれば、福祉分野のみならず経済、教育、医療、健康など全分野で貧困対策を一層拡充していく必要がある。その点、生活の中で重要な位置を占める「食生活」分野の支援策は果たして十分に議論・研究されてきたのだろうか。

二〇〇〇年代以降、栄養学や経済学を中心に、貧困世帯の食生活実態（低栄養、孤食など）の解明が進んでいるが「支援策」の検討は今後の課題として残されていた。[1] 後述するように、当事者にとって支援の利用は最低限の食生活水準の確保に欠かせない一方、多くの矛盾をはらむものでもある。従来の研究では政府統計を用いた計量分析が主流であるため、当事者における利用実態やニーズについては十分に踏み込むことができずにいた。

フードバンクや子ども食堂などの支援策についての研究は、こうした栄養学・経済学の食生活分析とはやや独立する形で進められてきた。以下では先行研究をふまえながら、主な支援方策の概況を整理しておきたい。ここには狭義の食料支援のみならず、（食育や子ども食堂なども含めた）「食生活の質」改善を目的とした広範な支援策を含むため、さしあたり「食生活支援」と総称しておく。

フードバンクは、食品企業などから食材の寄付を受け、それを支援団体・生活困窮者個人に配布する活動・団体を指す。[2] 二〇二二年時点で全国約一八〇の団体が活動している。配布内容としては米と常温加工品が主で、生鮮食品は限定的となる傾向がある。組織規模・専門性や、寄付食料の量・質における諸制約から、利用者の栄養に配慮した食料支援にまで至っていないのが現状である。[3]

推進体制の持続性に関する研究は多いが、当事者の利用実態に迫る研究は少数である。後者の研究では、家計・食品摂取・精神面への正の効果に着目するが、[4] 利用者の抱える複雑な課題（負の効果）を見逃している。当事者と利害関係をもつフードバンク経由の調査のため、なかなか本音を明らかにしづらいこともあるだろう。

子ども食堂は、無料（もしくは安価）の食事を提供し、地域づくりや貧困解消など、多様な機能を発揮する外食施設である。二〇一九年時点で、全国約三七〇〇箇所（小学校区実施率：約二割相当）が活動している。新型コロナ感染拡大下では、多くの団体が従来の外食形態から、食料・弁当を配布する形態へ切り替えながら、生活困窮者の支援活動を継続していた。[5]

子ども食堂についても推進体制研究はあるが、利用者の実情に迫る研究は現状ではほとんどない。唯一、保護者向けWEBアンケート調査がある。しばしば「子ども食堂は根本的な貧困対策ではない」として存在意義を疑う議論もあるが、実際に過半数のシングルマザーは利用を希望しており、「近くにない」などの理由で利用できずにいるだけの現状を明らかにしている[6]。同様の実態は本調査でもみるところである。

私たちには当たり前となっており、その重要性が見逃されがちなのが「学校給食」である。近年、学校給食がもつ栄養格差の減少機能を再評価し、中学校給食の徹底などさらなる拡充につなげていくことが議論されている[7]。

このほか、学校での朝食提供、「子ども宅食」（配送型フードパントリー）、「おうち食堂」（家事スタッフ派遣による手作り料理提供）など、草の根では多様な支援が展開されている[8]。しかし、いずれも事例報告のみで、効果検証など十分な研究には至っていないのが現状である。

以上のように、フードバンクと子ども食堂を軸に研究が進みつつあるが、大多数が推進主体の視点からの接近であり、利用者の実情に寄り添った調査設計となっていない。食生活支援体系は当事者の食潜在能力の観点から再構築するべきであり、そのための実態把握が求められる。

（2）利用実態とニーズ

一方、本書のシングルマザー調査では、現状の食生活支援の利用実態と今後のニーズも尋ねている（表10－1）。まずは、こうした実態把握から食料政策の体系化へのヒントを見出したい。

はじめに食生活支援の利用実態に関する全体的傾向をみよう。何らかの食生活支援を利用している者は全体の六割強であった。言い換えれば、全体の四割近くは「支援なき自力の食生活」を送っているということである。

本調査の対象者が相対的に高い社会的資本を持つこと（支援団体と何らかの関係性あり）を考慮すれば、シングルマザーの全国的な支援利用率は、より低いと考えるのが適切であろう。

ここでの非利用者は、五三名中では比較的所得に余裕がある方だが[9]、本来支援を受けるべき経済的貧困者九名のうち五名も非利用者に含まれていた。食生活支援は、届けるべき人に届いていないのである。

支援別にみると最も利用率が高いのが「フードバンク」である。ただし、月一回以上の定期利用はそのうち50％であり、残りは有限回数・不定期・抽選による利用である。安定的な食料確保に至っている利用者は、もっと少ないとみるべきであろう。

そのほかの支援利用はいずれも一割前後にとどまっていた。子ども食堂の支援活動（表中の「子ども食堂」と「弁当配布」）をあわせても全体の二割に及ばず、支援を必要とする者に十分に届いているとは言い難い。[10]

表 10-1　食生活支援の利用実態と今後のニーズ

(1) 現在利用している食生活支援（%）			
何らかの支援	62.3	フードバンク	52.8
弁当配布 （中食形態）	11.3	子ども食堂 （外食形態）	7.5
家事サービス	5.7	その他	1.9
(2) 今後必要とする食生活支援（%）			
フードバンク	35.8	家事サービス	18.9
料理教室・食育	17.0	子ども食堂	15.1
学校給食	5.7	その他	18.9

註）都市圏在住シングルマザー 53 名の自由回答に基づく。

では、シングルマザーはどのような食生活支援を必要としているのか。支援ニーズが最も高いものは「フードバンク」であった。これには、現在の利用率の高さも影響しているだろう。

一方、現在ほぼ利用されていないにもかかわらず、それぞれ約二割が必要としていた食生活支援は「家事サービス」と「料理教室・食育」であった。その理由の詳細は後述するが、現状において主流となっている物的支援のみならず、サービス供給を軸とした食生活支援を拡大していく必要性を示す結果である。以下では支援タイプ別に、利用者・非利用者（潜在的利用者）双方における現状の課題をみていこう。

①フードバンク――これについては三つの課題があげられた。第一に「情報がない・居住地域に支援がない・申請方法がわからないこと（六名）」であり、このうち三名は経済的貧困者であった。フードバンクは自治体・福祉事務所など公的主体経由の支援認定が推奨されるが、[11]調査対象者のうちの利用者の多くは、個人もしくはシングルマザー・コミュニティ経由で支援にたどり着いていた。言い換えれば、そうした検索能力・社会的資本を持たざる者は支援網から除外

されるということである。また、非利用・貧困者のうち二名は近郊都市在住であり、(中核都市内と比較した)支援網の地域間格差については今後検証していく必要がある。

第二に「継続的支援でないこと(有限回数・不定期・抽選利用)(三名)」である。背景にはフードバンクの量的な不十分性があり、これは第一の課題とも密接に関連している。

第三に「食材の内容や品質に不安がある・自身の食生活にあわないこと(一二名)」である。これは現在および潜在的利用者において最大の懸念点となっていた。現状では、食品企業や個人などの寄付による米と常温加工品が主な配布内容となっており、保存しやすい野菜(じゃがいも、人参など)はあっても、軟弱野菜・果物などが含まれることは稀であった。

経済的に厳しい状況にあっても、自身や子どもの健康に気をつかっている母親が多く「添加物に抵抗を感じる」「廃棄食品を押しつけられている」「食品ロスを出さないように自分が無理に食べている」という本音も語られた。また、精神疾患を抱えるシングルマザーが多いことには慎重な配慮が必要であり(第8章)、それを欠く場合「傷つく支援」になりかねない。

傷つく支援といいますか。ごぼうをたくさんもらうじゃないですか。「ありがたいでしょ」と言われるので「はいっ」て頂くけど。食べ物なのでもったいないから洗って食べるようにします。「ありがたいな」と本当は思わないといけないですよね……でもどうみても「ゴミ」なんですよ。それを感じたときに、そう感じる自分を責めてしまうんです……みじめだなと感じる自分を責めるんです。(複雑性PTSDを抱える四〇歳代女性)

こうしたジレンマの背景には、フードバンクが環境問題・食品ロス施策として位置づけられ[12]、福祉施策(食潜在能力の拡大・確保施策)として位置づけられてこなかった経緯があろう。

とはいえ、現場レベルですぐに実践可能な方法も見出された。「利用者がフィードバックできる仕組みが欲しい

（三〇歳代女性）」と提案されたように、支援主体側が利用状況を細かく把握し、配布内容を調整することがそれである。そのための地道な努力が求められる。

実際、利用者が欲しい食材（季節の野菜、魚含む）を毎週メールで把握・配布するという優れたフードバンク活動もあり、「本当に助けてもらっている、私は恵まれている（三〇歳代女性）」という高い満足を生んでいた。なお、全ての利用者において（上記の諸課題はあるが）食費の節減につながっているという正の効果が報告されたことも付記しておく。

②子ども食堂――主な課題は「近隣にない・非定期開催である・時間があわない（六名）」ことである。利用困難な現状は先行研究でも報告されており、[13] 徒歩で通える範囲（校区内）に最低一つの子ども食堂を設置するまでの量的拡大が不可欠である。[14] 実際、子ども食堂は「共食（母親自身も含む：三名）」や「偏食（極端な好き嫌い）の矯正（二名）」に正の効果を発揮しており、社会的に孤立しやすく子どもの偏食にも悩むことが多いシングルマザーにとって欠かせないインフラとなっていた。

「外食できる」という食機能は、子ども食堂のみならず、保育園や地域の飲食店でも確保しうるものである。例えば「迎え時に親子でとれる保育園での食事（有料）」や「飲食店で（中年勤労男性向けではなく）子育て世帯向けの健康的な食事をとれる仕組み」が求められていた（表中「その他」）。各地域のフードシステム構成員が一体となって取り組んでいく必要性があらためて示された。

③家事（料理）代行サービス――現在ほぼ利用されていないにもかかわらず、二割近くが必要としたのは「家事サービス」であった。これは、民間企業や非営利団体がスタッフを定期的に派遣し、掃除や子どもの送迎など家事・育児全般を行うものであるが、料理（作り置きの準備を含む）を依頼することもできる。

家計的制約から内食を余儀なくされるシングルマザーにとって家事サービス利用は、日々の料理負担の軽減のみならず「子どもの偏食の改善」（一名）、「新しいレシピの発見」（三名）、「自身や子ども（特に不登校児）の社会的孤立の解消」(一名)など広範な効果を期待できるものである。

しかし、全ての潜在的利用者にとって課題となっているのは「利用金額の高さ」である。現在の利用者三名はいずれも自治体に認定された生活困窮世帯のため、無料(有期限)での利用であった。この状況を打開するため、国や自治体はベビーシッター利用補助制度を展開しつつあるが、少なくとも三つの課題がある。[15]

第一に、母子世帯の非正規雇用率は高く、子育て支援施策に力を入れる大企業・中小企業に勤務しているケースは少なく、内閣府の「企業主導型」利用補助事業などの恩恵を受けることができない。第二に、自治体の利用補助事業も存在するが、地域間格差は依然として大きい(例えば二〇二二年時点で東京都内二三区のうち九区のみ存在)。第三に、多くのベビーシッター利用補助対象が「純然たる保育サービス」に限定され、料理や買い物をサービスに含めることができない。こうした背景には、困窮世帯の生活における「食」の重要性が十分に認識されずにいることがあり(さらに、食事は家庭＝母親が担うべきという戦後体制的規範があり)、社会全体における抜本的な意識改革が求められる。

④料理教室・食育――家事サービスと並んで、こうしたニーズも全体の二割弱と高かった。ここでの食育とは、既存の学校教育の普遍的アプローチではなく、シングルマザー世帯を対象として追加的に実施されるハイリスク・アプローチである。このような食育が望まれる背景には二つの事情があった(詳細は第8章を参照)。

シングルマザー世帯では子どもが食生活課題(偏食、不登校による栄養バランスの乱れなど)を抱えているケースが多く、限られた経済的・時間的資源を使ってそれに十分に対応するだけの食潜在能力(調理、食選択など)を持たない母親が多い。また時間的制約が大きいと感じているため、子どもに料理を教える家庭内食育の時間も十分に確保できていない。こうした事情から、親子ともに参加できる無料の料理教室・食育が強く望まれるというわけである。

子どもが基本的な調理能力を身につけることは、家事負担を軽減させることで、母親自身の食生活の質の向上にもつながる。「しんどいときにはご飯・味噌汁・卵焼きを作ってくれて助かる（小学三年生の娘をもつ三〇歳代女性）」と述べられるように、食育の機会を意識的に確保してきた家庭（五名）では子どもが台所で活躍し、母子双方の食生活水準を引き上げていた。さらにいえば、子どもが最低限の自炊能力を獲得することは「食の貧困」の世代間連鎖を断ち切るうえでも不可欠である。

現状では、無料料理教室を展開する自治体もあるが（現利用者一名）、先述のフードバンクの利用実態のように、潜在的利用者に情報が届いていないことが多い。料理教室の存在を認知していても、子どもの課題（発達障害、偏食など）が原因で参加をしぶるケースもあった（二名）。こうした特別な配慮や専門スタッフの必要性を考慮すると、民間団体よりも、放課後や土曜日クラスを活用した小中学校・学童保育などでの料理教室・食育の実施が望ましいだろう。

⑤学校給食――これに関する回答は少数であったが、見逃せない課題が報告された。一つは、中学校給食における貧困家庭のスティグマ化である。現状では、公立中学校の約二割が全校給食を実施しておらず、希望者のみに弁当を配布（貧困家庭は無料）するなどで対応している。[16]

しかし実際には、被調査者の中には「(無料配布の）弁当を持っていけば仲間に冷やかされる」ため利用できずにいる世帯も存在した。貧困家庭のスティグマ化対策が学校現場では不十分であることが示唆された。中学校完全給食化とともに議論されるべき課題である。

もう一つは、幼保無償化（二〇一九年以降）による幼保給食の質の低下である。全体像が未解明のためさらなる検証が必要であるが、実際に保育所で勤務するシングルマザーから「(幼保無償化により）副菜が一品減り、デザートが無くなっている」と報告された。幼保無償化の直接的帰結というよりも、幼保無償化という制度変化が、以前からの構造的経営問題の析出を後押ししたとみるのが適切かもしれない。

同じ問題は、しばしば政策的アジェンダとなる「給食費無料化」にも通じるところがある。持続可能なフードシステムへの配慮が一層要求される今日において、追加的コストの発生は不可避であるが、給食無料化はこうした質の改善を制約するおそれがある（そして無料化すると再び有料化することはほぼ不可能）。コストの責任分担に関する慎重な議論が必要である。

いずれにせよ、食潜在能力格差の減少において公的給食はきわめて重要な役割を果たしており、いかなる状況下でも質の低下は防がなければならない。

（3）結果から自由の平等へ

次の検討に進む前に、食生活支援の現状を食潜在能力の観点から再整理しておこう。第一に、人々の食機能達成（結果）ではなく、食潜在能力（達成の自由）の観点から、支援体系を再構築する必要がある。現状の食物提供を軸とする支援体系では、現在の食生活水準を「確保」できても、将来にわたって「善き食生活」を営んでいくための能力を「拡大」させることはできない。端的にいえば、その場しのぎの支援であり、「食の貧困（食潜在能力の剝奪）」の解消にはつなげられていない。

第二に、そうした意味での食潜在能力拡大に向けて、現状で主流となっている「フードバンク」と「子ども食堂」の量的充実とともに、家事サービスの利用促進や生活困窮者向けの食育（特に最低限の調理能力開発のための料理教室）など、より踏み込んだ代替的支援を実行していく必要がある。

第三に、被支援者の「食生活の質」がトータルな意味で認識されるべきである。支援を受ける立場であっても、加工品・廃棄品をできるだけ避け、手料理を食べ、時には外食できることを望んでもよいはずである。現代日本の食生活支援は、最低必要栄養を確保すればよいという戦後型の「食の貧困」観から脱却しなければならない。

2　食料政策の国際的動向——フランスを中心に

（1）「食料政策」の誕生

国内の食料政策の検討に入る前に、一旦視点を世界に広げてみたい。食料政策（food policy）を必要とするのは日本だけではなく、今や世界的動向となっている。各国で様々に展開される食料政策だが、いくつか共通する特徴を見出すことができる。

第一の特徴はフードシステム・アプローチである。フードシステムとは、生産・加工・流通・消費の各段階における構成主体の主体間関係からなる構造をいう。これまでの農業政策や食品流通政策、栄養・消費政策などはこのうち特定の段階を対象とするものだった。そうした反省から、システム全体をカバーできる政策が求められるようになった。

第二の特徴は分野横断性である。農業・農村、健康、環境、社会正義など食にかかわる全ての社会課題を一体的に解決すること、そのためにも異なる分野の関係者、異なるディシプリン間の協働を必要とする。

第三に、エージェンシー（行為主体性）である。「食料主権」「フード・デモクラシー」という理念も提唱されるように、食料政策の決定・実施プロセスにおける人々の参加、選択、コントロールの本質的重要性が認識されるようになった。

第四に、「食料安全保障」を基本理念とすることである。国家は食料の量的十分性のみではなく、食料へのアクセス、それを「食生活の質」向上のために利用できる状態を確保しなければならない（第2章）。こうした立場が明確に表明された一九九六年の世界食料サミット以降「食料安全保障」はますます重要な政策思想とされるようになった。

第五に、「第二の食の近代」の徹底化という共通の背景がある。食品不安とフードシステムへの信頼の喪失、新たな食の貧困、遺伝子組み換えや食肉などの食農論争、世界的食料危機――こうした現代の食をめぐる社会課題の解決には新たなアプローチが求められる。食生活を私的領域として放置しておくことはできず、国家が積極的に働きかけるようになる。食料政策とは、徹底化する「食の政治化」の産物であった。

とはいえ、国ごとにその力点の置き方は異なる。[17] 本章ではフランスの食料政策に着目するが、それにはそれなりの理由がある。英米圏の「フードポリシー・カウンシル」は、市民運動を中心としたガバナンスであり、代替的フードシステムの構築を目指すことに力点がある。[18] 一方、フランスでは公共主体が主導し、各産業段階の事業者（特に専門職業組織）が関わることで、主流のフードシステムを再構造化することに力点がある。特に英米圏では「中間の欠落（missing middle）」というように、フードシステムの流通段階への働きかけを欠いてきたことが反省されているが、[19] 対照的にフランスでは、各地域の卸売市場が公共主体と一体になって食料政策に取り組んできた。こうした経験は、卸売市場が全国食料流通の中核を担っている（国産青果物の市場経由率は約八割）日本にも示唆的である。[20]

フランスでは、二〇一〇年代初頭から食料政策のための法整備を進め、中央と地域の適切な役割分担のもと一〇年以上にわたって推進してきた。こうした長年の経験をふまえ、このモデルを欧州に拡大普及する動きも展開されており、近い将来「欧州モデル」となる可能性もある。[21] これから食料政策の法整備に取り組もうとする日本にとって、これ以上ない範例であろう。

(2) フランスの食料政策

①成立背景（『フランス食料政策小史』[22]）――戦後しばらくの間は「生産主義」の農業政策が進められ、一九六二年の共通農業政策（欧州）の導入は、これに勢いを与えた。六〇～八〇年の期間に、農産物生産量は七割増加し、世

界第三位の農産品輸出国となるまでに至った。

しかし六〇～七〇年代にかけて「品質」の時代へと移行する。所得の増大や女性の社会進出を背景に、食事場所（内食から外食へ）、社会関係（共食から孤食・個食へ）、調達手段（専門店からスーパーへ）など食事モデルが変容した。有機や菜食などのエコロジー思想、健康・節制思想、それらを背景としたヌーヴェル・キュイジーヌ運動が広がるのも六〇年代末からである。

こうした新たな食事モデルと品質要求は、生産主義・工業化の矛盾と副作用（農薬、添加物、代替原料、動物用ホルモン剤など）を明るみに出し、メディアもそれに拍車をかけ、消費者の食品不安は増大した。七〇年代はこうしたガストロアノミの黎明期である。八〇年代には、食べ手の信頼回復のための統御機構が切実に求められるようになる。

こうして誕生したのが「全国食料評議会（CNA）」である。フードシステムの全関係者（消費者、専門職業者、研究者、公共主体）の対話の場として一九八五年に設立された独立諮問機関である。成立初期のCNAは、各関係者の利害を調整しながら、牛肉や青果物からチョコレートに至るまで「品質」の合意形成（『提言』）において活躍した。品質政策は、消費者の信頼回復だけでなく、EU・国際市場下での競争力強化のためにも不可欠であった。

一九九六年のBSE問題は、食品安全ガバナンスの再編成を余儀なくした。フードシステム関連の代表者が構成するCNAは、科学的リスク評価を担う食品衛生安全庁とは別に、リスクの社会・経済的側面を診断する専門機関――「第二の専門家」――として機能した。

九〇年代の食品安全危機の経験をふまえ、二〇〇〇年には「国民食料会議（EGA）」が組織された。EGAとは「私たちはどう食べていきたいのか」を問う社会的討議であり、政策立案における市民参加を促し、食農政策への消費者不信を緩和するため不可欠な措置であった。

EGAの成果の一つとして、二〇〇一年に「全国栄養健康計画（PNNS）」が開始された。ただし、PNNS

はあくまでも栄養・健康政策であり、食生活問題の社会・経済・政治的側面が十分に位置づけられていなかった。そうした反省からトータルな食料政策の必要性が次第に認識され、最終的に「全国食料計画（ＰＮＡ）」として結実した。その法的根拠は二〇一〇年の「農業・漁業近代化法」で与えられ、現在は二〇一四年「農業・食料・森林未来法」に引き継がれている。ＣＮＡも「全国食料計画の精緻化に関与し、その実施をモニタリングする」（近代化法第一条）諮問機関として正式（法的）にその役割が認められた。

このように、フランスの食料政策とは、ガストロアノミ、食の医療化、食の政治化など、徹底化する「第二の食の近代」に対応するべく生まれたものであった。その意味でも、従来の食料関連政策とはその性質が異なることを再認識しておきたい。

②基本理念――その食料政策の目的は「安全かつ多様で、十分な量の味覚・栄養的にも良質な食材へのアクセスを、全ての人々にとって経済的に許容可能な状態で持続的に確保すること」（近代化法第一条）と規定される。[23] これは国際的理解における「食料安全保障」に相当する。

しかし、フランスの食料政策には「善き食生活（bien manger）」というもう一つの基本理念があることを強調しておきたい。「食料安全保障」と「善き食生活」には重複するところも多く、両者の統合が今後必要となってくるだろう。しかしそれを行うためにも、まずは概念的射程や背景理論の差異を認識しておく必要がある。

前述のように、「食料安全保障」理念は途上国の開発・貧困研究に端を発している。当初の量的十分性から徐々にその概念的射程（アクセス、利用、安定性など）を拡大してきた（第2章）。それでも、食料生産基盤と供給体制の強化を中心とする「良質な食材へのアクセス確保」に重点があり、それより先の食生活（食事回数、食事場所、共食者、食事時間など）の問題に積極的に干渉するものではない。

近代化法・未来法の両法やＰＮＡにおける「食料安全保障」概念は、直接的には、ＣＮＡが二〇一〇年に発布した『全国食料政策実施に向けた提言』の作業部会のうち「食料主権」小部会の議論に由来している。そこで参照されていたのは、開発研究・国際法の学術的系譜であり、[24]以下でみる「善き食生活」の系譜とは異なるものである。

「善き食生活」理念は、第1章で詳述したように、フランスの「食の社会学」に由来するものである。従来の栄養学・経済学的方法（栄養、食品群、食消費）の限界をふまえ、食事回数、場所、時間、社会関係、食事型、楽しみなど食生活のトータルな側面への視点をもち、「善」の再帰的構築の必要性に焦点を当てる概念であった。「食料安全保障」概念と比べて、食料供給体制への視点は相対的に弱いが、一方で食生活の質（善さ）のあり方に積極的にふみこんだ分析射程をもつ。この視点は『提言』作業部会のうち「食遺産」小部会が導入した。同小部会は、継承が危ぶまれる「フランス型食事モデル」の価値づけを目的としており、食の社会学を理論的根拠としていた。[25]

しかし、食料政策立案時に、両概念が対決することはなかった。[26]法文上は「食料安全保障」概念が採用されたが、PNAのスローガン（第一次「全ての人々に善き食生活を」、第二次「未来の食事モデルへ」）や後述する政策内容にも明らかなように、「善き食生活」の思想も共存している。どちらが優れた概念というわけではなく、互いに補完的な焦点をもつ考え方として、食料政策の射程をトータルにするものとみるのが適切であろう。

③政策内容——近代化法以来、食料政策は第一次（二〇一〇～一三年）、第二次（一四～一八年）、第三次計画（一九～二三年）と展開されてきた。開始当初、食料政策がカバーすべき政策領域は自明ではなかった。第一次計画に先立つ『提言』の作業部会は、⑴食料主権・主体性・食品衛生品質、⑵食育・食情報・食料需要、⑶農産物供給・持続性・品質改善、⑷食料理遺産振興・価値づけという四つの小部会で構成されていた。

それぞれに⑴食の貧困、⑵食育、⑶フードシステム、⑷食文化というその後の政策領域の原型を見出すこともできるが、小部会間で重複する主題も多く、全体として整序されていたわけではない。そうした経緯から、近代化法では食料政策で取り組む一一個の主題（貧困層の食品アクセス、食育、食遺産振興など）を列挙し（優先順位なし）、第一次計画も（四つの小部会の政策提言に対応する）計八五のアクションを列挙する方式がとられた。[27]

第二次計画では、網羅性ゆえに体系性を欠くことへの反省をふまえ、社会正義、食育、食品ロス、地域圏アンカリングと食遺産の価値づけという四つの政策領域が明示された。[28] ここでは(1)食の貧困、(2)食育、(4)食文化に加えて(5)食品ロスが前面に出ている。[29] (3)フードシステムはこれら四領域に統合される形となったが、これはその包括的性質に由来するだろう。未来法にも「短経路流通や、農業者・加工業者・消費者間の地理的近接性の発展を奨励（中略）旬の農産物、とりわけ有機農産物など品質や原産地を特定できる表示つき製品を集団給食に供給する行動」の必要性が明確に示されており、フードシステムの視点が後退したわけでは決してない。[30]

第二次計画の中盤（二〇一六年）には、二つの重要な展開があった。一つは、環境・エネルギー管理庁との連携で「持続可能性」関連予算が増大したこと、もう一つは、地域圏食料プロジェクト（PAT）に特化した予算領域ができたことである。

第三次計画では政策領域として、社会正義、食品ロス、食育、これらを推進するツールとして集団給食、PATが位置づけられ、[31] 現在もこの体系で進められている。

以上、フランスにおける食料政策の内容の変遷をみてきたが、これらをもっとも広範にとれば、(1)食の貧困、(2)食育、(3)フードシステム、(4)食文化、(5)持続可能性という五つの領域を見出すことができる（表10-2）。

先の『提言』の序章には、食料政策は、これまで国家が果たしてきた役割――食料安定供給と食品安全確保――からもう一歩進んで、人々の食選択に積極的に働きかける政策であるとする。[32] これまでみてきた五領域に先んじて、食料安定供給政策（農業・食品産業政策）や食品安全確保政策が機能していることを前提としている。農産品輸出国フランスとは異なり、食料自給率が40％を下回る日本でこれを受容する場合には、その前提的条件の違いを見誤らないようにしたい。

④推進体制――「全国食料計画（PNA）」はどのように推進されているのか。中央レベルでは、農業省食料総局（DGAL）、地域レベルでは食料・農業・森林総局（DRAFF）がガバナンスを担う。また中央レベルでは、CNAが食料政策の独立諮問機関として機能していた。日本では、農水省、地方農政局、農政審（食料・農業・農

村政策審議会）が近いポジションにあるが、食料政策を総括的に担う部門はいずれのレベルにもまだ準備されていない。

ＰＮＡは主として各年公募のプロジェクトにより実行される。プロジェクトは先にみた優先政策領域ごとに選定され、その方式が体系化された第二次～第三次計画（二〇一四～二一年度）までに計二四〇のプロジェクトが展開されてきた。

興味深いのは「地域圏食料プロジェクト（ＰＡＴ）」である。第二次計画の中盤にはＰＡＴに特化した予算領域が設置され、第三次計画中盤からは従来の領域（社会正義、食品など）を撤廃し、ＰＡＴと集団給食の二大領域に再編成された。二〇二一年度の全二九件のプロジェクトのうちＰＡＴ関連は二五件であり、予算上は「ＰＮＡ＝ＰＡＴ」として食料政策が展開されていることになる。そうしたＰＡＴの性質をまとめると以下の通りである[33]。

第一に、ＰＡＴの目的は地域圏フードシステムの構築にある。これは、フードシステム全体に働きかけ、既存のシステムを地域圏レベルで再構造化しようとするものである。それは単に地産地消・域内流通を振興することではなく、短経路流通などの代替的システムを作ることに限定されるわけでもない。

第二に、ＰＡＴは、地域圏の関係者が、

表 10-2　フランス「全国食料計画」の政策領域

(I) 基礎的政策
・「食料安定供給」
・「食品安全確保」
(II)「全国食料計画」における政策内容
(1)「食の貧困」施策
・食料支援の拡充
・補完的支援（食育など）の拡充
・特別な食事（高齢者，疾患者など）の対応
(2)「食育」施策
・味覚教育の推進
・食育の専門性開発（給食事業者，農業学校など）
・消費者情報の改善（広告規制，新たな表示など）
・食行動の研究，継続モニタリング
(3)「フードシステム」施策
・近接市場（マルシェ，小売市場）の強化
・短経路流通の強化
・食品アクセスと品質（鮮度，栄養など）の改善
・給食品質の改善（有機，表示つき食品など）
(4)「食文化」施策
・テロワール産品の登録
・テロワール産品の価値づけ（外食，観光産業など）
・海外市場調査や参入支援による食文化振興
(5)「持続可能性」施策
・食品ロス削減のための法整備
・プラ容器（集団給食など）や過剰包装の廃止
・持続可能な食料生産の支援（消費喚起策など）

出典）フランス農業省資料（2011, 2019）から抜粋。

現状の共同診断を行い、議論を通じて目標・工程表を作成し、アクターを特定して行動にうつす手順をとる。この共同診断は、地域圏内の人々の食生活行動・食生活ニーズ、食品への地理的・経済的アクセス状態、良質な食材を届けるためのフードシステムの状態など広範な項目に及ぶものである。

第三に、こうした一連のプロセスでは、公共主体やアソシエーションが主導力を発揮する。関係者は農業・食品分野の専門職業者（専門職業組織）であり、この点で英米圏の市民運動型の食料政策とはガバナンスのあり方が異なっている。[34]

（3）「食の貧困」施策──「善き食生活」思想の社会実装

最後に、日本では遅れている「食の貧困」施策について、フランスの経験から示唆を抽出したい。この最も疎遠にみえる「食の貧困」施策にこそ「善き食生活」の思想が体現されている。

第一に、この施策が依拠するのは「precarité alimentaire」というフランス的概念である。その本質的内容は「まとも（normal）ではない状態」を意味し、[35] これはすなわち「相対的剥奪」の概念である。フード・インセキュリティ概念は、アクセスや品質の視点を統合するように広範化してきたとはいえ、そこから先の食生活の局面（共食、食の楽しみ、食選択・決定プロセスなど）を十分に含意できない。実際の政策でも、食料支援が中心となり、後者の側面が後回しにされる。こうした問題を批判的に解釈するなかで提唱・実装されたのが「precarité alimentaire」という概念であった。[36] こうした経緯をふまえれば「食の貧困」と訳出しても差し支えないだろう。

ここでいう「食の貧困」とは「善き食生活」を送るための自由が社会的に許容できない水準まで剥奪された状態を指していた。食料の量的十分性に焦点化するフード・インセキュリティ指標に基づけば、認定者はフランス全人口の11～12％に相当する八万人に及ぶと測定されるが、これでは本来支援が必要な「食の貧困」人口の存在を過小評価しているというわけである。[37]

次に、施策内容を具体的にみるため、「食の貧困」領域で公募実施されてきたプロジェクトの内訳を表10－3に示す。

①食料支援（aide alimentaire）――フランスの食料支援は、政府（食料支援計画など）と欧州貧困援助基金からの経済的資金を用いて、フランス・アグリメールが一括で食材調達を行い、食料支援団体（フードバンク連盟など）を通じて、利用者に食材供給される。ＰＮＡのプロジェクトは、食料支援自体にかかわるというよりも、こうした既存の仕組みを強化・補完することに当てられる。具体的には、支援団体間のネットワーク構築、フードバンクにおける寄付生鮮肉の加工・調理機能の開発などである。

②社会連帯食品店（épicerie sociale / solidaire）――これは、生活困窮者を対象に低価格で食料品等を販売する小売店を指す。食料の無料配布ではなく、安価であっても代金支払いを経ることで、対象者の食品選択の自由と尊厳を確保させる仕組みをとる。例えばパリ市内北東部の店舗の場合、利用者数は八〇世帯三五〇人、価格は市場価格の約一割、利用期間・頻度の上限は一年間・週一回である。[38] ＰＮＡのプロジェクトは社会連帯食品店の新たな形成を促すものである。

③生活困窮者向けの複合的アプローチ――対象者は、移民などが多い都市政策優先地域や海外圏の住民、各地域の生活困窮者である。ただし、地域内の社会的紐帯の形成を促すという観点から非生活困窮者にも開かれた性格のプロジェクトもある。その内容は、コミュニティ菜園の運営、農作業体験、食育、料理教室、食生活伴走支援（ファミリーチャレンジなど）であり、これらは単独ではなく連結的に取り組まれるのが一般的である。

④集団給食――給食の普遍的改善は別の政策領域でもカバーされているが、ここでは格差の減少に焦点を当てたものが主である。例えば、刑務所の給食改善、生活困窮者

表10-3　「食の貧困」プロジェクト内容

プロジェクトの種類	採択数
①食料支援	7
②社会連帯食品店	3
③生活困窮者向けの複合的アプローチ（菜園，食育，料理教室など）	16
④集団給食（学校，刑務所，連帯食堂）	5
⑤研究・政策	2

出典）2014-2020年の公募リストをもとに筆者作成。

に食事を無料で提供する「連帯食堂」の新たな形成が主なプロジェクト内容であった。

⑤研究・政策――PNAの公募対象はアソシエーション単位のプロジェクトに限定されておらず、ブルゴーニュ大学による「食と健康格差」の学術研究や、ボルドー市の「食連帯政策」の実施も含まれていた。

このようにPNAにおける「食の貧困」施策は、既存の食料支援ではカバーできない、他者との共食（社会的紐帯）、食の楽しみ、食品選択・調理能力の引き上げなどに取り組む代替的支援がプロジェクト数としては中心になっている。ここに「善き食生活」の理念が体現されているのをみることができるだろう。

とはいえ、フランスの「食の貧困」施策も万能ではない。最後に、CNAが二〇二二年に発布した『提言 食の貧困防止・対策』をもとに、日本への示唆を汲み取ろう。[39]

まずは、「食の貧困」施策を食料支援と補完的（代替的）支援との二軸で構成する体系となっている点である。そもそもフランスの食料支援は、最重要主体のフードバンクだけで食品取扱量は年間一一・五万トンに及び、日本の六千トンと比べて二〇倍近い規模で展開されている。[40] 量・質ともに優れた食料支援であるにもかかわらず、食料支援とは異なる代替的対策（表中②など）の必要性が認識されているのである。

第二の特徴は、「食の貧困」対策の重要性を主張しながらも、その実態把握や定義の難しさも強調している点である。両者は矛盾する立場ではなく、むしろ食の貧困の複雑性を経済的貧困や食料の量的不足に還元しないという点で適切な立場である。今後は、特異な状況（失業など）や個別集団（高齢者、学生、海外圏など）の多様な食の貧困実態、様々な背景理由の調査研究が必要であるとする。

また「良質」という概念の規範性への批判的認識から、非規範的な食育手法（味覚教育）、政策立案プロセスにおける当事者の参画徹底といった提言が盛り込まれている。「善き食生活」の内容を当然視せず、この政策を通じて当事者とともに作り上げるという姿勢は示唆的である。

3　日本型「食料政策」の体系化へ

日本国内でも、新型コロナ感染拡大やウクライナ情勢悪化に伴う国際食料供給の不安定化を背景に、食農政策の根幹「食料・農業・農村基本法」の抜本的見直しが行われるようになった。一九九九年の制定から二〇年以上を経た画期的な出来事である。この節では、現行法における「食料政策」の現状を評価したのち、これまでみてきた国内の食生活実態やフランスの経験をもとに、日本型「食料政策」を体系化していくための論点・展望を提示したい。

(1) 現行法下の「食料政策」

そもそも日本において「食料政策」は決して自明な政策カテゴリではない。一方で、行政・研究用語として普及しているが[41]、近年では「食料政策は存在しない」とする評価もある。[42] こうした異なる評価は、その基本理念「食料安全保障」をどう理解するかにかかっている。

一九九九年制定の現行法では、一九六一年制定の旧基本法（農業基本法）の主内容であった「農業政策」に加えて「食料政策」と「農村政策」を統合する政策体系がとられた。食料政策の目的は「将来にわたって、良質な食料が合理的な価格で安定的に供給される」ことであり（第二条）、その内容は第一六〜二〇条「食料の安定供給の確保に関する施策」において、食料消費施策（食品安全確保、食生活指針など）、食品産業施策（事業基盤の強化、流通の合理化など）、輸出入措置、不測時における食料安全保障、国際協力の推進として具体化されている。

この政策目的は国際的理解における「食料安全保障」に一見近くみえるが、当時、食料・農業・農村基本問題調査会の専門委員であった農業経済学者・生源寺眞一が「日本の食料政策の主要な関心事は、不測の自体に対する備えである」[43]と述べ、法文上でもこの概念は不測時（第一九条）の文脈でのみ用いられているように、同じ基本理念

表 10-4　現行「食料政策」の施策内容と予算

施策内容	予算額（円）
①新たな価値創出による需要開拓	9.7 億
・新市場創出（介護食品，代替肉等）	（0.6 %）
・バリューチェーン創出（6 次産業化等）	
・食品産業競争力強化（流通合理化等）	
②グローバルマーケットの開拓	91 億
	（5.9 %）
③消費者と食・農のつながり深化	2.4 億
・食育，国産消費促進，和食保護継承	（0.2 %）
・消費者と生産者の関係強化	
④食品安全確保と消費者の信頼確保	83 億
・食品表示適正化	（5.4 %）
・トレーサビリティの普及啓発	
⑤食料供給のリスクを見据えた総合的な食料安全保障の確立	1,360 億
	（88 %）
⑥ TPP 等新たな国際環境への対応	−

出典）第 4 次基本計画と予算表から筆者作成。

が想定されているとは言い難い。

実際の基本計画内容もあわせてみておこう。表10-4に、直近の第四次基本計画（二〇二〇年開始）で「食料の安定供給の確保」項目に掲げられる施策と、二〇二二年度の予算を示した。「食料の安定供給の確保」の予算総額は一五四七億円で全予算の8・5%に相当する。施策別にみると、施策⑤が圧倒的であるが、同予算中65%は「食料安定供給特別会計食糧管理勘定」すなわち米や麦など主要食糧の需給及び価格の安定に関する施策に当てられる。少なくとも、予算上は「食料安全保障」のうち「量的十分性（availability）」の確保が主な施策内容となっている。

食品産業（特に小売段階）に関わる施策①は本来「アクセス」に直結しうるものであるが、基本計画上はそうした視点が見出せない。消費者施策③はたしかに「アクセス」や「利用」（食知識・調理スキルなど）にも関わるが、配分予算が圧倒的に少ない。総じて、法文のみならず、実質的にも国際的理解における「食料安全保障」を実現する食料政策になっているとは言い難い。

もう一点、のちの議論にかかわる「地域」の位置づけをみておきたい。というのも現行法は、地域の主導性を強調するものであったからである。[44] 法文上は、地方公共団体を「国の施策に準じて施策を講じる」存在としていた旧基本法にかわって、現行法第八条では「国との適切な役割分担を踏まえて、その地方公共団体の区域の自然的経済的社会的諸条件に応じた施策を策定し、及び実施する責務を有する」とされるようになった。

基本計画でも第三次（二〇一五～二〇年）において、農業や食品産業の成長産業化を促進する「産業政策」と、農業の構造改革を後押ししながら農業・農村の有する多面的機能の維持・発揮を促進する「地域政策」を両輪とする体系が提示された。第四次計画でもこの体系を引き継ぎつつ、農村振興施策を総動員した「地域政策の総合化」が目指されている。

しかし、こうした位置づけからも明らかなように、現行法の「地域」とは「農村」であり、人口の七割を占める都市は念頭におかれていない[45]。これはどこか、農村社会学はあるが、食の社会学がないという日本のディシプリン的構造に近いところがある（第1章）。今日、農業・農村政策が引き続き重要であることには変わりないが、「食の貧困」をはじめとして、都市のフードシステムの課題も山積みであり、これに対する積極的な施策の統合が求められる。

（2）基本法改正の議論

幸い、二〇二二年二月に農政審の下に発足した「基本法検証部会」ではこうした問題に踏み込んだ議論がなされている。検証部会では、全一六回（二〇二三年五月時点）の議論を行ってきたが、基本法改正の論点は、食料政策にとどまらず広範な課題に及んでいることがわかる。

第一回　食料輸入リスクと安定化（主要穀物、肥料原料、気候変動、日本の購買力低下）
第二回　国内市場の縮小と対応（海外輸出の拡大、適切な価格形成、担い手確保）
第三回　食料安全保障の国際的動向、食品アクセス、経済的弱者・貧困問題
第四回　人口減少と担い手確保（農業法人の基盤強化、外国人労働者、多様な就農）
第五回　需要に応じた生産（米粉・業務用米、水田の畑作化、加工用野菜、飼料自給）
第六回　生産性向上と技術開発（スマート農業、育種システム、スタートアップ）

第七回　持続可能な農業（有機農業、動物福祉、政策手法のグリーン化、自然災害）
第八回　農村の振興（関係人口、施設管理、鳥獣被害対策）
第九回　食料備蓄、食品安全・表示、生産技術・品種の知的財産
第一〇～一六回：まとめと展望（基本理念、食料政策、農業政策、農村政策、基本計画）

このうち本章の関心から特に重要であるのが第三回検証部会での議論である。農水省資料では「食料安全保障」の国際的理解をふまえ、以下の「論点」が示された(46)。

一　食料安全保障を「緊急時」のみならず「平時」の問題と捉える
二　良質な食材へのアクセス改善、格差（アクセス困難者、経済的弱者）への配慮
三　都市部を含む地域（地域圏）フードシステム（特に製造・流通・小売）の強化
四　食材供給以外にも、食知識・判断力の向上に必要な公共サービスの供給

総じて、都市部を含む地域（地域圏）のフードシステム強化を通じて、従来見逃されてきた「アクセス」と「利用」（食知識など）次元の課題を解決し、「平時」の食料安全保障を実現すること――こうした新たな姿勢を検証部会の議論に見出すことができる。

（3）日本型「食料政策」への提言

次なる課題は、こうして提示された「食料安全保障」理念をいかに徹底していくかである。日本型「食料政策」の体系化に向けたいくつかの提言を述べることで、本章を結びたい。

提言一　基本理念の理論的強化

本改正の重要な特徴は、国際的理解における「食料安全保障」を食料政策の理念としたことであった。その際、国内の議論では十分カバーされていない「食料安全保障」の理論的根拠、すなわち潜在能力アプローチに再度ふれておくことは無駄ではないだろう（第2章）。「食料安全保障」は「食潜在能力」の確保・拡大の問題として理論的に補強される必要がある。

センが『貧困と飢饉』で説得的に示したように、二〇世紀に途上国で発生した飢饉は、食料不足ではなく、様々な経済・社会的制約によって人々が食料を入手するための潜在能力（権原）が剝奪された結果であった。政策の視点を「量的十分性」から「アクセス」に移行させるまでには、こうした多くの犠牲を払わなければならなかった。

しかし「アクセス」と「食潜在能力」の間にも見逃せない概念的距離がある。食潜在能力は、トータルな意味での「善き食生活」を実現する自由を意味していた。それを構成する食機能には、良質な食材にアクセスでき、それを利用（変換）して達成できるものと、そうでないものが存在する。いつ誰とどこで食べるかなど、食品供給体制の改善だけでは手が届かない課題があり、その解決に向けた公共サービスも必要になってくる。センが『飢餓と公共行動』で強調したのはこうした非食料的要因（「利用」の次元）であった。しかし（主に途上国を応用局面としてきたため）栄養充足のみを目的とした「栄養潜在能力」にとどまっており、現代日本では、食生活のトータルな側面を扱う「食潜在能力」として再規定しなければならない。

やはり現状では、食料供給体制の強化に焦点がある「食料安全保障」と食生活の改善に焦点がある「善き食生活」には一定の概念的距離がある。両者を相補的なものと考え、食潜在能力という統合的観点から「食料安全保障」理念を一層豊かな（徹底した）ものにしていきたい。

提言二　政策領域・内容の体系化

体系化とは、政策領域・内容が一定の原理に従い組織されていることをいう。その「原理」とは先述した食潜在能力としての「食料安全保障」であった。現行法では、同原理が不十分であったこともあり、食料消費施策、食品産業施策、輸出入措置など、各施策がバラバラに展開されている状況にあった。一方、フランスでは長年の試行錯誤を経て、基礎的政策の「食料安定供給」「食品安全確保」に加え「食の貧困」「食育」「フードシステム」「食文化」「持続可能性」という優先的施策を統合・体系化していた。

日本で必要となるのは、各施策が「食料安全保障」のどの次元（量的十分性、アクセスなど）もしくはどの食機能（良質な食材へのアクセス、共食、一日三食など）に相当するのかを整序し、法文・基本計画上も明瞭な形で提示することである。そうした論理が未整理の場合、資源分配のバランスや優先順位を見誤るリスクがある。

優先順位について、日本の状況をふまえて若干の私見を述べておく。現行法の食料政策は主に「量的十分性」の確保を目指すものであった。この部分は（輸入措置を除けば）農業政策・農村政策とも密接に関連（重複）しており、それらの棲み分けの整序がまず必要である。

そして「食料政策」が独自性を発揮するのは「アクセス・利用」関連施策の充実化にある。とりわけ現行法の弱点である「フードシステム」強化施策と「食の貧困」施策を優先的に講じていかなければならない。両施策については、すぐあとで再論する。

なお、フランスの食料政策に見出された広範な施策が日本にないわけではない。「持続可能性」施策は「みどりの食料戦略システム戦略」で取り組まれるようになった。二〇二一年開始のため現状での評価は難しいが、根本的には農業・農村構造の改革を要求するものであり（ゆえに容易ではなく）、その効果を楽観視できない。

「食育」施策と「食文化」施策についても、前者（食育基本法）はフランスよりも早い段階から、後者（和食の遺産化・継承）もフランスとほぼ同時期から展開されてきた。求められるのは質と量の拡充である。食育における格差や再帰性への視点、和食政策における多様性に対する閉鎖性など、それぞれの問題を克服していくとともに（第5章）、両施策を含む食料消費施策予算が食料政策内で1％未満であることの妥当性も見直さなければならない。

提言三　フードシステム・アプローチの統合

「運ぶ力の減退」が検証部会の論点の一つにあがっている。[47]生産基盤を拡大すれば、消費者にきちんと届くということがこれまでは当然視されていた。しかし、市場外流通の増加による卸売市場体制の揺らぎ、運送業の労働力不足、人口減少や小売店撤退による買い物難民の増加、新業態への代替（コンビニ、業務スーパーなど）と地域食材の減少など、良質な食材を人々に供給する体制が危ぶまれるようになった。これを解決するには、生産－加工－製造－流通－消費を一貫したシステムとして考えることが必要である。幸い、日本でも一九九〇年代以降、フードシステム研究の知見が蓄積されており、研究と行政との連携強化が今後の鍵となる。

フードシステムの再構造化をめぐる論点は多岐に及ぶが、[48]（本書の関心に従うもののうち）近年重視されている三点をあげておく。これらは、いずれも大量生産－大量消費パラダイムに基づく「フードシステムの戦後体制」（第5章）に対する反省から導出されたものである。

一つは「地域性」である。これは（単なる域内生産振興ではなく）食品供給の広域流通と地域流通をどう均衡化させるかという視点である。フードシステムの状態や均衡化のあり方は地域ごとに異なる。地域的多様性を尊重しながらも、フードシステムの再構造化を体系的・全国的に促す政策が必要であり、PATは有効なツールとなる（後述）。

もう一つはフードシステムの「レジリエンス（頑強性、冗長性）」である。その担い手は、大企業や全国一律のチェーン店ではなく、地域に根ざした小中規模の事業者である。東日本大震災や新型コロナなど近年のクライシス下では、こうした事業者（専門小売店、独立店舗のスーパー、それを支える卸売市場）が臨機応変に対応し、食料の安定供給を通じて、人々の食生活を支えていた[49]。本書でみた全国・シングルマザー調査でも、食品提供を通じた日常的なかかわりのなかでの食育や社会関係の構築など、地域の事業者は大規模事業者に代え難い機能を発揮していた。

最後に、フードシステムの「公共性」である。食農産業は、私企業の事業活動で成り立っているが、同時に人々の生命を支える社会インフラでもある。しかし、人々の食潜在能力水準に直結する小売段階をみると、地域小売市場やマルシェ（土地は自治体管理）が盛んなフランスと異なり、公設市場や商店街が衰退した日本では、公共主体が働きかけられるツールが少ない。したがって、事業者側から「公共性」を担保する仕組みを作る必要がある。個々の事業者努力とともに、事業者が構成する「専門職業組織[50]」（組合、産業団体）が一層重要性を帯びてくる。

提言四　食料支援と補完的支援を両軸とした「食の貧困」施策

本書の各所で述べてきたように、現代の「食の貧困」は食潜在能力の剝奪として捉えなければならない。それは十分な食料がないことではなく、経済的貧困と同一視できるものでもない。現代日本の「食の貧困」とは、誰でも（社会経済的地位が高くても）陥る可能性がある状態である。検証部会でも、経済的貧困者のみならず、物理的・社会的に食品アクセスを阻害される買い物難民をすでに議論の対象としていた。もう一歩踏み込んで、より多様な格差要因に目を向けられるかどうかが肝心となる。

そうした格差要因のうち、現代日本では（社会経済的地位よりも）年齢・性別格差が大きく、勤労男性、若年層、子育て世代では食潜在能力水準が低くなる傾向があった。第9章で明らかにしたような各集団の剝奪プロファイルに応じた社会的介入策を講じる必要がある。

そして、経済的貧困者も「食の貧困」に陥るリスクが高かった（その逆は真ではないが）。欧米諸国に比べて、日本は経済的貧困者への食料支援が特に遅れている。まずは、食料支援を量・質ともに拡大するとともに、様々な代替的施策（子ども食堂、食育、料理代行サービス）も拡充していく重層的な「食の貧困」施策体系が求められる。

同時に「食の貧困」のさらなる実態調査が必要である。本書では、特に資源的制約が大きいシングルマザーに焦点を当てたが、若年層、子育て世代、シングルファーザー、そして高齢者も含めて、多様な集団の「食の貧困」実態はまだ詳しくわかっていない。

提言五　地域圏アンカリング

フランスではPATという政策的枠組みを作り、現在はそこに大幅な予算投入をすることで食料政策の実効性を確保していた。「日本でも実行可能なのか」という懸念もあるだろうが、実際に京都市や神戸市を中心に試験的

表 10-5　PAT における「共同診断」の項目（例示）

生産	◆地域内生産者の経営状態，出荷経路
	◆地域内生産者のグループ化の状態はどうか
	◆担い手不足対応，新規就農の支援策はどうか
製造	◆食品産業支援策はあるか
加工	（中小・地域企業支援策との関連はどうか）
	◆製造加工業者の経営状態やニーズはどうか
	◆事業者組合の状態はどうか
卸売	◆卸売市場（中央・地方）の存在状態
	◆各市場の集荷力，供給力（地域別・事業者別）（特に地域内供給，専門小売店への供給状態）
	◆場内事業者の経営状態，流通コストの不均衡
	◆地域内集荷（域内農家向け）促進策はどうか
	◆地域内小売店への支援策はどうか
小売	◆食品小売店の存在状態（業態，立地など）特に地元資本の量販店や専門小売店の状態
	◆売り方（鮮度管理，陳列，情報など）は十分か 専門性の開発策（事業者組合など）はあるか
	◆市民が求める食材（量・質）を提供しているか
消費	◆食生活調査はあるか，調査項目は十分か（栄養的側面に焦点化しすぎていないか）
	◆食事内容はどうか，地域的文化性はあるか
	◆食品アクセス状態（主に生鮮品）はどうか
	◆中食・外食の健康的オプションは十分か
	◆健康づくり政策（食育など）政策の推進状態 食生活水準の格差や食環境への視点は十分か
	◆生活弱者向けの食生活支援策は十分か
	◆学校給食での良質な食材（地場産含む）提供 導入に向けた課題（献立・調達・コストなど）

出典）『地域食料ビジョン 報告書』から筆者作成（一部加筆）。
註）上記項目はあくまでも例示的であり，網羅的ではない。

PATが実施されている。[51] PATは地域圏の課題に関する「共同診断」からはじまるが、そこでの検討項目をまとめると表10-5の通りである。

ここで抽出された課題はフードシステムの全段階および多様な分野に及んでおり、利害調整や具体的アクションの実行までに多大な議論や連携が必要となる（これはフランスも同様）。これを後押しするためにも「食料政策＋PAT」という政策は有効なはずである。

その点、現行法では（「農村」中心ではあるが）地方公共団体の主導性を発揮させる仕組みが意図されていたはずである。これまでの政府-地方公共団体の役割分担のあり方を再検証するとともに、地方公共団体への抜本的な資源投入も検討されるべきである。往々にして、地方公共団体が「主導性を発揮できない」要因の一つは、業務過剰・人材不足でもある。

提言六　意思決定プロセスの民主化

食潜在能力の観点からみたとき、善の内容ひいては食料政策の決定プロセスにおけるエージェンシー・参加（特にリスク集団）の重要性がもっと強く認識される必要がある。また、これまで本来必要な食料政策の見直しが行われなかったのは、その意思決定プロセスに課題を抱えていたからかもしれない。日本の食料政策立案を担う農政審は、フランスのCNAと近いポジションにあるが、決定的な違いがいくつかある。

第一に、構成委員の代表性である。CNAではフードシステムの代表者は専門職業組織であり、[52] 農政審のように私企業が代表委員となる（約半数を占める）ことは原則としてない。私企業の場合、当該産業の代表的利益を表明する能力に限界があるだけではなく、現行政策を擁護する人選が行われる可能性を「制度上」否定できないという問題がある。

第二に、政策提言・諮問の実行部隊となる作業部会の開放性と機動性である。農政審も一〇の専門部会を持つが

（小委員会を持つ専門部会も存在）、ＣＮＡには政策提言の数だけ作業部会がある。発足時一九八五年から二〇二二年四月時点まで、計九〇超の部会が組織されてきた。これにより、検討課題に適した多様な専門家の参画を可能にしている。

部会の進め方についても、フランスでは有識者ヒアリングのみならず、広範な資料整理や追加調査が統合されており、それらを機動的に進めるため若手研究者が委員として参画することも珍しくない（例えば『提言 貧困予防・対策』）。日本の現行のシステムは、行政官や一部の専門委員にも、膨大な負担を強いている場合がある。関係者が政策内容の検討に注力できるよう、意思決定プロセスを再検討する時期に差し掛かっているのではないだろうか。

食料政策の内容は農政審の中だけで決定されるわけでもない。食料政策はどうあるべきか、私たちはどう食べていきたいのかを検討するための「社会的討議」の組織が求められる。フランスでは、二〇〇〇年の第一回「国民食料会議（ＥＧＡ）」、一七年の第二回ＥＧＡの討議結果が、それぞれ「国民健康栄養政策」、エガリム法へと直接反映されていた。日本ではまだ経験が少ないが、善が多様化した「第二の食の近代」に対抗するため、避けては通れない道である。

提言七　他省庁との連携体制の構築

本書は食生活のトータル性を強調してきたが、食生活とはトータルな生活の一部でもあった。仕事、子育てや介護など、様々な生活条件の制約下で食生活は営まれている。食料政策は根幹的役割を担うが、その一方で、健康政策、雇用施策、子育て施策、教育施策など全分野からの政策的コミットメントもなくてはならない。中央・地域の両レベルで、部局横断的な連携体制を構築することが求められる。本来、食生活とは、そうした分野横断性をもち、連携の契機となりうる優れた主題である。

さらにいえば、食生活は健康に直結し、食費は家計の二割を占め、食事管理（買い物、食事など）の時間は家事全体の半分を占める。単なる一部ではなく、人々の生活の質（well-being）向上のためにこそ——これは特に貧困対策一般にいえることであるが——食生活への協働アプローチは欠かせない。

提言八　「善き食生活」の再帰的構築と社会的仕組みづくり

「第二の食の近代」に生きる私たちは、どう食べていきたいのかという問いから逃れることはできない。自身の栄養・健康のみならず、環境、適正取引、動物福祉、食文化の継承など、一回の食選択でも考慮すべき影響が多くなっている。互いに相反する食情報も氾濫しており、どう取捨選択してよいか途方に暮れてしまう。

一方で、近年の食料関連政策は「消費者の責務」を強調する傾向にあるが、選択や判断の「自由がないところに、責任は発生しない」（セン『正義の構想』）。個々の食べ手における「再帰的モニタリング」は不可欠であるが、これには多大な負担が伴う。食べ手の意思決定を支援するための社会的仕組みづくりも同時に求められる。こうした仕組みづくりは、食料政策のみならず、学校教育（食育）、日々通う食品小売店や飲食店、食農産業の事業者団体、メディアなど、社会のあらゆる主体が担うことができる。

こうした社会的運動が活発化すれば、近代社会を特徴づけていた、私的‐公的（政治的）領域の境界線は一層曖昧化していく。食料政策とは食をめぐる「政治的なものの再創造[53]」であり、食の再帰的近代を生き抜くための一つの挑戦である[54]。

終　章　豊かさの中の貧困、貧困の中の豊かさ

1　食の豊かさ、食の貧困とは何であったか

本書では、食の社会学と倫理学の方法論にはじまり、食規範と実態の近現代史を経て、現代の「善き食生活」と「食の貧困」の具体的実像の解明に挑んできた。食の豊かさ、食の貧困とは何かという問いに答えることが本書の使命であったが、これをどこまで果たせただろうか。詳細は各章に譲るが、以下では結論にかえて、全三部にわたる分析結果を総括しておきたい。

(1)「善き食生活（豊かさ）」は、各人が価値をおく食関連活動（食機能）で構成される。ここには、食料や栄養の充足のみならず、時間、空間、社会関係、品質など、トータルな食機能が含まれる。現代日本の「善き食生活」は、一日三回食べること、夕食は週一～三回は外部化し、最低三〇分かけて、共食できることなどの食機能集合（第7章）として具体化できる。

(2)この「善き食生活」は社会的合意（社会的合理性）に基づくものであり、栄養学（科学的合理性）に基づく普遍

的真理ではない。そのため、公共的理性によって不断に精査・修正され続けるものである。そして、現代日本における善き食生活の中心内容も「家族の戦後体制」下の食規範（食生活の戦後体制）に由来する歴史的に特異なものであり、普遍的真理ではない。こうした戦後体制は家族とフードシステムの変動によってその前提条件を失いつつあり、ここから、何を取捨選択するかについて社会的な議論が求められる。

(3)「食の貧困」は、「善き食生活」を達成する自由＝食潜在能力が剝奪された状態をいう。これは、最低栄養の非充足（絶対的貧困）ではなく、当該社会で営まれるトータルな意味での食生活の自由が剝奪された状態（相対的貧困）である。その意味で、食の豊かさと食の貧困は密接に関係する問題であり、食の貧困は他者の問題ではなく、私たち自身の問題でもある。

(4)食潜在能力は、様々な変換要因に規定されており、所得要因はその一つにすぎない。シングルマザーの場合、所得制約のみならず、時間的制約、母子の健康状態、子どもの課題や偏食、ジェンダー規範、調理能力、地域の食環境といった複数の要因が食潜在能力の水準を左右していた。たしかに、所得要因は「食の貧困」に強く関係しており、経済的貧困者は「食の貧困」に陥るリスクが高い。しかし、所得要因は「善き食生活」にあまり関係しておらず、経済的に豊かであっても、食生活が豊かになるわけではない。

そして現代日本では、所得要因よりも、性別・年齢的差異がより大きな食潜在能力格差を生んでいる。「食の貧困＝経済的貧困」「食の豊かさ＝経済的裕福」という従来の見解では、こうした格差を捕捉することができない。

(5)食料政策の目的は、食潜在能力の確保と拡大である。本来的な意味で理解される場合、これは「食料安全保障」と同義である。近年の政策は格差の視点を統合するようになったが、「何の格差か」が曖昧なままであった。食料政策とは「食潜在能力の格差」を是正するものでなければならない。

(6)食料政策をエビデンス・ベースで進めるために、食潜在能力モニタリング体制の構築が不可欠である。多次元型測定手法を用いれば、食潜在能力の水準と格差の所在を可視化できる。そして、食生活を構成する複数次元の充足（六個以上）と剝奪（三個以上）に着目すれば，現代日本では「五人に一人」が食の貧困を生き，「五人に二人」が善き食生活を送っているとみなせる。また，食料政策の目的に従い「善き食生活」と「食の貧困」の認定閾値を調整することで，効果的な政策決定・資源配分を導くことができる。

2　研究の制約と批判

以上が本書の結論である。しかし，本書の研究には制約や残された課題も多い。「善き食生活」や「食の貧困」は社会的関心の強いテーマであるにもかかわらず，学術的にはまだ萌芽段階にある。実際，本研究を進めるうえで様々な指摘もいただいてきた。そうした研究の制約や批判にふれておくことは，本書のねらいを明確化するためにも有意義であろう。

（1）「善き食生活」をめぐる制約

「ある一つの「善き食生活」を人々に強制していないか」という批判にまず答えておきたい。「強制」概念が示唆するのは「選択の自由」の欠如である。本書は，むしろ従来の食生活言説が――栄養学的合理性という正当化の論理のもとで――「選択の自由」を軽視してきたという批判的認識のもと，人々の食規範を基準に，かつ，それを歴史的・社会的に相対化しながら合意点を見出そうとしてきたつもりである。たしかに本書の手法（アンケート，インタビュー）が「選択の自由」確保の観点から十分であったとは言い難い。より活発な社会的討議を通じた「善き食生活」内容の精査・修正が今後必要となるが，それに資する議論の材料を作り出したというのが本書のささやかな貢献であったと考えている。

また本書で定義した「善き食生活」は社会的合意であって、栄養学的真理とは性質が異なる。それは社会的レファレンスとして、各人における自由で有意義な食生活の再構成を可能にする。というのも「人は社会的動物である」（アリストテレス）からであり「各人の意識を統一する社会的意識なるもの」が存在し、「個人的意識はこの中に発生しこの中に養成せられ」るものと考えるからである[1]（西田幾多郎）。

これに関連して、大多数の人々に共通する食規範をもとに「善き食生活」を規定してきたが、「その範疇に含まれない少数意見を過小評価していないか」という批判もあろう。少数意見を「善き食生活」の内容に実質的に統合できていないという点については、反論の余地なき本書の制約である。これは、そもそも民主主義社会における意思決定の妥当性をめぐる一般問題でもあるが、本書の制約の「程度」を見極めるうえで、以下の二点については留意されたい。

第一に「適応」が少数意見を生じさせている可能性である。孤食を理想と表明する少数者も、それは独居や長時間労働によって余儀なくされただけで、本来の理想は共食なのかもしれない。全国調査では、適応に関する情報を収集できていないが、シングルマザー調査では規範の背景要因を探るなど、この問題に一定程度対処したつもりである。

第二に「善き食生活」閾値を設定する思想的意義である。「国民総幸福指標」（ブータン）の開発者も強調するように、全評価次元の充足ではなく、閾値以上の充足を要求することは「人間生活の多様性[2]」を尊重することでもある。孤食であっても、その他の食生活側面は充実している者もいる。食事内容は粗末でも、時間と手間ひまをかけて丁寧に食生活を送っている者もいる。ある次元では非充足でもよい、共通的内容に合意しなくてもよい、しかしトータルにみたときにその人は「善き食生活」を送れているか否かを問うのが、本書における測定の趣旨であった。

本書では、こうした測定手法の大要を示すことに注力したため、細かな技術的制約については対処できていない。主要な改善点の一つは、全ての人々に共通の閾値を設定するのではなく、性別や年齢など集団別に調整閾値を設定することである。ある若者は、自身の生活状態の善さを、社会一般の状態よりも（たしかにそれも重要な参照情報であるが）自身と同じ年齢集団のそれと比較するであろうから、こうした閾値の精緻化は思想的にも重要な工夫である。

とはいえ、たしかに一部の次元では集団差も出るだろうが（例えば「食事時間」次元の五分程度の差異）、多くの次元では全集団共通の閾値がすでに設定できており、最終的な測定結果にそこまで大きな影響があるとは思えない。性別・年齢別の充足・剥奪率の詳細は付録に示したので、必要であれば確認していただきたい。

（2）「食の貧困」をめぐる制約

「善き食生活」以上に、本書が提示する「食の貧困」観には異論が多いかもしれない。最終的には「食潜在能力」という考え方がどこまで理解されるか次第であるが、こうした異論の背景には、その実態の見えづらさゆえ、各論者の抱く観念（しばしば伝統的「貧困」観）に縛られやすいこともあろう。

第一の批判は「所得効果を過小評価しているのではないか」というものである。繰り返すが、食潜在能力理論は、所得効果を否定するものではなく、それを多様な変換要因の結合関係の中に位置づけ直すものである。実際、本書の分析でも、現代日本における経済的貧困と「食の貧困」の関係の強さ、すなわち所得効果の強さを示す結果となり（ただしその逆は真ではなかった）、それを「過小評価」するというよりは「正当評価」するものであろう。なお、より的を射た指摘は「所得制約がほかの様々な阻害要因も規定しているのではないか」というものである。本書では、諸変換要因の「関係性」を定量把握できておらず、たしかに重要な制約の一つである。この検討には、十分なサンプルデータが必要となるが、本書では、所得制約の寄与度を論じる（そして寄与度の低い変換要因を省略する）よりも、まずは変換要因の「多様性」と食潜在能力理論のねらいを明示することを優先してきた。

第二の批判は「とはいえ食料が十分にない者もいるではないか」というものである。本書の「食の貧困」観もこうした困窮者を内包するものではあるが、経済的に裕福だが長時間労働の者など多様な低食潜在能力者を含むため、前者の存在感が希薄化することも事実である。理論的修正は必要ないが、実際的には、食潜在能力評価と従来のフード・インセキュリティ評価を組み合わせて実施することで——後者の指標で絶対的貧困に近い対象者を捕捉することで——「食の貧困」の重層的理解が可能になるものと考える。

またこの批判は、剝奪の深刻度や食機能間の序列に関する示唆も与えてくれる。本書の手法は剝奪個数（どの程度広範な次元で剝奪されているか）で表現される深刻度を考慮したが、各次元における剝奪の深さを考慮するものではない。つまり、剝奪閾値を下回る水準はみな同等の評価となり、例えば「栄養水準」次元については、閾値より少し下回る程度の栄養不良なのか、栄養水準どころか「食料が十分にない」程度の剝奪なのかを区別できない。

なお本書が従っているAF手法に「剝奪の深さ」を統合することも可能である。[3] 食生活分析も例外ではないが、これは本質的には、全評価次元において基数データを要求するものであり、なかなか現実的実行が難しい。

また、剝奪の深刻度の問題は、食機能間の序列の問題とも関係している。本書の分析では、全ての食機能を同等に扱ってきたが、実際には、基礎的なものと上級的なものがあるかもしれない。こうした序列関係が把握できれば、評価次元を縮減する（調査コストを抑える）ことも可能であるが、本書ではまず食生活のトータル性を明示することを優先してきた。なお付録には、評価次元の閾値や重み付けを変更した際、いかに測定結果が変化するかについての補論「ロバストネス・テスト」を加えたので、適宜参照いただきたい（結果はほぼ変わらない）。

第三の批判は、各剝奪閾値の妥当性（切迫性）、すなわち「社会的に許容できない水準」と判断される根拠に関わる。これは重要な研究の制約であり、二つのレベルの問題がある。

一つは、一般的な多次元貧困研究と食生活研究の違いである。前者では、健康寿命や初等教育の有無、経済的貧困など、各構成次元が「強い切迫性」をもつことが明らかなものが多い（それが剝奪されれば倫理的に不正義な状態にあると判断される）。対照的に、食生活に特化した本書の分析では、食事時間や共食者など各構成次元は「弱い切迫性」しかもたない。とはいえ、いずれも無視可能な次元ではなく、絶対的な生活水準が高い社会においては相対的剝奪の源泉となる。これは、多次元型貧困測定手法にどこまで忠実かという問題ではなく、応用場面の違いによるものと捉えられるべきであろう。

この点はそもそも、先進国社会における「最低限度の食生活」をめぐる合意の欠如という、もう一つのレベルの問題を照射する。これは、憲法第二五条が保障する「健康で文化的な最低限度の生活」の定義不在という一般問題とも切り離せないが、それを解決するには、食生活、教育、雇用など、個別領域での議論が成熟することが前提条件であろう。「食の貧困」に関する社会的合意の形成は、「貧困」一般の問題にも直結しており、今後の最優先課題であると考えている。本書で提示した剝奪閾値が、こうした問題提起を含むものとなれば幸いである。

このように、研究の制約と考えられる批判への一応の回答を述べてみたが、こうした企てがむしろ批判内容の多様性を狭めてしまうことにならないか一抹の不安はある。読者から忌憚のないご指摘を受けながら、今後の研究・実践の発展につなげていきたいと考えている。

3　食の豊かさの哲学へ

以下は、あるシングルマザーが調査後、筆者に寄せた手紙の中で語ってくれた一節である。

エンゲル係数37％（引用者註：中食・外食を多用）なのに、この程度の満足なのかと……
今回のお話で、少し考え直しました。自分の食生活について掘り下げて考えたことがなく、自分の理想が何なのか、現状がどうなのか、その「差」を生み出しているものが何なのか。

「なぜ、なぜ、なぜ」と分析できたこと、私自身、現状を打破するきっかけになりました。

食規範と実態の狭間で悩み、その乖離をうめ、食潜在能力を発揮するべく努力していく——こうした主体像を本書では「善き」ものとしていた。実際、右のシングルマザーのように、そうした主体像を体現せんとする人々にも出会い、本書を執筆するうえで大変勇気づけられた。

とはいえ、こうした「善き食べ手」像をどこかアプリオリに考えてきたこともあり、(4)本来であれば、それは何らかの確固たる哲学的擁護を必要とするものであっただろう。これは、本書が残した課題のなかで最も根本的なものである。今後長い時間をかけて取り組むべきと考えているが、振り返れば、こうした問題意識は、かつて大学図書館で読み耽り、感銘を受けた哲学者・西田幾多郎の『善の研究』との出会いに胚胎するものなのかもしれない。西田がはからずも書き残した食思想について、少し長くなるが引用する。

われわれは生きるために食うという、しかしこの生きるためというのは後より加えたる説明である。われわれの食欲はかかる理由より起ったのではない。小児がはじめて乳をのむのもかかる理由のためではない、ただ飲むために飲むのである。われわれの欲望あるいは要求はただにかくのごとき説明しうべからざる直接経験の事実であるのみならず、かえってわれわれがこれによって実在の真意を理解する秘鑰《ひやく》である。実在の完全なる説明は、単にいかにして存在するかの説明のみではなく何のために存在するかを説明せねばならぬ。(5)

西田がいう、ただ食い飲むという直接経験とは「純粋経験」すなわち、いまだ主もなく客もない、知識とその対象とがまったく合一している意識状態をいう。この一つの純粋経験が様々に分化発展していくことが「自己の発展完成（self-realization）」であり、こうした目的こそが「善」とみなされる。この発展過程は各人それぞれに特有であり、その意味では「人格」や「個性」の完成でもある。(6)もちろん、こうした見解はいわば初期西田哲学に属するものであり、以後、場の論理、絶対無、弁証法的一般者、行為的直観、歴史的実在といった哲学で精緻化されていくが、それでも西田にとっては「余の思想の根底」として最後期まで一貫するものであった[7]。そして、それは本書にとっても、いくつかの点で特別な示唆を与えてくれる。

第一に、自己実現に向けた「動的過程」自体の本質的重要性に気づかせてくれることである。西田は自らの倫理学を「活動説」と言い表しているが、これはアリストテレスの徳倫理説——善とは、理想を現実化していく活動である——に共感しているからであって、本書の出発点とも一致する(第2章)。換言すれば、食規範と実態の間にはしばしば乖離が発生するが、この乖離をうめるべく、奮闘し続ける過程に身をおくこと自体が、善なる状態なのである。

本書では「食規範－実態の乖離＝食生活の質(well-eating)の減少幅」とさしあたり想定していたが、それは短期的な視点で、その都度の行為の成功・失敗を評価していたからである。より長期的な視点、すなわち自己の食生活史という視点でみれば、「有意義な乖離」はむしろ自己実現、真の「食の豊かさ」に近づいていくための原動力である。理想と現実の乖離を縮めるべく努力し、それがいったん実現できれば(その過程には失敗があってもよい)、理想を「自己の発展完成」に向けてさらに上方修正し、再び乖離を縮めるべく努力していく——こうした無限の運動過程が、根源的な意味での「食の豊かさ」なのかもしれない。

第二に、今やや希望的に自己実現過程を叙述したのであるが、西田が含意していたのは、もっと深刻で、苦悩、憂鬱、悲哀に満ち、根本的な自己否定を孕むような過程であった。ここで、本調査を通じて出会ったあるシングルマザーの顔がふと思い出される。シングルマザー調査には五三名が参加したと述べたが、彼女は「五四番目」の参加者であった。調査には参加したが、ある根本的な批判・苦悩を抱いたことで、その後辞退を申し出たのであった(その後、本調査のパートナーでもある女性支援専門家の尽力がありことなきを得た)。

その申し出の内容にここでは細かく立ち入らないが、自分が経済的貧困者であるはずがない、これだけ努力しているのに「食の貧困」であるわけではない——こうした自己否定、自己矛盾に無防備にぶつかってしまったのである。調査当時、何も声をかけられなかった私自身の無力をいまでも悔やみ、申し訳なく思っている。しかし、西田がいうように、そうした徹底的な自己矛盾の自覚こそ「真の自己」を探求する端緒となる。(8)「あなたはもっとも根本的な意味で「食の豊かさ」に近づいていたのですよ」と、今なら声をかけてあげられるだろうか。

最後に、では西田のいう「ただ食べ飲む」とは何であったのか。結論からいえば、私たちはまだそれが何かよくわかっていないのである。西洋思想で「ただ食べ飲む」といえば、非反省的で取るに足らず、克服の対象とみなされるだろうが（第1章）、果たしてそうだろうか。「ただ食べ飲む」ということにはすでに善き食べ手としての理想が「含蓄的」に含まれている。これが何かを尋ねることは、人は何のために食べ、何のために生きるのかという無窮の問いと同義であり、それは「最大最深なる人心の疑惑」(9)として私たちをとらえて離さない。

西田は、こうした理想の自覚を、単に主観的な直観ではなく「行為的直観」(10)すなわち行為と切り離せない直観によるという。そこには、徹底的な行為性が含意されている。食生活とは、私たちが毎日二〜三回、否応無く向き合わねばならない日常実践の世界である。それは一見、高尚な哲学の世界とはかけ離れてみえるが、こうした日常実践の徹底の中で紡がれる「食の豊かさの哲学」があってもよいはずである。

本書は、こうした「食の豊かさの哲学」の確立からはまだ程遠いところにある。それでも、そうした探求の魅力と難しさについて、いくつかの問題提起を含むことはできたはずである。本書が伝えたかった「善き食生活」や「食の貧困」とは、経済的な豊かさや貧しさではなく、各人が「自己実現」の自由をどれだけもち、自らをそうした過程にどれだけ置けているかということであった。社会や経済は豊かになっても、食事実践を通じた自己実現の道を見出せなければ、人々の食生活は貧困化していく。逆に、経済的貧困を生きていたとしても、そうした自己実現の過程にあれば、食生活は豊かになっていく。いやむしろ「自己実現」への原動力を秘めているという意味では「食の貧困」のなかにこそ、潜在的で本来的な「食の豊かさ」が存在するともいえる。

こうした主張は「食の貧困」の存在を正当化しているのではない。清貧を美化しているわけでもない。そうではなく、現代社会の人間生活において本来的な「豊かさ」や「貧しさ」とは何なのか、こうした問いを食卓から投げかけるものである。

註

序　章　あいまいな「食の豊かさ」、みえにくい「食の貧困」

（1）U・ベック（1998）『危険社会』、A・ギデンズ（1993）『近代とはいかなる時代か?』

（2）Fischler, C.（1990）*L'Homnivore*. Poulain, J. P.（2002a）The contemporary diet in France.

（3）プラトン（1950）『ソクラテスの弁明・クリトン』、アリストテレス（1971）『ニコマコス倫理学（上）』

（4）Sen, A.（1992）*Inequality Reexamined.*

（5）J・ロールズ（2010）『正義論（改訂版）』

第1章　食の社会学

（1）国内状況は立川雅司（2014）「食と農をどう捉えるか」に詳しい。ラプトン（1999）『食べることの社会学』、グプティルほか（2016）『食の社会学』などの邦訳書や安井編（2019）『フードスタディーズ・ガイドブック』のアンソロジーも近年公刊されているが、主に依拠されるのは英米の系譜である。

（2）言語や哲学的背景の難解さという点では、ドイツ社会学の系譜も同様であろう。例えば、G・ジンメルは早くも一九一〇年に「食事の社会学」という小論の中で、食事とは食物摂取という最も生理学的行為であると同時に、時間的規則性・社会関係・作法など最も社会学的行為であることを明白に認めている（ただし再発見者であるサイモンズが述べるようにこの小論の意義はこれまで「見落とされてきた」）。またN・エリアスが宮廷社会における作法・礼儀（食事作法含む）の社会学的役割を論じた『文明化の過程』も（一九三九年刊行のドイツ語原著はなかなか評価されずにいたが）一九六五年にフランス語版が刊行されると、フランスそして英米の「食の社会学」に多大な影響を及ぼした。しかし、ジンメルやエリアスらドイツ社会学者の先駆的業績が、その後ドイツ国内における「食の社会学」研究にどう引き継がれたかについての解明は今後の検討課題である。

（3）Goody, J.（1985）*Cooking, Cuisine and Class*. Mennell, S. et al.（1993）*The Sociology of Food*. Warde, A.（2016）*The Practice of Eating*. Poulain, J. P.（2017a）*The Sociology of Food*, pp. 116–127 & 147–151. ただし、各論者の位置づけは「食の社会学」に特異的で社会学・人類学一般と一致しない場合もある。例えば、ブルデューのハビトゥス論はむしろ構造主義批判に基づくが、ブルデューの食事実践論は構造主義的性格が強いこと、特にその性格はブルデューの後継者の議論で強まること、「食の社会学」の存在意義を対比的に強調する意図が働いていることから、ブルデュー社会学を還元的に「構造主義」と位置づける傾向がある。

（4）プーランはモランの指導のもとパリ第七大学で社会学博士号を取得し（一九八五年）、バーテロットを世話人として、パリ第五大学で教授資格を取得した（二〇〇四年）。その後は、トゥールーズ第二大学の観光・ホテル・食高等研究所（ＩＳＴＨＩＡ）所長として「食の社会学」の制度化に大きく寄与してきた。本章でみる学説史は、Poulain, J. P.（2017a), pp. 136–167 を中心として、Poulain, J. P.（2004),

Poulain, J. P. & Corbeau, J. P. (2012) などの関連文献も適宜統合しながら整理した。

(5) Berthelot, M. (1996) の「主題化」概念は、そうした変換パターンを規定する認識論・存在論の体系を指す「研究プログラム (programme de recherche)」というもう一つの分析概念と切り離せない関係にある。本来、研究プログラムとは、クーンの「パラダイム」概念のもつ曖昧性を克服して(『科学革命の構造』)、自然科学の進歩を理解するためラカトシュが提唱した概念である(『方法の擁護』)。Berthelot, M. (2001) はそれを社会学に応用することで、社会学内の諸研究プログラム間に共通する知のスキーム(機能主義、構造主義など)を摘出した。こうした科学哲学的発想は、プーランの学説史にも通底している。

(6) G・バシュラール (2012〔1938〕)『科学的精神の形成』二六頁。理性-非理性(想像)の相互作用に着目するバシュラールの視点は、のちの社会構成主義(フーコー、アルチュセール、デリダ、ブルデューなど)にも大きな影響を与えた。

(7) E・デュルケム (1978〔1895〕)『社会学的方法の基準』

(8) Halbwachs, M. (2003〔1912〕) *La Classe Ouvrière et les Niveaux de Vie.*

(9) Lambert, J. L. (1987) *L'Evolution des Modèles de Consommation Alimentaires en France* など。

(10) Herpin, N. (1988) Le repas comme institution.

(11) Grignon, C. & Grignon, Ch. (1980) Styles d'alimentation et goûts populaires.

(12) Ueda, H. (2022a) *Food Education and Gastronomic Tradition in Japan and France*, pp. 126–127.

(13) M・モース (2009〔1925〕)『贈与論』

(14) M・モース (1976〔1934〕)「身体技法」

(15) E・モラン (1975〔1973〕)『失われた範列』一七一〜一七二頁

(16) E・モラン (1975〔1973〕) 前掲、Morin, E. (1994) Sur l'Interdisciplinarité.

(17) Morin, E. (1994)

(18) Poulain, J. P. (2017b) Socio-anthropologie du 'fait alimentaire' ou food studies.

(19) 本章では取り上げていない「味覚の社会学」の再解釈的方向には、ブルデュー理論の批判的検討や、従来は生理学・心理学で主に接近されてきた事象(肥満、食の楽しみ、食育など)の社会学的分析があげられる。詳細は上田遥 (2023a)「フランス「食の社会学」の発展史からみた現代的課題」のレビューを参照されたい。

(20) Fischler, C. (1990) *L'Homnivore.*

(21) Lévi-Strauss, C. (2013〔1997〕) The culinary triangle. M・ダグラス (2009〔1966〕)『汚穢と禁忌』、M・ハリス (2001〔1985〕)『食と文化の謎』

(22) Brillat-Savarin, J. A. (1982〔1825〕) *Physiologie du Goût*. Bourdieu, P. (1979) *La Distinction*. Rozin, P. (1994) La magie sympathique.

(23) Lévi-Strauss, C. (2013〔1997〕), Rozin, P. (1976) The selection of foods by rats, humans, and other animals.

(24) Poulain, J. P. (2006), Poulain, J. P. (2015) による。本書では、プーランがあげる食の近代化局面のうち「動物福祉」と「環境」の二つについては「自然」が統御機構となっていると解釈して再編している。

(25) 再帰性概念をめぐる考え方は、論者ごとにやや異なる。U・ベックは再帰的近代の予測不可能性、したがって非省察性反省性を強調する一方、構造化理論や権力論を経て近代化論を確立させたA・ギデンズは構造変革性に力点をおく。

(26) U・ベック (1997)『再帰的近代化』

(27) A・ギデンズ (1991)『モダニティと自己アイデンティティ』

（28）A・ギデンズ（1993）『近代とはいかなる時代か？』

（29）Lupton, D.（2012）*Medicine as Culture*.

（30）Scrinis, G.（2008）On the ideology of nutritionism.

（31）Poulain, J. P.（2006）では八〇年代以降の代表的な食品安全問題（フランス）として、腸管出血性大腸菌・大規模食中毒（八二年）、ＢＳＥ（八六年）、ダイオキシン汚染の家畜飼料問題（九九年）をあげている。

（32）こうした近代の農業生産・食品流通政策はしばしば「食糧政策」とも呼称されるが、本書における「食料政策」とは区別したい。

（33）Poulain, J. P.（2011）, Poulain, J. P.（2015）など。フランスにおける「食の遺産化」という発想自体は一九二〇年代のオースティン・ド・コローズによる先駆的業績『フランス美食の宝庫』や、一九三〇年代のキュルノンスキーによる地方料理のインベントリー作成にすでに内包されていた。

（34）チフィエルトカ・安原（2016）『秘められた和食史』、Ueda, H. & Niiyama, Y.（2019）など。

（35）E・モラン（1975〔1973〕）前掲、Poulain, J. P.（2017a）, pp. 5–24.

（36）第5章でも再論する。日本的自然観の系譜と食思想との関連についての詳細はUeda, H.（2022b）を参照。

（37）Chang, K. S.（2016）Compressed modernity in South Korea.

（38）チャンの圧縮近代論は、のちにベックの再帰的近代化論のなかで精緻化された。Beck, U. & Lau, C.（2005）Second modernity as a research agenda. Beck, U. & Grande, E.（2010）Varieties of second modernity.

（39）Augustin, L. & Poulain, J .P.（2018）*Risk and Food Safety in China and Japan*. Poulain, J. P.（2019）*Anxiety as invariant of human relation to food*. Poulain, J. P. et al.（2022）The Malaysian Food Barometer database.

（40）落合恵美子（2012）「東アジアの低出生率と家族主義——半圧縮近代としての日本」、Ochiai, E.（2014）Leaving the West, rejoining the East? Gender and family in Japan's semi-compressed modernity.

（41）日本では戦後早くから食料需要構造の研究が蓄積されてきた（中山、並木、唯是など）。その後一九八〇年代の「日本型食生活」論争をきっかけに、家計調査データを用いた食消費分析が一層加速し（洋風化、成熟化、外部化などが主要テーマ）、二〇〇〇年代以降は家計調査の個票データ解析が可能になり、世帯累計や年齢など社会人口学的要因を精緻化させた分析が進む。その後は、独自データを用いた品質属性や情報、認知プロセスに関する新たな分析手法が提案されるようになった。茂野隆一（2012）「食料消費行動分析の新展開」を参照。

（42）日本と同じく、フランスの「伝統的食事」も長い歴史を持つわけではない。各皿を時系列で提供するロシア式サービスが一八世紀に導入されたのち、やがて「前菜・主菜・チーズ・デザート」として定型化された食事型はブルジョワ階級より上位にしか普及しなかった。しかし、革命以後の国民アイデンティティの形成と公共空間での食事経験（学校、軍隊、病院など）を通じて、このブルジョワ的食事型が庶民にも普及し、フランス国民の食規範として認識されるに至った（Poulain, J. P.（2002b）*Manger Aujourd'hui*, pp. 31–38）。ただし、これは規範レベルの変容であり、実態ではなかった（例えば戦前に人口の四割を占めた農業者の日常の食事は「スープ・パン・デザート」が基本である）。コース仕立ての食事型が、日常的かつ全国的に実践されるようになったのは戦後である。とりわけ一九六〇年代以降の都市化による都市内労働人口の増加と社食の発達（そこでこの食事型が提供される）、一九七〇年代以降における中産階級の肥大化に伴う食品購買力の増加によるものと考えられる。

（43）Poulain, J. P.（2017a）. Herpin, N.（1988）

（44）Fischler, C.（1990）. Poulain, J. P.（2002a）The contemporary diet in

France.
（45）Poulain, J. P.（2002a）. Poulain, J. P.（2002b）プーランの評価次元は、Herpin, N.（1988）が提唱する五次元を再編成するものであった。これとは別に、イギリスの社会学者ワードは、食の社会学・人類学の広範なレビューをもとに、食事実践とは「食事内容」「状況」「体内化」という三つの基礎的次元で構成され、従来の社会学・人類学はこれらいずれかの次元を分析するものであったと論じている（Warde, A.（2016））。ワードの理論的整理をふまえると、ハーパンやプーランの分析手法は前二者を集中的にカバーするものといえる。もう一つの「体内化」次元は——社会学では比較的新しい研究対象であり、その分析手法は未確立であるが——咀嚼や消化など食事摂取の生理的側面やそれに伴う心的効果（快楽など）をいう。本書では「食の楽しみ」次元を追加することで「体内化」への視点を（部分的ではあるが）分析内に統合しようと試みている。
（46）Ueda, H. & Poulain, J. P.（2021）What is gastronomy for the French?
（47）Poulain, J. P.（2002a）では、六割以上のフランス人が「伝統的食事」を食べるべきという規範を抱いているが、昼食では約五割、夕食では約四割しかそれを実践していない矛盾を明らかにしている。
（48）Moscovici, S.（2001）*Social Representations : Exploitations in Social Psychology*.
（49）Lalhou, S.（1995）, Mathé, T. et al.（2009）, Fischler, C. & Masson, E.（2008）, Rozin, P. et al.（2012）, Ueda & Poulain（2021）
（50）落合恵美子（2019）『二一世紀家族へ——家族の戦後体制の見かた・超えかた（第四版）』
（51）移行期第三世代（団塊世代の子世代）は兄妹姉弟が少なく、「近隣ネットワーク」に頼らざるを得なくなった。しかし、育児にからむ近所づきあいが母親のストレスになり、ときには事件にまで発展するなど、近隣ネットワークへの転換も容易ではなかった。現在は、そうした近隣ネットワークすら奪われてしまった状況である。
（52）岩井八郎（2010）「「失われた一〇年」と女性のライフコース」
（53）いわゆる「日本型福祉政策」の開始をいうが、詳細は落合恵美子（2012）を参照。

第2章　食の倫理学

（1）R・サンドラー（2019）『食物倫理入門』一～二頁
（2）Mepham, B.（1996）*Food Ethics*. Thompson, P. B. & Kaplan, D.（2014）*Encyclopedia of Food and Agricultural Ethics*. Kaplan, D.（2019）の第二版では百以上の新項目が追加されたが「生活の質」の項目がないのは驚きである。
（3）R・サンドラー（2019）前掲、P・トンプソン（2021）『食農倫理学の長い旅』
（4）例えばSandle, R.（2007）*Character and Environment*. ただし、ここでも遺伝子組み換え論争（分析主題）と関連事業者（行為主体）の分析に限定されてしまっている。
（5）CiNii Articlesを用いて、タイトルに「食」と「倫理」を同時に含む論文（学術雑誌、紀要、専門誌）の検索結果をもとに整理した（詳細は上田遥（2022）「「食の倫理」の再検討」）。
（6）J・ベンサム（1979〔1789〕）『道徳および立法の諸原理序説』）
（7）Singer, P.（1975）*Animal Liberation*.
（8）Sen, A.（1985a）*Commodities and Capabilities*, p. 175. Sen, A.（1999a）*Development as Freedom*, pp. 62–63.
（9）I・カント（1979〔1788〕）『実践理性批判』
（10）Kant, I.（1952〔1797〕）On a supposed right to tell lies from benevolent motives.
（11）I・カント（1960〔1785〕）『道徳形而上学言論』
（12）Kaplan, D.（2019）*Food Philosophy*.

（13）例えば、Regan, T.（1980）Utilitarianism, vegetarianism and animal rights.

（14）アンスコムは、義務・責務概念が依拠する「神聖な法」は歴史的権威を失っており、徳や心理（意図など）を含めたより深い人間性の理解とそれに基づく現代倫理学が必要であると提起した（Anscombe, G.（1958）Modern moral philosophy）。マッキンタイア（2021〔1981〕）は、アンスコムが悲観した状況に陥ることとなった原因を「啓蒙主義の企て」により人間性の目的論（テロス）的理解が衰退したことにあるとみた。現代における徳倫理の復興とはつまり、こうしたテロス再建の企てである（『美徳なき時代』）。

（15）Swanton, C.（2013）The definition of virtue ethics.

（16）Russel, D.（2013）Virtue ethics in modern philosophy, p.2.

（17）Nussbaum, M.（1988a）Nature, function, capability. Nussbaum, M.（1988b）Non-relative virtues. Nussbaum, M.（2000）*Women and Human Development*.

（18）下妻晃二郎（2015）「ＱＯＬ評価研究の歴史と展望」、田崎実弥子・中根允文（1998）「健康関連「生活の質」評価としてのWHOQOL」

（19）WHO（1998）*WHOQOL User Manual*.

（20）詳しいレビューは、Lindert, J. et al.（2015）, Moons, P. et al.（2006）, Meiselman, H. L.（2016）

（21）Diener, E.（2009a）*Assessing Well-Being*. Diener, E.（2009b）*The Science of Well-Being*. Kahneman, D. et al.（1999）*Well-Being: Foundations of Hedonic Psychology*. Seligman, M. E. P. et al.（2005）

（22）Alkire, S.（2010）Human development : Definitions, critiques and related cocepts.

（23）Sen, A.（1987）*On Ethics and Economics*.

（24）Croll, J. K. et al.（2001）, Falk, W. et al.（2001）, Lappalainen, R. et al.（1998）, Povey, R. et al.（1998）, 木下朋子（2005）「有職者における健康的な食生活の意味づけ」、武見ゆかり（2001）「高齢者における食からみたＱＯＬ指標としての食行動・食態度の積極的尺度の開発」など。

（25）Povey, R. et al.（1998）, p. 181.

（26）Brug, J.（2009）, Munt, A. E. et al.（2017）, Zorbas, C. et al.（2017）, Taylor, J. P. et al.（2005）, Shepherd, J. et al.（2006）, Nicholls, R. et al.（2017）

（27）Ares, G. et al.（2014）, Ares, G. et al.（2015）, Ares, G. et al.（2016）, Sulmonnt-Rossé, C. et al.（2019）

（28）Hart, C.（2016）, Hart, C. & Page, A.（2020）, Ueda, H.（2021）, Visser, S. S. & Haisma, H.（2021）, Gombert, K. et al.（2017）

（29）Peng, W. & Berry, E. M.（2019）The concept of food security. 本文中の「食料安全保障」の定義は FAO（2009）を参照。

（30）USDA（2022）*Household Food Security in the United States in 2021*. その背景となった研究は Carlson, S. J. et al.（1999）

（31）UKDEFRA（2021）*Food Security Report 2021*. イギリスでは二〇一九～二〇年の Family Resource Survey にＵＳＤＡとほぼ同様の指標を統合して評価してきた。

（32）FAO（2014）The Food Insecurity Experience Scale. Cafiero, C. et al.（2018）. 同指標は、直近一二ヶ月の間に所得やその他の資源の不足を理由として「十分な食料がないこと（類似の四質問）」「健康的・栄養的な食材を食べられないこと」「食材の多様性がないこと」「欠食があること」の経験を尋ねる。

（33）Ashby, S. et al.（2016）Measurement of the dimensions of food insecurity in developed countries.

（34）FAO（2022）Prevalence of moderate and severe food insecurity in Japan.

（35）OECD（2022）Poverty rate.

（36）阿部彩（2006）「相対的剝奪の実態と分析」、後藤玲子ほか（2004）

「現代日本社会において何が〈必要〉か?」
(37) Townsend, P. (1979) *Poverty in the United Kingdom*, p. 250.
(38) Nishi, N. et al. (2017)、林芙美ほか (2015)「成人における経済的要因と食に関する認知的要因、食行動、および食のQOLとの関連」、硲野佐也香ほか (2017)「世帯の経済状態と子どもの食生活との関連に関する研究」
(39) 谷顕子・草苅仁 (2017)「日本の貧困世帯における食料消費の特徴」、石田章ほか (2017)「子どもと母親の食行動・食意識と貧困」
(40) 松田紀美ほか (2020)「母親の子ども期を考慮した母子世帯の食生活に影響を与える要因」
(41) Olson, C. M. et al. (2007), Sano, Y. et al. (2019), Puddephatt, J. A. et al. (2020) など
(42) Rowntree, B. S. (2012〔1902〕) *Poverty : A study of town life*.
(43) 社会的選択理論の発展史については、Sen, A. (1999b), Suzumura, K. (2002)
(44) K・アロー (2013〔1951〕)『社会的選択と個人的評価』
(45) Sen, A. (2017〔1970〕) *Collective Choice and Social Welfare*. Sen, A. (1973) *On Economic Inequality*.
(46) J・ロールズ (2015〔1971〕)『正義論 (改訂版)』四〇二～四〇四頁
(47) Sen, A. (1980) Equality of what?
(48) Sen, A. (1981) *Poverty and Famines*. しばしば誤解されるが、同書の主概念は「権原」であり「潜在能力」概念はまだ登場していない。ただし同書の邦訳の巻末に『飢餓と公共行動』の概要をまとめたセンの講演「飢餓撲滅のための公共行動」が収録されていることは、訳者 (黒崎卓・山崎幸治) の卓見であろう。
(49) Drèze, J. & Sen, A. (1989) *Hunger and Public Action*, p. 177.
(50) こうした解釈は Burchi, F. & De Muro, P. (2016) による。
(51) Drèze, J. & Sen, A. (1989), p. 43.
(52) Sen, A. (1985a) *Commodities and Capabilities*.
(53) Drèze, J. & Sen, A. (1989), p. 42.
(54) Sen, A. (1985b) Well-being, agency, and freedom. こうした主張はもともと、コントロール的見解を擁護する一方で、コントロールを行使した帰結を無視するリバタリアニズムへの批判としてなされたものである。
(55) Sen, A. (2009) *The Idea of Justice*.
(56) これらの定義はもともと、食育 (食潜在能力拡大のための教育的措置) の理論的基礎として導出されたものである。より詳細な導出根拠は、Ueda, H. (2021) を参照されたい。

第3章 「第一の食の近代」の萌芽

(1) 柳田國男 (1990〔1931〕)「明治大正史 世相篇」六二頁
(2) 内務省勧農局 (1881)「人民常食種類調査」(金子俊 (1988)『日本近代の食事調査資料 第一巻』二〇～二一頁)
(3) ここでの基本的理解は、地主制を半封建的体制 (零細小作農家の搾取) と捉える従来の一面的見解を修正し、より多様な生産条件への着目を促してくれる坂根嘉弘 (2010) の歴史観に依拠している。
(4) 一九四〇年 (昭和十五年) の農業構造をみると、耕地面積一町以下の小農が全農家戸数の74%を占めていた (農政調査委員会 (1977)『改訂 日本農業基礎統計』六八頁)。
(5) 農林省 (1955)『農林省累年統計表』一六〇～一六一頁
(6) 清水克志 (2019)「近代日本における外来野菜普及の史的課題」
(7) 宮沢賢治の百姓転向は一九二五年 (大正十四年) であり、病床に臥す一九三三年 (昭和八年) まで農業を続けた (鶴田静 (1999)『ベジタリアン宮沢賢治』)。
(8) 農政調査委員会 (1977) 前掲、二〇四～二〇七頁

(9) 湯澤規子 (2018)『胃袋の近代』一八一頁
(10) 吉田忠 (1978)『農産物の流通』五九〜六二頁
(11) 以下、農林省 (1966)『畜産発達史』に基づく。一九〇〇年 (明治三三年) の種牛改良調査委員会答申では洋種を軸とする国内種の改良方針がとられていたが、雑種化の成果はいまひとつであったため、一九一二年 (大正元年) には、洋種・雑種牛のみならず和牛も認める改良方針が出された。とはいえこれも「和牛にはすでに相当外国の血統がまざり優良遺伝質も包含されている」という認識に基づくものであり、和牛 (のちの黒毛和種など) といえども西洋化の影響を逃れられない。
(12) 農政調査委員会 (1977) 前掲、二五六〜二六八頁
(13) 牛肉の輸移入は、野間万里子 (2015)「帝国日本における青島肉・朝鮮牛の受容」に詳しい。
(14) 二野瓶徳夫 (1999)『日本漁業近代史』
(15) 羽原又吉 (1957)『日本近代漁業経済史 (下巻)』二三八〜二三九頁
(16) 田村安興 (1994)『日本中央市場史研究』一九四〜二〇六頁
(17) 農林統計研究会 (1979)『水産業累年統計 第二巻』二頁・五〇〜五二頁
(18) 農政調査委員会 (1977) 前掲、三五八〜三六一頁
(19) 谷本雅之 (1990)「銚子醤油醸造業の経営動向」二四四頁
(20) 谷本雅之 (1990) 前掲、三二七〜三二八頁
(21) 長野県味噌工業協同組合連合会 (1966)『信州味噌の歴史』一三二〜一三三頁
(22) 農政調査委員会 (1977) 前掲、二〇二頁
(23) 長妻廣至 (1990)「近代醤油醸造業と農村」四四四〜四四六頁
(24) 柳田國男 (1990〔1931〕) 前掲、七三頁
(25) 前田廉孝 (2018)「食料をめぐる経済政策と消費の嗜好性」、前田廉孝 (2021)「「財政専売」の時代」による。なお、一九一〇年代後半の内地塩利用率は醤油製造で三割弱、味噌製造で六割強まで落ち込む。
(26) 厳密に依拠しているわけではないが (また食生活分野におけるその具体的論証も今後の課題であるが) ここではギデンズのいう四つの制度的特性 (資本主義、工業主義、国民国家・監視の発達、軍事力・戦争) を近代化の一般的特徴と想定している (『近代とはいかなる時代か?』七五〜八四頁)。
(27) 農商務大臣官房統計課 (1920)『物価表 自明治三十三年至大正八年』二〜三頁
(28) 高野岩三郎 (1933)『経済学全集 第五二巻 本邦社会統計論』二一八〜二一九頁
(29) 大正期の食料問題の経済的位置については、田村安興 (1994) 前掲、二七〜四七頁に詳しい。
(30) 大野勇 (1930)『中央市場建営誌』
(31) こうした修正見解については、藤田貞一郎 (1972b)「大正期公設市場の特質」に詳しい。
(32) 吉田忠 (1988b)「小売市場の出現」秋谷重男・吉田忠『食生活変貌のベクトル』六六〜七一頁
(33) 藤田貞一郎 (1972b) 前掲、一九頁
(34) ここでのまとめは、以下の卸売市場史研究の成果に基づく。藤田貞一郎 (1972a)『近代生鮮食料品市場の史的研究』、藤谷築次 (1969)『農産物流通の基本問題』、枠谷光晴 (1977)『中央卸売市場の成立と展開』、中村勝 (1989)『市場の語る日本の近代』、吉田忠 (1978) 前掲
(35) 田村安興 (1994) 前掲、五四頁
(36) 原田信男 (2009)『江戸の食生活』
(37) 宮本常一 (1989)「近代の飲食と生活」『宮本常一著作集二四 食生

活雑考』一六四〜一六六頁

(38) 平出鏗二郎(1975)『東京風俗志』一八八頁

(39) 松原岩五郎(1988〔1893〕)『最暗黒の東京』一一一〜一一三頁

(40) 柳田國男(1990〔1931〕)前掲、八二頁

(41) Cwiertka, K. (2006) *Modern Japanese Cuisine*, pp. 35–55.

(42) K・チフィエルトカ・安原美帆(2016)『秘められた和食史』八一〜八三頁。この和定食は一九三九(昭和十四年)にはじまる価格統制令下の献立であるため「一汁三菜」が基本的(最小的)形態と考えられていた可能性が高い。

(43) 村井弦斎(2005〔1903〕)は『食道楽』の中で、近代家族の主婦の典型でもあるお登和に「日本料理ですと先一汁三菜から始まって一汁五菜、二汁五菜、二汁七菜、それから汁が殖えて三汁七菜、三汁九菜、三汁十一菜、三汁十三菜、三汁十五菜までであります」と語らせている(三七六頁)。

(44) 中澤克昭(2018)『肉食の社会史』

(45) 吉田忠(1992)『牛肉と日本人』二〇〜二三頁

(46) Cwiertka, K. (2006), pp. 138–148.

(47) 佐伯矩(1926)『栄養』一九〇頁

(48) 大阪市産業部(1918)「大阪市の一膳飯屋」『大阪市商工時報』一六〜三三頁。同調査は一膳飯屋の詳細・体系的調査としてはおそらく唯一であり、その資料的価値に早く着目したのは湯澤規子(2018)前掲、三一〜四四頁である。

(49) 残飯屋はつねに貧困ルポルタージュの好奇の対象であった。松原岩五郎(1988〔1893〕)前掲、四一〜四五頁、横山源之助(1949〔1898〕)『日本の下層社会』五二〜五四頁、著者不明(1994〔1886〕)「府下民の真況」中山清『明治東京下層生活誌』二七頁

(50) 東京市社会局(1923)『浮浪者及残食物に関する調査』一三八頁

(51) 東京市社会局(1936)『市設食堂経営策に関する調査』

(52) 陸軍軍医学校衛生学教室(1925)「養衆ノ研究補遺」(金子俊(1989)『日本近代の食事調査資料 第二巻』八八〜九五頁)

(53) 吉田英雄(1930)『日稼哀話』五三〇〜五三一頁

(54) 農商務省商工局(1998)『職工事情(上)』一九七頁

(55) 農商務省商工局(1998)前掲、二七四頁

(56) 農商務省商工局(1998)前掲、四一〇頁

(57) 細井和喜蔵(1954〔1925〕)『女工哀史』二一二〜二一六頁。同著では、最も良い工場では飯碗、汁椀、皿、小皿の四種類があるが「四種一どきに使う献立ではない」すなわち「一汁二菜」になることは決してないともいう。

(58) 農商務省商工局(1998)前掲、三五〜三六頁・一四〇頁

(59) 工場食の改善は、工場法第十三条「工場及附属建設物並設備」の安全および風紀衛生の取り締まり規定に関連する。一九二七年(昭和二年)「工場附属寄宿舎規則」のなかで寄宿舎食堂の衛生規定が具体化された。また、法規定以上に、工場法改正の前年に工場監督行政が社会局に移管されたことも大きい。

(60) 岡野丈雄・引地亮太郎(1938)『栄養と体育(産業衛生講座 第七巻)』二二八頁(「産業労働者の栄養改善に関する適切なる施設如何」に対する答申書収録)

(61) 倉敷労働科学研究所(1927)「工場食の研究」(金子俊(1989)前掲、九八〜一四八頁)

(62) 内田正夫(2007)「日清・日露戦争と脚気」

(63) 藤田昌雄(2007)『写真で見る海軍糧食史』

(64) 食糧協会(1933)『糧友』八巻一〇号、九六頁横表

(65) Cwiertka, K. (2006), pp. 78–79.

(66) 山下政三(2008)『鷗外森林太郎と脚気紛争』

(67) 陸軍第五師団経理部(1935)「入営兵の食習慣調査」(金子俊(1989)前掲、一八四頁)によれば、入隊前のパン食経験なしは45%、

豚肉食の経験ないものは31%であり、農村出身者に限ればもっと数値は大きくなる。

(68) Cwiertka, K. (2006), pp. 79-86.

(69) 柳田國男（1990〔1931〕）前掲、五一～五七頁

(70) 落合恵美子（1994）『近代家族とフェミニズム』一八頁

(71) 黒田俊夫（1960）「人口の職業的移動」有沢広巳ほか『経済主体性講座 第三巻』七三～七四頁

(72) Cwiertka, K. (2006), pp. 88-89.

(73) 村井弦斎（2005〔1903〕）前掲、三一八頁

(74) 村田泰子（2001）「〈栄養〉と権力」

(75) 佐伯の業績は、萩原弘道（1985）『栄養と食養の系譜』、佐伯芳子（1986）『栄養学者 佐伯矩伝』、並松信久（2017）「栄養学の形成と佐伯矩」などに詳しいが、並松が述べるように「佐伯矩を対象にした先行研究は、栄養学の創始者とされるにもかかわらず、意外なほど少ない」状況である。後述するように、佐伯が栄養学を構想する動機、栄養三輪説、自然観なども含めて、佐伯の食思想をめぐる詳細な研究が必要である。

(76) 佐伯矩（1926）『栄養』一五～一六頁

(77) 佐伯矩（1926）前掲、六〇頁

(78) 佐伯矩（1926）前掲、一一〇頁

(79) 佐伯矩（1926）前掲、七六頁。こうした自然観には、佐伯の宗教的信条が反映されている可能性を否定できない。従来の栄養学史では全く指摘されてこなかったが、佐伯の妻・昌子は、黒住教（神道黒住派）管長・黒住宗敬の長女であり、主著『栄養』にもその影響が色濃く認められる。要約すれば、人間の「栄養」も動植物から、そして根本的には万物の根源としての太陽＝天照大神に由来している。それは「活物《いきもの》」（黒住教の中心的教義）として一つの調和を成しており、食品中の「自然」と身体中の「自然」を調和させること、そうした秩序を達成することが栄養学の目的である——というわけである。栄養学と黒住教（広義には神道）との関係は、科学と宗教との関係について重要な示唆を与えてくれる。

(80) 江原絢子（2012）『家庭料理の近代』一五四～一五八頁

(81) 巽美奈子（2021）「近代日本における栄養思想の普及」

(82) 落合恵美子（1994）前掲、一二頁

(83) 読売新聞一九三二年一一月一二～一三日「科学」欄に掲載された佐伯矩の記事。佐伯の「人工食品」理想は一九二六年の『栄養』をはじめ各所で論じられてきたが、ここまでふみこんだ理想論はこの記事でしか展開されていない。

(84) 前田愛（2001）『近代読者の成立』

(85) 大岡響子（2012）「学びと表現としての「家庭料理」」

(86) 江原絢子（2012）前掲、一六二～一六八頁

(87) 江原絢子（2012）前掲、一〇二～一三七頁

(88) 熊倉功夫（1971）『熊倉功夫全集 第三巻 近代茶道史の研究』二九六～三〇四頁

(89) 石毛直道（2005）『食卓文明論』一二頁

(90) 原田信男（2020）『「共食」の社会史』

(91) 表真美（2010）『食卓と家族』

(92) 石毛直道（2005）前掲、一八三頁

(93) 吉田忠（1988）「日本人と米」秋谷重男・吉田忠『食生活変貌のベクトル』一四～三〇頁

(94) 農政調査委員会（1977）前掲、三四六～三四九頁

(95) K・チフィエルトカ・安原美帆（2016）前掲、五一～五三頁

(96) 藤井弘章（2018）「三度の食事」

(97) 早い時期には、例えば陸軍軍医が一九〇七年（明治四十年）に埼玉県の農民を対象として、食事回数から献立、栄養摂取に至るまで広範な調査を行っているが、そこでも「一日三食」を通常として聞

食を考慮外とする論理がとられる（稲葉良太郎（1907）「本邦農夫ノ栄養に就テ」、金子俊（1988）前掲、一三一〜一五三頁に収録）。

(98) 中村勝（1989）前掲、一八七頁

(99) 村井弦斎（2005［1903］）前掲、三七五〜三七六頁

(100) 東京の食事編集委員会（1988）『聞き書 東京の食事』一三二〜一三三頁

(101) 山本文乃（1982）「村井弦斎研究」

第4章 戦後「食の近代」の再出発

(1) 萩原弘道（1985）『栄養と食養の系譜』一七七〜一八二頁

(2) 岩本純明（2010）「戦後復興期の農業」木村茂光編『日本農業史』三三八〜三四〇頁

(3) 石井光太（2017）『浮浪児 1945-』

(4) 岩本純明（2010）前掲、三四一頁

(5) 栄養調査の実施状況は、同調査を担当し、のちに厚生省栄養課長となった行政官・大磯敏雄の『栄養随想』（1959）に詳しい。

(6) GHQ（1945）「日本帝国政府ニ対スル覚書 一般住民ノ榮養調査」一二月一一日

(7) 萩原弘道（1985）前掲、一九三〜一九九頁

(8) 吉田久一（1995）『日本の貧困』一九四頁

(9) 諸論点は、小沼正（1967）「わが国戦後における最低生活費研究の系譜」に詳しい。

(10) 生活保護基準と算出方式の変遷は、岩永理恵（2010）「保護基準とはいかなる意味をもつ基準か」に詳しい。現行基準（水準均衡方式）は、最低栄養以上を保障するものであるが、その「以上」とは何か、最低生活とは何かという肝心の議論を宙づりにしている。そして終戦直後のそれと異なり、現代の最低生活とは「相対的剥奪」の観点から考えなければならないことが、この論点をさらに複雑化させている。

(11) 阿部彩（2014b）「生活保護・貧困研究の五〇年」

(12) 時子山ひろみ（1999）『フードシステムの経済分析』

(13) 中山誠記（1961）『食生活はどうなるか』

(14) 吉田忠（1988c）「食生活の洋風化」秋谷重男・吉田忠『食生活変貌のベクトル』七二〜九一頁

(15) 時子山の分析対象品目は「家計調査」で購入数量のとれるものに限定されている。したがって外部化の大部分を占める「調理済み食品」「外食」の支出項目は分析に含まれていない。

(16) 時子山ひろみ（1999）前掲、二九頁

(17) 岩本純明（2010）前掲、三四三〜三五七頁

(18) 農政調査委員会（1977）『改訂 農業基礎統計』四八〜四九頁。農業生産指数は、農業生産の変化を表すため、各品目の生産数量を基準時の生産額をウェイトにして加重平均計算した指数である。

(19) 農林漁業基本問題調査会（1960）『答申 農業の基本問題と基本対策』一四頁

(20) 農林漁業基本問題調査会（1960）前掲、農業基本法に関する研究会（1996）「報告」

(21) 岩本純明（2010）前掲、三六二〜三六四頁、吉田忠（1978）『農産物の流通』一五二〜一六九頁。畜産インテグレーションの詳細は、吉田忠（1974）『畜産経済の流通構造』を参照。

(22) 吉田忠（1978）前掲、一七一〜一八六頁（一部データは各種統計で筆者更新）。二〇二二年時点、指定野菜一四品目の作付面積は、北海道、関東、九州で全体の七割を占める（農水省（2022a）「野菜をめぐる情勢」）。

(23) 集出荷団体の出荷量は「青果物出荷機構調査報告（累年統計）」、全出荷量は「野菜生産出荷統計」

(24) 岩本純明（2010）前掲、三六〇〜三六二頁

（25）水産庁（2019）『水産白書（令和元年度）』六～八頁（一部データは漁業・養殖業生産統計で筆者更新）
（26）吉田忠（1978）前掲、二〇一～二一八頁。せり取引原則を希薄化させる予約相対取引は、大型産地と大型量販店間の取引への介入を構想したものである。これ以降「例外」が常態化し、相対取引が主流化していく。他市場への転送も「指定区域」内取引を考慮していた旧法では明確に禁止されていなかったが、新法により食品流通の広域化を追認する形となった。
（27）農水省（2018）「卸売市場をめぐる情勢について」七頁
（28）農水省（2018）前掲、七頁。なお食肉の市場経由率はピーク時の九〇年代初頭でも約二割と低いが、これは、豚肉ではインテグレーション、牛肉では産地食肉センターを中心とした市場外流通機構の存在に由来している。豚肉は吉田忠（1978）前掲、牛肉は新山陽子（2001）『牛肉のフードシステム』に詳しい。
（29）藤島廣二（1986）『青果物卸売市場流通の新展開』四五～四六頁・一八七～一九六頁
（30）吉田忠（1988c）前掲、八九頁。
（31）事業所数は「商業統計（産業編）」、販売額シェアは「商業統計（品目編）」に基づく。統計分類上の「各種食料品小売業」を食料品スーパーとした（南方建明（2002）「統計からみた食品スーパーの成長と専門業種店の動向」に基づく）。
（32）ここであげた量販店の特徴は、台頭期（五〇～六〇年代）の新聞記事内容を抽出したものである。記事詳細は、青木均（2020）『小売営業形態成立の理論と歴史』九〇～九六頁。
（33）藤島廣二（1986）前掲、一八七～一九六頁。八〇年時点、量販店の仕入先は野菜・果実ともに七～八割が卸売市場であった（同四七頁）。
（34）味の素社（2009）「生産再開までの苦闘」『味の素グループの１００年史』
（35）萩原弘道（1985）前掲、二二一～二二七頁
（36）藤木正一（2001）「消費者ニーズの変化と食品製造業の対応」
（37）「家計調査（全世帯・一世帯あたりの年間消費支出）」より算出。魚介類加工品「魚肉練製品、他の魚介加工品（塩干魚介を含まない）」、肉類加工品は「加工肉」とした。ちなみに六三年時点の魚介類加工品は27％であり、タンパク源としての重要性はより大きかった。
（38）農政審議会「「八〇年代の農政の基本方向」推進へ」（食品産業センター（1982）『明日の食品産業』八二巻九号に収録、一九・二五頁）
（39）大村幸生（1994）「日本の食品産業と流通産業政策」、八〇年時点の上位五社の市場占有率は、ハム・ソーセージ57％、醤油44％、食パン42％、味噌22％、冷凍食品61％（九二年）であった。
（40）高橋正郎（2002）「国際化時代における食品産業の動向と国内農業」『フードシステムと食品流通』一〇一～一一一頁。輸入食用農産物の品目割合は、六五年の素材型（穀物、佐藤、油脂原料）75％・加工型（青果物、畜産物、水産物）25％から、八五年の素材型49％・加工型51％へと大きく変化する。
（41）日本フードサービス協会（2021）「外食産業市場規模統計」
（42）岩渕道生（1996）『外食産業論』一六六～一七五頁。九二年時点、上位八社のシェアは西洋料理店で26％、ラーメン店で23％、ハンバーガー店ではマクドナルド一社だけで51％に及ぶ。
（43）すかいらーく社の有価証券報告書（昭和五四～五五年度）に基づく（岩渕道生（1996）前掲、九八～九九頁）。
（44）Puisais, J. (2011) *Et si nous refusions la MacDonaldization du goût!*.
（45）岩渕道生（1996）前掲、八七頁
（46）日本交通公社（1956）「東京たべもの風景」『全国うまいもの旅行』

八二頁
(47) 草野美保(2019)「日本における中国料理の受容」、陳来幸(2019)「日本の華僑社会におけるいくつかの中国料理定着の流れ」岩間一弘編『中国料理と近現代日本』
(48) 売り上げ別にみると、事業所給食が学校給食の三・七倍を占める(二〇一九年「外食産業市場規模統計」)。戦後の「社食」も食事型の規範化に一役買ったことは否めないが、資料不足のため今後の研究課題としたい。
(49) 藤原辰史(2018)『給食の歴史』一六二〜一六六頁、伊藤淳史(2020)「PL480タイトルⅡをめぐる日米交渉」
(50) 藤原辰史(2018)前掲、一六六頁
(51) パンの支出金額がはじめて米を上回るのは二〇一一年である(「家計調査」)。
(52) この諸特徴は公害学者・宮本憲一(2014)『戦後日本公害史論』の「公害」の定義に準じる(一〇頁)。
(53) 宇田和子(2012)「カネミ油症事件における「補償制度」の特異性と欠陥」六三頁。なお、食品衛生法の改正(添加物条項強化)につながった森永ヒ素ミルク中毒事件とは対照的に、水俣病は食品衛生上の災害として処理しえたにもかかわらず、そうならなかった。同論点は、戸田清(2006)「水俣病事件における食品衛生法と憲法」に詳しい。三大食品公害の経緯や法律・対策上の問題点については膨大な資料がありここでは扱いきれないが、食品公害の観点からふみこんだ研究はまだ少ない。
(54) 石橋武二ほか(1977)「食品添加物三〇年の変遷」
(55) 農政調査委員会(1977)前掲、一八〇頁(農薬の生産状況・金額ベース)
(56) 日本有機農業研究会(1971)「結成趣意書」
(57) 野口悠紀雄(2015)『戦後経済史』
(58) 日本文化論の系譜は、青木保(1999〔1990〕)『「日本文化論」の変容』などに詳しい。
(59) United States Senate Select Committee on Nutrition and Human Needs (1977) *Dietary Goals for the United States.* 同年末には食事目標の科学的根拠を統合した「第二版」が出版された。
(60) この点を早くから指摘していたのは、戸川律子(2012)である。
(61) 食料・農業・農村政策審議会(1980)「答申 八〇年代の農政の基本方向」(『明日の食品産業』収録、一二頁)
(62) 食料・農業・農村政策審議会(1980)前掲、一四〜一五頁
(63) 食料・農業政策研究センター(1983)『提言 私達の望ましい食生活——日本型食生活のあり方を求めて』
(64) 同提言で「望ましい食生活」という概念が用いられるのは、「日本型食生活」が戦前の粗末な食事として誤解されることを防ぐためである。まずは「望ましい食生活」を検討し、それが結果的には「日本型食生活」と同様であるという論旨をとる(食料・農業政策研究センター(1983)前掲、四八頁)。なお八二年報告で「豊かな」食生活とされるのも、戦前の粗末な食生活という誤解を防ぐためである。食事内容にのみかかわる概念であり、本書でいうトータル性(食事モデル)の意味ではない。
(65) 食料・農業政策研究センター(1983)前掲、四六頁
(66) United States Senate Select Committee on Nutrition and Human Needs. (1977), p. v.
(67) 食料・農業政策研究センター(1983)前掲、一六〜一七・二〇〜二一頁
(68) 食料・農業政策研究センター(1983)前掲、五一頁
(69) 食料・農業政策研究センター(1983)前掲、二九頁
(70) 食料・農業政策研究センター(1983)前掲、一九頁
(71) 食生活指針の作成をめぐる複雑な経緯(両省の対立、縦割り行政

含む」は、豊川裕之（1987）『食生活指針の比較検討』に詳しい。
（72）ＮＨＫ（1982）「特集 子どもたちの食卓」一二月六日放送、足立己幸（1983）『なぜひとりで食べるの』
（73）食料・農業政策研究センター（1983）前掲、五七頁
（74）食料・農業政策研究センター（1983）前掲、四二頁
（75）フードガイド検討会（2005）「食事バランスガイドの報告書」
（76）厚生省（2000）「国民栄養の現状（平成一二年度）」
（77）厚生省（2000）「健康日本21（栄養・食生活）」三頁
（78）同右、五頁
（79）ウルグアイ・ラウンドでは主に、米以外の輸入制限品目（小麦、乳製品など）の関税化、国内保護の削減、関税率の引き下げ、米のミニマムアクセス（その後、九九年に関税化）が合意された。これをうけて、農政審議会は九四年に報告「新たな国際環境に対応した農政の展開方向」をまとめ、農業基本法の見直しが提言された。
（80）食料・農業・農村基本問題調査会（1998）「答申」
（81）食料・農業・農村基本問題調査会（1998）前掲、一二頁
（82）足立己幸（1984）「料理選択型栄養教育の枠組みとしての核料理とその構成に関する研究」
（83）平山昌子（1969）、平山昌子（1971）、なお同調査の集計では、漬物やふりかけも副食数に含むため、全体から一品分を差し引いて考えている。仮に漬物も含めて副食数の分布をみると、朝昼夕とも一割前後ほど普及率は増加する。
（84）足立己幸（1984）前掲
（85）近年の研究は、黒谷ほか（2018）「主食・主菜・副菜と健康栄養状態の関連」
（86）国立国会図書館の所蔵資料オンライン検索による（検索日：二〇二三年三月三一日）。タイトルに「一汁三菜」を含む図書・雑誌・雑誌記事・博士論文を対象とした。
（87）『栄養と料理』デジタルアーカイブスを用いて検索した（検索日：二〇二三年三月三一日）。「一汁三菜」を検索キーワードとすると、五〇年代に八件、八六年に一件（茶道関係）あるのみであった。前者はいずれも、日本料理の最も簡素な形態である「一汁三菜」の家庭実践を目的としており、非日常（もてなし）の家庭料理である。調理技術の研鑽を求める主婦を擁する「食生活の戦後体制」の確立期と一致する点では興味深いが、規範の変遷をたどるには資料不足のため、検索キーワードを「献立」として再検索し、実際の記事内容を分析した。
（88）「特編――甘藷を用ひた一週間のお献立」『栄養と料理』一二巻九号、二四～二五頁
（89）「十月の家庭献立表」『栄養と料理』一六巻一〇号（折畳表）
（90）「一月の献立カレンダー」『栄養と料理』二七巻一二号（折畳表）
（91）「忙しい日の献立」『栄養と料理』二六巻一号、六〇～六一頁
（92）「使いやすい五月のモデル献立カレンダー」『栄養と料理』三一巻五号（折畳表）
（93）「じょうずな献立の立て方」『栄養と料理』三八巻一〇号、七二頁
（94）美輪里子・佐藤文代・村山篤子ほか（1995）、同研究では副菜に「漬物」を含むか否かが不明であるが、五〇～六〇年代と異なり、同時代には夕食における漬物の出現は少なく、集計値にはほぼ影響しないとみてよいだろう。
（95）「今年結婚するあなたに贈る わが家の栄養と料理」『栄養と料理』四五巻五号、六六頁
（96）「主菜が二つある献立を考え直す」『栄養と料理』五五巻三号、一一三頁
（97）「ベテラン主婦が明かす夕食メニューのコツ」『栄養と料理』五四巻三号、七四頁
（98）「朝・昼・夕の献立カレンダー 六月の献立」『栄養と料理』五六巻

一号、七〇～七八頁
（99）野田潤（2021）「近代日本の家族における「食＝愛情」の論理と手作り料理に求められる水準の上昇」

第5章「第二の食の近代」の徹底化

（1）NHK放送文化研究所世論調査部（2006）『崩食と飽食』一六頁
（2）一九九五年以前の欠食の定義は「三日のうち最低一回」である点には留意したい。ただし定義変更にもかかわらず、九四年と九五年の朝食欠食率はいずれも30％付近とほぼ同水準であり、一定程度の接続性が確認できる。
（3）厚労省「国民健康・栄養調査（一九八六年度）」
（4）「栄養調査」では中食の有無を「主食」の調理主体で判断している。そのため、例えば「ご飯は家で炊くが、副食を惣菜で買ってくる」といったケースは含まれず、やや実態よりも小さな値となる可能性がある。
（5）草苅仁（2011）「食料消費の現代的課題」
（6）「商業統計（業態別）」二次加工データによれば、販売額シェアは食料品スーパー38％、総合スーパー9％、食料品専門店9％、コンビニ12％、百貨店4％、ドラッグストア3％である。
（7）品揃えの観点からみると、大型スーパーではPOS（販売時点情報管理）システムの導入により「絞り込み」が進んだ。木立（1991, 1995）は陳列する青果物の品数は四分の一～三分の一に減少したと報告している。またシングルマザー調査でもみるように、主観的には、専門小売店の品質の方が善いとみなす者は多い。
（8）A・ギデンズ（1990）『近代とはいかなる時代か？』一一一～一一二頁
（9）A・ギデンズ（1990）前掲、四九頁
（10）厚労省「国民健康・栄養調査（一九九七年度）」
（11）厚労省「国民健康・栄養調査（二〇〇六年度）」
（12）総務省「社会生活基本調査（二〇〇六～二〇二一年度）」に基づく。なお一九八五年以降の夕食遅延化と二極化（特に男性）は、別データ（NHK国民生活基礎調査）を用いた研究（森 2010）とも一致している。
（13）厚労省「国民健康・栄養調査（一九八二年度）」
（14）厚労省「国民健康・栄養調査（一九九二年度）」
（15）農水省「食育に関する意識調査（二〇二一年度）」
（16）Ochiai, E. (2012) Leaving the West, rejoining the East? Gender and family in Japan's semi-compressed modernity.
（17）厚労省「国民健康・栄養調査（二〇一五年度、二〇一八年度）」
（18）笹井勉（2018）「食品衛生（監視）戦後史」
（19）日経メディカル編集部（1996）『狂牛病のすべて』
（20）BSE問題に関する調査検討委員会（2002）『報告』
（21）この部分は、新山陽子（2004）「食品表示の信頼性の制度的枠組み」『食品安全システムの実践理論』に依拠。
（22）長年の課題であった関連法の一元化は二〇一五年の「食品表示法」で達成され、消費者・事業者にとって理解しやすいものとなった。
（23）二〇一四年には「地理的表示保護制度」が制定されたが、品質定義の甘さなど多くの問題を抱えている。
（24）実際の津波が11・5～15・5メートルであったのに対し、第一～四号機の想定最高水位は6・1メートルであったことを指す。しかし、事故以前の調査結果を考慮すれば果たして「想定外」であったかどうかについては今も論争がある。いずれにせよ、同事故が「想定外」として特徴づけられること自体が「第二の近代」の到来を傍証している。
（25）東京電力（2012）『福島原子力事故調査報告書』
（26）朝日新聞（2011）「農産品から暫定規制値超える放射能「健康に影

響ない値」」三月一九日記事

（27）朝日新聞（2011）「枝野官房長官の会見全文（二一日）」三月二一日記事

（28）岡本真一郎・吉川肇子（2011）「リスク・コミュニケーションからの推論」

（29）林清（2011）「放射能汚染と食品安全・風評被害防止」

（30）Kimura, A. H.（2013）Standards as hybrid forum : Comparison of the post-Fukushima radiation standards.

（31）門間敏幸（2013）「放射能汚染地域の農業・食料消費に関する研究動向」

（32）Niiyama, Y., Poulain, J. P., Ueda, H. et al.（2020）Associated Images of the health effects of radioactive substances in food.

（33）寺田寅彦（1935）『小爆発二件』

（34）新山陽子（2012a）「放射性物質のリスクコミュニケーションはどこまでできたか」

（35）福島県産品の価格は震災直後、全国平均を下回る状況となった。徐々に価格差は縮小しているものの、一部品目（牛肉、桃等）では依然、全国平均を下回る（農水省『福島県産農産物等流通実態調査（令和3年度）』）。

（36）新山陽子（2012b）「放射性物質の健康影響に対する市民の心理と双方向で密なリスクコミュニケーション」

（37）Kimura, A. H.（2016）*Radiation Brain Moms and Citizen Scientists*, pp. 27–54.

（38）ＢＳＥ問題に関する調査検討委員会（2002）前掲、農水省（2002）『食と農の再生プラン』

（39）食育基本法第二五条に基づき、諸外国（アメリカ、イギリスなど一二カ国）の食育調査が実施された。同調査（二〇〇七～八年）以降は、韓国、台湾、フランスなどで食育の全国制度化が進んでいる。

（40）上田遥（2021）『食育の理論と教授法』

（41）Bourdieu, P.（1979）*La Distinction*.

（42）Puisais, J.（1999）*Le goût chez l'enfant*.

（43）森田倫子（2004）「食育の背景と経緯」

（44）佐々木陽子（2006）「パンドラの箱をあけてしまった「食育基本法」」

（45）Kimura, A. H.（2011a）, Kimura, A. H.（2011b）, Takeda, H.（2008）

（46）Berlin（1969）, Sen（1980）Equality of what?

（47）ここでの主な内容は、Ueda & Niiyama（2019）と同論文を発展させたUeda（2022）*Food Education and Gastronomic Tradition in Japan and France*, pp. 99–105に基づく。

（48）例えば、登録後の正式定義では「社会慣習」的側面が希薄であり、四つの特性のうち「季節の美」は定義内容に一度もほとんど統合されていないことなどの諸問題がある。

（49）Ｅ・ホブズボーム（1992）『創られた伝統』

（50）例えば、農水省（2015）『報告書 和食を未来へ』など。

（51）熊倉功夫（2013）「日本の伝統的食文化としての和食」

（52）和辻哲郎（1935）『風土』、寺田寅彦（1935）「日本人の自然観」『天災と日本人』

（53）岡倉天心（1906）『茶の本』、西田幾多郎（1911）『善の研究』、鈴木大拙（1940）『禅と日本文化』

（54）丸山眞男（1998〔1972〕）「歴史意識の古層」、加藤周一（1979）『雑種文化』

（55）川端康成（1968）「美しい日本の私」、源了圓（1985）「日本人の自然観」、今西錦司（1986）『自然学の提唱』、Ａ・ベルク（1996）『風土の日本』

（56）鈴木貞美（2018）『日本人の自然観』

（57）石毛直道（2006）「進歩主義の後継はなにか」

（58）Ueda, H. (2022b) Japanese view of nature.
（59）末木文美士（2006）『日本仏教史』、加藤（1975）前掲、源（1985）前掲の仏教史観に従いつつ、飲食に関する論考を加えている。
（60）道元（1991a）「典座教訓」、道元（1991b）「赴粥飯法」、道元（2004）『正法眼蔵』、道元（1992）『随聞記』、なおこうした道元の読みは現行の日本食文化論におけるそれであり、道元自身の食思想とは見逃せない距離があることには留意したい（例えば、道元における存在論としての「時」を季節の流れと読むなど）。
（61）神津朝夫（2009）『茶の湯の歴史』
（62）Ueda, H. (2022a), pp. 159–161.
（63）A・ベルク（1996）前掲
（64）村上陽一（1977）『日本近代科学の歩み（新版）』
（65）島薗進（2003）『〈癒す知〉の系譜』
（66）統計数理研究所（1993）「日本人の国民性調査」の項目のうち「自然と人間の関係」集計結果に基づく。
（67）『社会保障研究』の二〇〇四年特集がその代表である。例えば、後藤玲子ほか（2004）、阿部彩（2004）など。
（68）ここまで、阿部（2014b）「生活保護・貧困研究の五〇年」の歴史認識に従う。
（69）橋本健二（2018）『新・日本の階級社会』
（70）厚労省（2019）「国民生活基礎調査（二〇一九年度）の概況」
（71）OECD (2022) Poverty rate.
（72）吉田久一（1995）『日本の貧困』二〇四頁
（73）青木紀による一連の研究に詳しい（『現代日本の貧困観』、『現代日本の「見えない」貧困』など）。
（74）全体・高齢者・子どもについてはOECD（2022）、子どものいる現役世帯については厚労省（2019）「国民生活基礎調査（二〇一九年度）の概況」に基づく二〇一八年時点のデータである。
（75）OECD (2021) Family database : Child poverty.
（76）厚労省（2019）「全国ひとり親世帯等調査（二〇一八年度）」
（77）労働政策研究・研修機構（2019）「子育て世帯全国調査（二〇一八年度）」
（78）労働政策研究・研修機構（2019）前掲
（79）例えば、阿部彩（2008）『子どもの貧困』、阿部彩（2014a）『子どもの貧困II』がある。
（80）藤森克彦（2018）「高齢単身女性と貧困」
（81）U・ベック（1998）『危険社会』二四二頁
（82）家計経済研究所（1999）『ワンペアレント・ファミリー（離別母子世帯）に関する六カ国調査』は、おそらくシングルマザーをめぐる初めての国際比較質的調査である。日本においては性別役割分業意識が特に強いこと、離婚前は妻が食事を含む家事を担うことが大半であること（これは国際的に共通）を明らかにしているが、離婚後の食生活分析は含まない。中田照子ほか（1997）『日米のシングルマザーたち』は、現状の生活のみでなく制度分析も含めた重要な日米比較研究である。アメリカではシングルマザーの約半数が「フードスタンプ（毎月約七〇ドルの食料クーポン）」を受給している点が、日本と異なる。日本ではフードスタンプがないため、食費は切り詰め対象となって顕著に低いことを明らかにしている。なお、この点は家計調査からも定量的に把握できる（谷・草苅 2017）。北海道のシングルマザー世帯に着目した青木らの研究（『現代日本の「見えない」貧困』）もあり、母子ともに健康問題が多いことを明らかにしているが、これも政府統計（「全国ひとり親世帯調査」など）から定量的に把握可能である。
（83）厚労省（2020）「ひとり親家庭の現状と支援施策について」
（84）厚労省（2018）「子ども食堂の活動に関する連携・協力の推進及び子ども食堂の運営上留意すべき事項の周知について（通知）」

(85) また新型コロナ感染症拡大の影響を受けて、二〇二一年度から要支援世帯の子どもを対象に食品などの生活必需品の事業者を支援する「ひとり親家庭等の子どもの食事等支援事業」が実施されている。

(86) 厚労省(2012)「国民の健康の増進の総合的な推進を図るための基本的な方針(告示四三〇号)」

(87) 林芙美ほか(2015)、硲野佐也香ほか(2017)、村山伸子(2014)、阿部彩ほか(2018)など。

(88) 例えば京都市の場合、ポピュレーションアプローチとしての食育や健康づくり政策はあるが、ハイリスク・アプローチは現状存在しない(地域食料ビジョン研究会(2021)『報告書』)。

(89) 農水省(2016)「第三次食育推進基本計画」、ちなみに第四次計画(二〇二一年開始)も貧困対策については、子ども宅食事業への支援を除きほぼ同様である。

(90) 例えば、京都市(『地域食料ビジョン研究会 報告書』)。

(91) 佐藤順子(2018)『フードバンク』七頁

(92) 雁咲子(2018)「学校給食と子どもの貧困」

(93) Murayama, N. et al. (2017) Household income is associated with food and nutrient intake in Japanese school children.

(94) U・ベック(1997)「政治の再創造」『再帰的近代化』

第6章 食潜在能力

(1) Robeyns, I. (2003) Sen's capability approach and gender inequality.

(2) Lahlou, S. (1995) *Penser Manger*, p. 298.

(3) 不完全ランキング・序列化(partial ranking / ordering)ともいう。Sen, A. (1985) *Commodities and Capabilities*, p. 24.

(4) インタビュー調査では、直近の実態が普段の状態とかけ離れていないかをその都度確認し、大きくかけ離れている場合は(体調が悪く欠食したなど)、普段の状態を反映している直近の実態を尋ね、データの代表性を失わないようにした。アンケート調査では質問項目の制約上、こうした確認措置を設けられなかったが、同調査では(個々人ではなく)社会全体における「食生活の質」の把握を目的とするため、大きな問題ではない。たしかに、ある個人の直近の食生活実態が(急な残業などで)普段の状態から乖離している場合、それだけをみてその人の「食生活の質」水準を算出するのは不適切である。しかし、社会全体で平均化した時には、そうした非日常的実態を送る回答者は必ず一定数いるため、それはそれで意義あるデータになるという意味である。家計調査や国民健康・栄養調査も同様の発想に基づく。

(5) Poulain, J. P. (2002a), p. 53. Povey, R. et al. (1998), p. 182.

(6) 厳密には乖離がポジティブな結果である可能性も検討するべきであろう。質問数の制約上、一部の項目(食事回数、時間帯、食事の長さ)のみではあるが、乖離に対する自身の評価を三段階(負:残念だった、中立:仕方がなかった、正:良かった)で尋ねた。このうち中立評価には諸阻害要因による機能達成の諦め(適応)効果がすでに働いており、実質的には「負」の評価とみなせる。乖離者の九割以上が「負」ないし「中立」の評価を下していたため、本分析では乖離を原則「食生活の質の減少」を表すものとして扱える。

(7) Qizilbash, M. (2006) や Clark, D. (2009) を参照。特に後者の文献では、潜在能力アプローチの理論的根幹に関わる重要な問題が提起されている。第2章でみたように、潜在能力アプローチの理論的正当性の一つは功利主義において適応問題が軽視されていることを克服した点にあった。しかし、潜在能力アプローチが倫理的判断の拠点とする機能自体にも適応効果が発生しうる。センはこれを回避するため、議論や熟慮を通じて、機能内容を精査・修正するアプローチを提案しているが、現実問題として適応を完全に回避することはできない(むしろ一種の適応が善の多様性の根源でもある)。だからこそ複数的な評価方法を併用するのが最善策であろう。

（8）武見ゆかり（2001）「高齢者における食からみたＱＯＬ指標としての食行動・食態度の積極性尺度の開発」

（9）多次元の評価結果を「カウント」する手法自体は、タウンゼントの「相対的剝奪指標」にもみられる長い応用の伝統をもつ。アトキンソンが多次元型貧困測定に対する理論的示唆を再びとりあげ、アルカイアとフォスターがその測定手法を体系化させた。後二者の研究にはすでにセンの潜在能力アプローチが重要な示唆を与えている。Townsend, P.（1979）*Poverty in the United Kingdom*, pp. 248–252. Atkinson, A. B. (2003), Alkire, S. & Foster, J. (2011)

（10）Atkinson, A. B. et al. (2003) *Social Indicators : The EU and Social Inclusion*, p. 25. なお本調査で各評価次元に対する回答者自身の重み付け（重要性）を尋ねる設問を準備しているのはそのためであった。

（11）Ura, K. et al. (2012) *An Extensive Analysis of GNH Index*. Alkire, S. & Kovesdi, F. (2020) A bird's-eye view of well-being.

（12）調査会社（マクロミル社）を通じて調査参加依頼（件名「食生活に関する調査」）が同社パネルに送付され、一〇三〇件の回答者データを得た。同メールには調査目的・内容の説明とＷＥＢ上の調査票リンクが含まれる。調査趣旨に同意した者は、調査票の最初のページをクリックしてインフォームド・コンセントを提出し、全ての質問に回答した。本調査は、立命館大学倫理審査委員会に承認されたものである（採択ID：2020-49）。

（13）橋本健二（2018）『新・日本の階級社会』。それぞれの定義は、資本家階級「従業先規模が五人以上の経営者、役員、自営業者、家族従業者」、新中間階級「専門、管理、事務に従事する被雇用者（女性と非正規の事務職を除く）」、旧中間階級「専門、管理、事務以外に従事する被雇用者（女性と非正規の事務職含む）」、アンダークラス「労働者階級のうち非正規労働者（有配偶者のパート主婦を除く）」である。無職者、退職者、専業・パート主婦は「その他」とした。

（14）インタビュー調査は、各支援団体のオフィスまたは所属大学の個室で実施し、調査目的・内容を説明した後、書面でインフォームド・コンセントを得た。インタビューは全て筆者が行ったが、対象者が話しやすくなるよう、必要に応じて支援団体スタッフも同席した。参加者には一時間あたり五千円相当のギフトカードを謝礼として渡した。本調査は、名古屋大学大学院環境学研究科倫理審査委員会に承認されたものである（採択ID：2021-1）。

（15）戸室健作（2016）「都道府県別の貧困率」。最低生活費基準とは、端的にいえば生活保護基準である。各都道府県で計算式は異なるが、最低生活費基準の貧困率は、等価可処分所得基準の貧困率とも八割以上重複することが確認されている（山田篤裕（2014）「相対的貧困基準と生活保護基準で捉えた低所得層の重なり」）。等価可処分所得基準の地域別貧困率の算出も近年試みられているが（田辺和俊・鈴木孝弘（2018）「都道府県の相対的貧困率の計測と要因分析」）、貧困線（基準額）は公開されていないため、本分析では前者の貧困基準を用いた。

（16）全国的実態については、厚労省「全国ひとり親世帯等調査（平成二八年度）」

（17）青木紀（2003）『現代日本の「見えない」貧困』四頁

（18）これらの分析方法は、松田紀美ほか（2000）の先行研究に基づく。

（19）石井加代子・浦川邦夫（2014）「生活時間を考慮した貧困分析」

（20）Lahlou, S. (1995), p. 256.

（21）階層クラスター分析は、テクスト中の語彙の頻出度と共起関係をもとに、意味の近い語彙からなるカテゴリを同定する手法であり（Chartier, J. F. & Meunier, J. G. (2011) 参照）、食の社会学でも応用される。語彙分析ソフトにはＫＨコーダーを用いた（樋口耕一（2014）『社会調査のための計量テキスト分析』）。

（22）分析手順の詳細はUeda, H.（2022c）に詳しいが、要点は以下の通りである。⑴本データに対して通常の階層クラスター分析を行い、暫定的カテゴリを抽出する。併合水準（非類似度）の推移を確認した結果、カテゴリ数は一三が最良であった。⑵頻度一五以上の代表的語彙（全七二種類）の意味内容を区別しながら分類し、一三の暫定的カテゴリを再編成した。具体的には、同一カテゴリ内の異なる意味の語彙を複数カテゴリに分割する。「健康」カテゴリに含まれていた「自分」「好きな」といった語彙を新たに「好きなもの」カテゴリに分離する等である。一方で、複数カテゴリにまたがっている類似内容の語彙を同一カテゴリに統合した。頻度が特に大きい語彙「栄養」については「健康（栄養とほぼ同義）」「必要（栄養の）摂取」「（栄養摂取の）節制」「（栄養）バランス」という四つの戦略を区別した。そのほかの多義的語彙に対しても、栄養学、経済学、社会学研究者から専門的アドバイスを受けながら分類している。⑶ここまでは代表的語彙のみを対象としてきたが、補完的作業としてすべての語彙（頻度一五未満含む）を分類し、既存カテゴリの意味内容を豊富化させた。この際、項目数の小さすぎるカテゴリ（第二分析時の「生活全体2％」と「好きなもの4％」）は最も意味内容が近い大カテゴリに統合した。

（23）習慣的欠食は「食事回数（一日あたり何回食べるか）」の質問から、状況的欠食は「食事場所（週あたり何回ずつどこで食べるか）」の質問から算出できる。全国調査では「食事回数」の質問を設定していないため「食事場所」における「週あたり〇回」の場合を習慣的欠食とみなしている。

（24）岩渕道生（1996）『外食産業論』

（25）Boltanski, L. & Thèvenot, L.（1991）*De la Justification.* Allaire, G. & Boyer, R.（1995）*La Grande Transformation de l'Agriculture.* 新古典派経済学でも「情報」の重要性を徐々に認識するようになってきたが、分析の焦点は情報の不完全性や非対称性の同定にとどまっていた。しかし情報を選択するには何らかの価値基準（正当化の論理）に依拠する必要があり、コンヴァンシオン経済学はそうした情報産出のダイナミズムに焦点を拡大するものである。

（26）L・テヴノ（1997）「市場から規格へ」『農業の大転換』。実際の設問設定に際しては、各種食品に関する応用研究も参照した。Ponte, S.（2016）, Climent-Lopeza, E. et al.（2014）, Anderson, A. H.（2011）, Lepiller, O.（2012）

（27）分析射程について、以下の点を補足しておく。第一に、質問対象を特定の食材（野菜、肉など）と食材一般のどちらに設定するかという問題である。先にみた秩序世界はいずれも「上級原則」すなわち高度に一般化された尺度が規定されているため、本分析では食材一般について尋ねている。第二に、項目の不可分性の問題がある。例えば多く予想される回答に「美味しい」がある。ここには、味や匂いなど官能的特徴のみならず、象徴・感情的な要素も混ざっており、「美味しい」という回答のみではそうした複数性を把握できない。この不可分性問題を回避するため、本分析では六つの秩序世界（および自然的世界）に基づく項目のみを対象としている。テヴノがいうように「格付けの検証の見通しを欠いたところでは、品質の実質的な定義は存在しない」（三八頁）。第三に、各秩序世界を構成する項目十分性の問題である。全国調査では秩序世界ごとに一〜二個の設問のみであり、シングルマザー調査では自由回答によるため項目数は当然限られてくる。各秩序の中心を占める回答を設定するように最大限努めてはいるが、本来はもっと豊富な項目で把握されるべきであろう。

（28）Dupuy, A.（2013）*Plaisirs alimentaires.*

（29）足立己幸（1984）「料理選択型栄養教育の枠組みとしての核料理とその構成に関する研究」

（30）工藤春代ほか（2017）「食事内容に関する実態調査」。ただし、本調査の目的にあわせて、分析手法を二点修正した。一つは「おかず」内容を詳細に把握するため「肉類おかず」「魚介類おかず」「野菜おかず」「その他おかず」に細分割した。もう一つは、従来の食生活言説にかかわりの深い「一汁三菜」と「主食主菜副菜」を食事型として追加した。「主菜」と「副菜」の区別が不明であるため、二品以上おかず（もしくは汁物）があれば、二品目からは「副菜」とみなしている。

（31）Sasaki, S. et al. (1998) Self-administered diet history questionnaire developed for health education.

（32）熊谷修ほか（2003）、成田美紀ほか（2020）など。

（33）健康的食生活の阻害要因レビューは、der Heijden, A. et al. (2021), Munt, A. E. et al. (2017), Zorbas, C. et al. (2018)

（34）比較的高いＶＩＦを示した「社会階級」については、それ以外の四変数のみを投入した結果（モデル1）と、五変数全てを投入した結果（モデル2）も比較検討している。諸統計量（偏回帰係数など）や有意差検定の結果がほぼ変わらなかったため、本分析ではモデル2を採用している。

（35）これまで慣例では有意水準5％が用いられてきたが、検定を繰り返すことで「第一種の過誤」（実際には有意差がないのに「ある」と判定する誤謬）リスクが高まる「多重性問題」が近年認識されるようになった。これを回避するため、本分析ではボンフェローニ調整を行い0・1％（一六変数のため5％÷16≒0・3％以下である必要）という厳しい条件でも検定を行っている。ただしこの場合、検出力が下がるため、逆に「第一種の過誤」（実際には有意差があるのに「ない」と判断する）リスクが増大する。本測定は探索的であることもふまえ、両者の検定結果を総合的に判断することとした。

第7章　「善き食生活」の多様性と共通性

（1）Ｊ・ロールズ（2010）『正義論（改訂版）』

（2）Dupuy, A. (2013) *Plaisirs alimentaires.*

（3）木下朋子（2005）「有職者における健康的な食生活の意味づけ」

（4）Guillemin, I. et al. (2016), Falk, W. et al. (2001), Lappalainen, R. et al. (1998), Povey, R. et al. (1998) などを参照。

（5）秋山房雄・足立己幸（1987）『食生活論』、豊川裕之（2001）「食生態学とフードシステム論」

（6）「栄養調査（二〇一九年度）」における欠食率は、朝食12％、昼食4％、夕食1％である。

（7）完全家派以外の集団のうち、週あたりの外部化規範は一回22％、二回47％、三回16％である。一方、外部化実態は34％、二回31％、三回11％であった。

（8）中央値はともに〇回であるが、平均値でみると中食〇・九回、外食〇・四回であった。

（9）「生活調査（二〇一六年度）」では朝食七時、昼食十二時、夕食十九時であった。ただし同統計は「開始」時間ではなく、当該時間に食事中であるか否かという若干の定義の違いがある。

（10）「生活調査」は食事の準備時間も含むこと、最小分析単位が一五分のため「早食い」が過小評価されることが理由としてあげられる。

（11）ここでは、家族以外の他者も含む広義の共食を対象としており「生活調査」と同様である。「生活調査（二〇二一年度）」の孤食率は（時間帯で割合がやや異なるが）おおむね朝食二〜三割、昼食三割、夕食一〜二割程度であり、本調査の孤食率よりもひと回り低い。「生活調査」は食事調査を目的とするわけではないこと（当該活動中に「一緒にいる」か否かを問い、必ずしも一緒に食事をとっているとは限らない）、七〇歳以上の高齢者を含んでいること等々が両者の差異を生む要因であろう。

(12) 第1節の社会表象分析では、家内的秩序に基づく「品質」があげられていたが、それ以上に市場・工業的論理が重視されている。これは両者の「言説前言説」としての性質、つまり人々にとって自明であるため先ほどは発話されなかったものとみてよい。
(13) Ueda, H. & Poulain, J. P. (2021) What is gastronomy for the French?
(14) Ueda, H. & Poulain, J. P. (2021)
(15) 工藤ほか（2017）が示す主食単品率は、朝食34%、昼食51%、夕食29%であった。この研究では、高齢者（食事内容が比較的豊富）が含まれないため、今回の調査よりも値が大きく出ている。
(16) Ueda, H. (2022c) What is eating well?, Ueda, H. (2022d) The norms and practices of eating well.
(17) U・ベック『危険社会』（本文では『リスク社会』としている）
(18) 本章では「その他」の食事型として割愛したが、「主食なし（菜のみ、果物や菓子のみなど）」を理想とし、実践している少数者（夕食の場合、規範・実態ともに二割程度）への配慮も必要である。「主食が必要か否か」という問題系は、主食内容（米かパンかなど）や菜数の大小を主な争点としてきた日本食文化史上、これまでになかったものである。
(19) 足立己幸（1984）「料理選択型栄養教育の枠組みとしての核料理とその構成に関する研究」
(20) 「少しでも、より善く」という表現は、苦心しながらもフランス・ヒューマニズムのエッセンスを戦後日本に広く伝えた文学者・渡辺一夫（2005［1958］）『フランス・ユマニスムの成立』に負っている。
(21) 「一人暮らし」「自身の時間的制約」「同居者の時間的制約」「他者の不在」「関心・意欲のなさ」の全項目について、平均三点未満（「どちらかといえばあてはまらない」）であった。また、共食への「関心の低さ」は妨げではないという回答自体が、関心の低さを表すものとして解釈できる。
(22) 原田信男（2020）『「共食」の社会史』
(23) 藤原辰史（2020）『縁食論』

第8章　経済的貧困では捉えられない「食の貧困」

(1) 食料の量的十分性は、そのほかの食機能にも影響を与えるという点で「基礎的食機能」とみることもできる。食機能間の順位をどう考え、集計の際にどうウェイトを与えるかは、CA応用一般の課題である。
(2) 田部絢子・高橋智（2018）「発達障害児の「食の困難」の実態と支援の課題」
(3) 松田紀美ほか（2020）「母親の子ども期を考慮した母子世帯の食生活に影響を与える要因」
(4) 久保紀美ほか（2016）の研究では四二%（「一日三食」が「毎日」以外の回答者割合）と算出している。
(5) 夕食は、勤務先の社員寮の残り物を週六回食べる（外食）Dさんの変則例を除いて平均値を算出している。
(6) 家計的制約による食の外部化率の低さは、政府統計を用いた谷顕子ほか（2017）の研究でも確認できる。
(7) 藤井葉子（2019）『発達障害児の偏食改善マニュアル』
(8) P・ブルデュー（1990）『ディスタンクシオンI』
(9) 厚労省「全国ひとり親世帯等調査（平成二八年度）」によれば、シングルマザーのうち離婚者は八割を占める（死別者は一割、未婚者は一割）。本調査でも、離婚者は全体の85%（貧困者九名の場合はうち八名）を占めていた。
(10) Fielding-Singh, P. (2017) A taste of inequality.
(11) P値・効果量の詳細は、上田遥（2024）「シングルマザーの食生活規範と実態」を参照。
(12) 世帯内資源配分研究において、女性の貧困は「女性であること」

に加えて「母親であること」の二重の不平等で考える必要が唱えられる（田中智子（2020）「世帯のなかに隠れた貧困」に関する子育て世帯研究の再構成」）。しかし、シングルマザーは「私しかいない、私が倒れたら子どもは食べていけない」と二人親世帯の母親よりも強い保護者規範（食事作り規範含む）を背負っており、規範－実態の乖離については三重の不平等を被っている。

第9章　食潜在能力の測定

（1）子どもをもつ三〇～四〇歳台の割合は男女ともに約五割であり（三〇歳台女性のみ六割）、単身赴任等による子どもとの別居も含めるともう少し割合は大きくなるだろう。ここでいう「子育て世代」には単身世帯も含まれる点に留意されたい。現状、単身中年世帯の食生活特徴を捉える研究はほぼなく、一般的特徴を言い難く、今後の課題としたい。なお、子育て世代の女性の中で四〇歳台の「食の貧困」指標が大きい理由について補足しておく。三〇歳台母親は未就学児を抱えている場合が多く、子どもの食事の世話が要求されるため、結果的に食生活水準は引き上げられる。五〇歳台母親の場合、子どもはすでに中学生以上である。食事の世話の必要性は緩和され、また時には子ども自身が買い物・食事作りを手伝うこともある。四〇歳台母親はこの中間に位置しており、小学生の子どもをもつ場合が多い。また、子どもの就学開始を機に、正社員勤務やキャリアアップを目指す母親も多く、それに伴う時間的・精神的負担が重くなり、食生活水準を強く制約している可能性がある。総じて「仕事と食生活の両立」の負担が大きくなるのが四〇歳台である。これはシングルマザー調査から得た知見だが、「家族の戦後体制」下でワンオペ育児を強いられてきたすべての女性に通じる傾向といってもよいかもしれない。

（2）いくつかの知見をまとめておこう。第一に、中年以上女性では食事回数と食事場所次元の剥奪が大きい。中高年層への欠食習慣の拡大と食の外部化のスティグマ化という「食生活の戦後体制」の影響を物語る結果である。第二に、男性四〇～五〇歳台で時間的側面（開始時間、長さ）の剥奪が大きく、これも男性の長時間労働を余儀なくしてきた「食生活の戦後体制」の別の側面といえる。また、時間面の剥奪は高所得層（開始時間）や資本家階級（長さ）にも認められる。第三に、品質・調達側面では低所得層の剥奪が大きく、一定の所得効果が示唆される。また同様の剥奪傾向は、若年女性（二〇～三〇歳台）やアンダークラスにもみられる。最後に、食事内容と栄養次元をみると、剥奪が顕著な集団には若年男性のみならず、高齢層も含まれる。高齢者は全体としては「食の貧困」者が少ないから、この栄養次元にかぎれば同年代集団内の格差が大きいことが示唆される。

（3）FAO (2022) Prevalence of moderate and severe food insecurity in Japan (2019-2021).

（4）近藤克則（2005）『健康格差社会』、川上憲人ほか（2006）『社会格差と健康』、WHO (2003) *The Solid Facts: Social Determinants of Health.*

（5）清原昭子ほか（2018）、Fukuda, Y. & Hiyoshi, A. (2012), Nishi, N. et al. (2017)、これらの研究には、調査年度と経済指標（所得、家計支出）による部分的な結果の相違がある。

（6）小嶋大造（2021）、Nishi, N. et al. (2017)、両者にも調査年度の違いによる部分的な結果の相違がある。

（7）小嶋大造（2021）

（8）厚労省「国民健康・栄養調査（平成二二年度）」、母子世帯の欠食傾向については、石田章ほか（2017）を参照。

（9）谷顕子・草苅仁（2017）、硲野佐也香ほか（2017）

（10）駿藤晶子ほか（2020）「小学生の子を持つ保護者の世帯収入別にみ

た食生活状況に関する研究」
（11）安井大輔（2021）「食選択と社会に働きかける活動」
（12）林芙美ほか（2015）「成人における経済的要因と食に関する認知的要因、食行動、および食のＱＯＬとの関連」
（13）小嶋大造（2021）
（14）清原昭子ほか（2018）
（15）深澤向日葵ほか（2021）、楠見孝・平山るみ（2013）
（16）管見の限り、ＳＳＭ調査（社会階層と社会移動全国調査）を用いた研究（安井（2021）前掲）のみである。
（17）橋本健二（2018）『新・日本の階級社会』八二頁
（18）Takami, T. (2018) Current state of working hours and overwork in Japan.
（19）World Economic Forum (2022) *Global Gender Gap Report.*
（20）内閣府調査によれば、食事の支度を担うのは主に「妻」とする回答者は九割に及ぶ。これは「妻」が五割前後の欧米諸国と比較して、かなり大きい男女格差である（内閣府『男女共同参画社会（平成一五年版）』）。
（21）薬師寺哲郎（2015）『超高齢社会における食料品アクセス問題』、河合克義（2009）『大都市のひとり暮らし高齢者と社会的孤立』、山田知子（2010）『大都市高齢者層の貧困・生活問題の創出過程』
（22）平均剥奪個数は、勤労高齢者の一・二六に対し退職高齢者では〇・八六であった。
（23）久保紀美・石田章（2015）、石田章ほか（2017）
（24）「善き食生活」や「食の貧困」の社会的指標の集計方法には二種類ある。一つは、本測定手法のように、各人の剝奪・充足を先に測定して、それを社会的に集計する方法である。日本の場合、国民健康・栄養調査の食習慣項目や食育調査の項目を拡充・再編成すれば、この統合が可能である。もう一つは、各評価次元別に社会全体の剝奪・充足度を測定し、それを集計する方法である。これは、既存の独立した政府統計の測定結果を集計するだけで実現できる。両者の社会的指標の集計原理については、Atkinson, A. B. (2003) Multidimensional deprivation, p. 53.
（25）Ｅ・モラン（1994）『失われた範列』一七一～一七二頁

第10章　食料政策の体系化

（１）村山伸子（2014）「健康格差とフードシステム」、石田章ほか（2017）「子どもと母親の食行動・食意識と貧困」など。
（２）一般に寄付食材の最終受取ポイント（福祉事務所、子ども食堂など）を「フードパントリー」という。ただしフードバンクが個人に直接配布する場合もあるため、明確な区別はできない。一括して「フードバンク」とした。
（３）佐藤順子（2018）『フードバンク』
（４）佐藤順子（2018）前掲、村山伸子・米山けい子（2017）「フードバンクによる子どもがいる生活困窮世帯への夏休み期間の食料支援プロジェクト」
（５）全国子ども食堂支援センター・むすびえ（2020）『むすびえの子ども食堂白書』
（６）黒谷佳代ほか（2019）「小・中学生の保護者を対象とした「子ども食堂」に関するインターネット調査」
（７）阿部彩・村山伸子ほか（2018）『子どもの貧困と食格差』、Murayama, N. et al. (2017)
（８）阿部彩・村山伸子ほか（2018）前掲、近藤克則（2019）『生活困窮世帯の子どもへの支援に関する調査研究』
（９）非利用者の等価可処分所得は平均二一九万円であり、五三名中では比較的高い（とはいえ一般世帯平均には及ばないが）。
（10）利用者のウェルビーイングの観点から、支援主体は同じでも「弁当配布（中食）」と「子ども食堂（外食）」は区別した。「弁当配布」

主体には子ども食堂のみならず、食品企業も一部含む。

（11）佐藤順子（2018）前掲、六九～九八頁

（12）佐藤順子（2018）前掲、七頁

（13）黒谷佳代ほか（2019）前掲

（14）全国子ども食堂支援センター・むすびえ（2020）前掲

（15）シングルマザー調査の協力団体の一つでもあるベビーシッター派遣会社へのヒアリングに基づく。

（16）雁咲子（2018）「学校給食と子どもの貧困」

（17）英米の食料政策に関する著作には、以下のものがある。Lang, T. et al. (2009) *Food Policy*. Wild, P. (2013) *Food Policy in the United States*.

（18）フード・ポリシー・カウンシルについては立川雅司（2018）に詳しい。

（19）Sonino, R. et al. (2019) The challenges of systemic food change.

（20）上田遥（2021b）「中央卸売市場を核とした地域圏フードシステムの構造化」

（21）CGAAER（2018）*Valorisation en Europe et à l'international du programme national pour l'alimentation (PNA)*.

（22）Bellemain, V., Boquest, K. et al. (2017) *Une Petite Historie de l'Alimentation Française*. 同書はCNAの設立三〇年を記念して編纂された。歴史の再解釈に食の社会学者が貢献していることが興味深い。

（23）二〇一四年未来法では、近代化法の条項が削除され、ほぼ同様の目的が農業法典序章第一条一項に明記された。

（24）CNA (2010), pp. 34-36.

（25）食事モデルのモニタリングを担う生活状況調査・観測研究所（CREDOC）の研究に基づく（Mathé, T. et al., 2009）。食事モデルへの政策的関心の背景には、同年の「ガストロノミ」のユネスコ無形文化遺産登録があった。

（26）CNAでの検討は半年間と限られており、『提言』は小部会ごとの政策提言を集成しただけにとどまった。

（27）MAA (2011) Le Programme National pour l'Alimentation.

（28）MAAF (2014) Le Nouveau Programme National pour l'Alimentation.

（29）「食品ロス」重視の背景には、二〇一六年成立「食品ロス削減法」に向けた一連の議論蓄積があった。

（30）農業法典第一条第三項による。食料政策の優先課題である「社会正義」「食育」「食品ロス」とともに、その地域圏アンカリングのための地方公共団体の役割、全国栄養健康政策との補完性（特に食育・食品情報分野）、本文中の地域圏のフードシステム強化、それらの実行がPATの形態をとることが明記される重要な項である。

（31）MAA (2019) Le Programme National Pour l'Alimentation : Territoires en Action.

（32）CNA (2010), p. 2.

（33）ここでは『地域食料ビジョン研究会 報告書』のまとめ（五五～五九頁）に基づく。PAT詳細は、同報告書の原典でもある新山陽子ほか（2021）に詳しい。なお「地域圏（territoire）」とは、単なる土地区画や行政区画ではなく、自然環境や、そこで営まれる人間活動を通じて歴史的・社会的に形成されたまとまりや構造をもつ空間を指す。その範囲は、人々の認識に関わるため一律に決められないが、日本であれば、政令指定都市、中核市と周辺市町村、歴史的なまとまりのある複数市町村など、近接性や補完性を十分に生かせる範囲が想定される。

（34）PATとともに、もう一つの地域圏アンカリング手段「集団給食」にも簡単にふれておこう。ここには学校のみならず、病院、介護施設、刑務所など多様な集合施設が含まれる。特筆すべきは二〇一八年制定「エガリム法」である。同法では、集団給食の食材購入額の20%を有機農産物とし、それを含めて50%以上を高品質食材（保護原産地呼称、フェアトレードなど）とすることを義務化した（期限

二〇二二年一月)。同法には集団給食におけるプラ容器の削減や食品ロス対策も盛り込まれ、表10-2の政策内容を実現するものとなっている。

(35) Barbier, J. C. (2005) La précarité, un catégorie française, p. 367.

(36) フード・インセキュリティ枠組みの批判詳細は Paturel, D. (2017), Paturel, D. & Bricas, N. (2019) を参照。

(37) ANSES (2015) *Etude individuelle nationale des consommations alimentaires* (INCA) *3*.

(38) 小関隆志 (2018)「フランスのフードバンク」

(39) CNA (2022) *Prévenir et Lutter contre la Précarité Alimentaire.*

(40) 消費者庁 (2021)。食料支援の規模のほか、社会福祉・家族法典二六六条二項に「量的ニーズとともに、EU・国および全ての倫理的人間にとって適切といえる質の基準も可能な限り考慮しながら実施する」と記載されるように、品質にも配慮した施策である。

(41) 生源寺眞一 (2006)、中嶋康博 (2020)、塩川白良 (2019) など。

(42) 清原昭子 (2021)「日本に「食料政策」は存在するのか」

(43) 生源寺眞一 (2006)『現代日本の農政改革』二〇二頁

(44) 生源寺眞一 (1999)「食料・農業・農村基本法」

(45) ここでの都市とは、国勢調査における人口集中地区(一定の人口規模を持つ都市的地域)を指す。

(46) 農水省 (2022b)「国際的な食料安全保障に関する考え方」四六頁。「論点」をそのまま示すのではなく、議論の背景もふまえながら再整理した。

(47) 農水省 (2022b) 前掲、三〇頁

(48) 一九九〇年代半ばに設立した「フードシステム学会」を中心に研究が進められる。主な成果は『フードシステム学叢書(全四巻)』、『フードシステム学全集(第八巻)』、新山陽子編 (2021)『フードシステムの未来へ(全三巻)』など。

(49) 川村保 (2011)、新山陽子 (2021)、上田遥 (2021b)「中央卸売市場を核とした地域圏フードシステムの構造化」など

(50) 新山陽子・上田遥 (2020)「フランスの専門職業(間)組織と農業協同組合」

(51) 地域食料ビジョン研究会 (2022)『報告書』

(52) CNAは独立諮問機関ではあるが、四省(農業食料省、経済財務復興省、連帯保健省、環境省)と密接に機能しており、専属の省庁間事務局が運営する。四省は『提言 (Avis)』作成過程における専門知見の提供は行うが、委員任命や提言の採択に関する投票権を持たない。CNAは「市民社会(食料支援団体など)」「消費者アソシエーション」「生産者」「製造加工業者」「流通業者」「外食業者」「労働組合(農業、食品製造業、流通業)」「有識者」「議員」「公共機関」「関連省(再掲:専門知見提供のみ)」の一一領域の代表委員約五〇名で構成される。フードシステムの全段階、市民社会と公共主体の代表者を含むため「食の議会」と呼称される。各『提言』作業部会の主管は、CNA本会議で選定・任命されるが、部会の構成員は検討課題ごとに自由に組織される。なお政府諮問に対する『答申』とともに、CNAによる自発的な『提言』も含むため、後者で一括総称している。

(53) U・ベック (1997)「政治の再創造」

(54) 本章の執筆後、二〇二四年五月二九日に「食料・農業・農村基本法」の改正法が成立した。法文では「食料安全保障」が基本理念とされ、食料システム、食品アクセスの格差の観点も盛り込まれた。本章で示した方向性も部分的に反映されたが、関連概念の理論的基礎や具体的実行策の議論はまだ不十分であり、提言内容を修正する必要は見出されなかった。

終　章　豊かさの中の貧困、貧困の中の豊かさ

（1）西田幾多郎（1947a〔1911〕）「善の研究」『西田幾多郎全集（第一巻）』一五九頁

（2）Ura, K. (2012) *An Extensive Analysis of GNH Index*, p. 29.

（3）Alkire, S. & Foster, J. (2011) Counting and multidimensional poverty measurement.

（4）本書ではアプリオリ（与件的）な前提であったが、前著（2021）『食育の理論と教授法』ではデューイの経験主義哲学や仏・ガストロノミに流れるヒューマニズム思想を基礎にしていた。しかし、そこではどこか西洋的で、日本（食）思想の中にそうした普遍的価値を求められていないことは前著の制約であった。

（5）西田幾多郎（1947a〔1911〕）前掲、一二〇頁

（6）西田幾多郎（1947a〔1911〕）前掲、一四二～一五二頁

（7）西田幾多郎（1947a〔1911〕）前掲、三～七頁

（8）西田幾多郎（1947b〔1930〕）「叡智的世界」『西田幾多郎全集（第五巻）』一二三～一八五頁

（9）西田幾多郎（1952〔1903〕）「人心の疑惑」『西田幾多郎全集（第十三巻）』八五頁

（10）西田幾多郎（1948〔1911〕）「行為的直観」『西田幾多郎全集（第八巻）』五四一～五七一頁

あとがき

農政の根本「食料・農業・農村基本法」の抜本的見直しは実に二十年ぶりである。公衆栄養政策「健康日本21」も二十余年を数え、新計画とともに健康格差や食環境の視点を強化する方向へ舵を切ろうとしている。また、子育て政策の抜本的強化、働き方改革など、家庭の食生活を後方支援する胎動も生まれつつある。

これらはいずれも、食生活を個人の自由として不干渉とするのではなく、社会的介入の強化によって積極的に自由の拡大を目指そうとするものである。しかしそれは同時に、食生活のどこまでを社会的介入の範囲とするか、そもそも社会が、そして私たちが目指すべき「善き食生活」とは何なのか――こうした根本的な問題を提起している。

本書は、こうした社会的背景と問題意識の中で書かれたものである。幸い、この間私自身も農政、栄養政策、子育て政策を扱う委員会や研究会を通じて、最前線の研究者、行政官、財界人とともにこれらの問題を検討する機会に恵まれた。

なかでも、新山陽子・京都大学名誉教授、杉中淳・農水省大臣官房総括審議官を筆頭として組織された「地域食料ビジョン研究会」での議論や政策立案、厚労省「健康的な食環境づくりの推進に向けた調査分析委員会」での委員経験、関西経済同友会「子育て問題委員会」と「女性活躍委員会」（委員長会社専属スタッフとして参画）での分析経験は、本書の執筆を力強く支えてくれた。

こうして、本書は「善き食生活」とは何かという問いから出発した。「善き食生活」の分析には社会学、経済学、栄養学に方法論の蓄積があり、妥当な実証プロセスを経れば、一定程度の答えを見出せるものと当初は考えていた。しかし、この見通しは二つの意味で甘すぎた。

一つは「善き食生活」と「食の貧困」が表裏一体の問題であることに気づいたためである。現代日本の「食の貧困」は経済的貧困や食料の不足ではなく、「善き食生活」からどれだけ距離があるか、実現の自由がどの程度剝奪されているかという相対的視点から考えなければならない。政策的にも食の貧困対策の強化が求められており、この問題を素通りすることはできなかった。

とはいえ、表裏一体なのは方法論のみであり、「食の貧困」の具体的実態を解明する実証的作業には別個の努力が必要であった。従来の「食の貧困」研究は既存の政府統計を用いて遠くから食生活規定要因の相関性を見出そうとするものでしかない。もっと当事者の声を直接聞き、彼らの食生活実態に寄りそった打開策を考えなければならない――そうした研究を実現するべく、様々な自治体や支援団体の扉を叩いたが、食生活に特化した長時間にわたる学術調査への理解を得ることは容易ではなかった。仕事と子育てで多忙な合間をぬって、自身の食生活をありのままに語っていただいた五三名のシングルマザーには、感謝の気持ちでいっぱいである。逆境のなかでも生き抜く、少しでもより善く食べていくとはどういうことなのか、母親たちの生きざまを通して、私自身かけがえのない学びを得ることができた。

対象者の募集にあたっては、名古屋市の女性支援団体・リブクオリティの神朋代さん、認定NPO法人フローレンス前職員・ソーシャルワーカーの菊川恵さん、ひとり親支援協会の今井智洋代表、そして大阪府男女共同参画推進財団のご協力を得た。同財団の福嶋由里子さんには、女性支援の専門的見地から、インタビューの調査設計、参加者への心理的ケアなど広範なサポートをいただいた。読売新聞・島香奈恵記者には、特集記事（二〇二三年四月二七日）を通じて、調査結果のアウトリーチに協力いただいた。

もう一つ直面したのは「善き食生活」の真理性や普遍性の問題である。人々が語る「善き食生活」は本当に彼ら自身が求めているものか、歴史的文脈や文化的背景に縛られていないか、実現の前提条件が失われているにもかかわらず、それを再構築できていないのではないか。人類学者・石毛直道が「食文化は通時的、共時的に研究しなければならない」というように、現代日本の「善き食生活」も歴史的、国際比較的視点から捉え直す必要があると考えるに至った。

歴史分析の方法を模索するなかで、突破口となったのが「再帰的近代化論」である。これは、一方では「子育て問題委員会」での検討経験（落合恵美子・京都大学教授の「近代家族論」）から、もう一方では東アジアを舞台に展開する「食の近代化論」（フランス学派）から着想を得たものであり、また必然たる選択でもあった。食品安全問題など個別のテーマを除き「再帰的近代化論」を食生活全体に適用した例はなく、本書は一つの試論でもある。あくまでも現代日本の「善き食生活」理解に資するという観点から史的叙述を行っており、近現代日本の食文化について多様で豊かな諸相をくまなく描こうとしたわけではない点には留意されたい。

共時的分析についてはどうか。本書には盛り込めていないが、現在、共同研究者とともに台湾、中国、韓国など東アジアでの「善き食生活」比較調査を進めている。すでにはじまってしまった以上、残された課題も含めて日本の結果をまとめ、国際的対話の叩き台にする必要に迫られた。読者からのご指摘を受けながら、研究の発展につなげることができればと考えている。

立川雅司教授（名古屋大学）には、食の社会学の見地から何度も助言をいただき、自由な研究環境を準備いただいた。また、東アジア比較研究のきっかけは、J・P・プーラン名誉教授（フランス・トゥールーズ第二大学、マレーシア・テイラー大学）、邱玉蟬教授（国立台湾大学）との共同研究によるところが大きい。

とはいえ、最後に背中を押してくれたのは、本調査を通じて出会ったシングルマザーたちである。データ分析、論文や本書の執筆には予想以上の時間がかかり、すぐに支援につなげられないことを非常に申し訳なく思っている。なかには圧倒的な「食の貧困」を生きているにもかかわらず「自分はいいからほかのママたちが同じ苦労をしないように」と励ましてくれる母親もいた。そんなことを言わせてしまってはいけない——自らを奮いたたせて、本書を書き切る決心がついたのであった。

本書は日本学術振興会の二〇二四年度科研費研究成果公開促進費「学術図書」を得て刊行される。本書のもととなった研究は、科研費若手研究22K14956「食の貧困研究」、科研費特別研究員奨励研究21J01732「善き食生活研究」（同研究の一年目は科研費研究活動スタート支援20K22598、二年目以降廃止）、公益財団法人ロッテ財団「食と健康」奨励研究「食育の哲学的探求」の助成を受けて実施された。いくつかの章は以下の論文としても公表しているが、本書収録にあたり大幅な加筆修正を行っている。

第1章　上田遥（2023a）「フランス「食の社会学」の発展史からみた現代的課題」『フードシステム研究』30 (1), 15–26.

第2章　上田遥（2022）「「食の倫理」の再検討」『立命館大学食科学研究』7, 251–269.

第5章　Ueda, H. (2024b) The post-war Japanese eating model. *International Sociology*, 39 (4), 462–485.

第7章　Ueda, H. (2022c) What is eating well? Capability approach and empirical exploration with the population in Japan. *Appetite*, 170, 105874.

Ueda, H. (2022d) The norms and practices of eating well : In conflict with contemporary food discourses in Japan. *Appetite*, 175, 106086.

第8章　Ueda, H. (2023a) Multidimensional food poverty : Evidence from low-income single mothers in contemporary Japan. *Food Ethics*, 8 (13).

Ueda, H. (2023b) Measurement of food poverty as capability deprivation in high-income countries. *Asia Paci. J. Clinic. Nutrition*, 32 (4), 383–391.

上田遥（2024）「シングルマザーの食生活規範と実態」『フードシステム研究』30 (4), 237–242.

第9章　Ueda, H. (2024a) From nutritional capability to food capability : Measurement of multidimensional food poverty in Japan. *Food Ethics*, 9 (11), 1–18.

第10章　上田遥（2023c）「食生活支援の実態と今後の課題」『フードシステム研究』29 (4), 243–248.

上田遥（2023b）「フランスにおける食料政策の展開」『フードシステム研究』30 (2), 53–68.

上田遥（2023d）「「食料安全保障」理念を徹底化した食料政策」『農業経済研究』95 (3), 147–152.

博士研究をもとにした前著を執筆して以来、本書は私の研究史において第二の出発となる。橘宗吾編集部長には、第一原稿から丁寧に目を通していただき、鋭い指摘も交えて、新たな挑戦を力強く後押しいただいた。編集部の三原大地さんによる大変精度の高い校正・編集にも感謝の意を表したい。短くも濃い時間を過ごした名古屋に所縁ある、名古屋大学出版会から本書を出せたことは、心底からの喜びである。

世界的感染拡大と併行して本研究を進める間、結婚、出産・育児と研究の両立など、自己の生き方（そして食生活）についても再帰的な選択を度々求められた。互いに支えあいながら、一緒に試練を乗り越えてきた妻の怡庭、長女アリス、家族にあらためて感謝の意を表したい。

二〇二四年夏

上田　遥

《著者略歴》

上《うえ》田《だ》　遥《はるか》

1992年生まれ。2018-19年トゥールーズ・ジョン＝ジョレス大学客員研究員。2020年京都大学大学院農学研究科博士後期課程修了。博士（農学）。日本学術振興会特別研究員（名古屋大学）などを経て，現在，東京大学東洋文化研究所助教。主著に『食育の理論と教授法』（昭和堂，2021年，日本農業経済学会奨励賞），*Food Education and Gastronomic Tradition in Japan and France*（Routledge, 2022）がある。

食の豊かさ 食の貧困

―近現代日本における規範と実態―

2024年9月20日　初版第1刷発行

定価はカバーに
表示しています

著　者　上　田　　遥

発行者　西　澤　泰　彦

発行所　一般財団法人　名古屋大学出版会

〒464-0814　名古屋市千種区不老町1 名古屋大学構内

電話(052)781-5027 / FAX(052)781-0697

印刷・製本 ㈱太洋社　ISBN978-4-8158-1166-2

乱丁・落丁はお取替えいたします。

索　引

ア　行

アジア　24, 25, 75
足立己幸　111, 113, 114, 117
圧縮近代　24, 25, 28
アリストテレス　3, 37, 38, 276, 281
アルカイア＝フォスター（AF）手法　161, 216, 222, 223, 225, 278
アルブヴァクス，モーリス　13, 14, 26
遺産化　2, 18, 21, 22, 88, 119, 141, 143, 147, 153, 266
石毛直道　22, 144
一汁三菜　22, 26, 31, 69, 75, 82, 86, 117–121, 142, 180, 188, 189, 191–193, 207, 208, 222
一膳飯屋　68, 70, 71, 85, 87
イデオロギー　22, 138, 140, 145
医療化　18, 19, 88, 153, 254
ウェルビーイング　4, 6, 39–42, 49–52, 158, 161, 177, 181, 201, 202, 235
エージェンシー　40, 42, 49, 51–53, 251, 270
栄養学　2, 7, 19, 33, 41, 45, 69, 72, 73, 75, 77–83, 86, 93, 111, 113, 116–119, 137, 138, 146, 159, 180, 182, 183, 191–194, 236, 243, 255, 273, 275, 276
栄養学校　78
栄養教育　73, 93, 104, 117, 137–140, 160, 182, 194
栄養研究所　77, 78, 93, 118
栄養三輪説　78, 79, 82
栄養主義　19, 88, 138–140, 147, 194
エンゲル係数　46, 94, 95, 279
落合恵美子　24, 28
卸売市場　59, 61, 64–67, 85, 87, 88, 100–102, 105, 127, 252, 267

カ　行

外食　46, 53, 67, 68, 75, 76, 82, 87, 96, 97, 103, 104, 109, 125–127, 168, 169, 184, 185, 201, 209, 219, 220, 225, 237, 240, 241, 243, 247, 250, 253, 279
外部化　87, 90, 96, 97, 121, 125–127, 131, 169, 184, 185, 189, 190, 200, 201, 208, 214, 218, 221, 227, 233, 240, 273
学際性　15, 16, 79
ガストロアノミ　2, 17, 26, 27, 111, 123, 136, 138, 253, 254
ガストロノミ　2, 22, 139, 143
家族社会学　24
家族主義　113, 114, 116, 121, 127, 132, 153, 181, 210, 211
家族の戦後体制　28–90, 96, 97, 117, 121, 142, 150, 238, 239, 274
脚気　74, 75, 77
家庭料理（家庭食）　69, 76, 77, 82, 83, 87, 97, 111, 114, 119, 121, 168, 185
間食　26, 72, 86, 168
簡素化　109, 125, 131, 142, 188, 190, 192
カント，イマヌエル　3, 36, 37
ギデンズ，アンソニー　127
機能主義　11
基本財アプローチ　48, 49
義務論　3, 6, 33, 36–39
牛海面状脳症（BSE）　20, 23, 35, 132–134, 137, 253
給食　21, 42, 74, 75, 80, 85–87, 103–105, 132, 139, 152, 153, 194, 219, 220, 225, 244, 249, 250, 256, 257, 259
共食　13, 26, 27, 31, 46, 50, 84, 96, 111, 113, 114, 130, 139, 151, 158, 159, 169, 174, 186, 193, 194, 196, 202, 203, 214, 220, 225, 230, 233, 237, 240, 241, 247, 253, 254, 258, 260, 266, 273, 276, 278
共通性アプローチ　4, 6, 158, 176, 181, 182
近代家族　28, 31, 65, 69, 73, 76, 77, 80, 82, 84–88, 97, 192
空海　144
経済協力開発機構（OECD）　45, 148, 149, 152, 236
欠食　46, 111, 121, 123–125, 131, 152, 168, 174, 183, 184, 190, 200, 202, 205, 207, 213, 219, 225, 227, 237, 238
権原（entitlement）　49, 50, 52, 265
健康日本 21　115, 151
高級化　90, 94, 102

公共的理性　49, 51-53, 274
工場食　71-73, 75, 80, 88
構造主義　11
小売市場（公設市場）　64, 65, 71, 85, 87, 88, 268
功利主義　3, 6, 33, 36-39, 41, 48, 171
高齢者の貧困　150
国民総幸福指標　161, 163, 225, 227, 228, 276
国連食糧農業機関（FAO）　43-45
孤食　114, 117, 121, 123, 130, 131, 158, 169, 186, 190, 193, 194, 202, 227, 243, 253, 276
子ども食堂　46, 150, 151, 174, 194, 211, 242-245, 247, 250, 268
子どもの貧困　149
米騒動　58, 63-65
コンヴァンシオン経済学　137

サ　行

再帰性（再帰的）　17, 18, 267
佐伯矩　21, 77-81
再帰的近代　1, 2, 6, 7, 10, 11, 17, 18, 24-26, 31, 32, 35, 142, 154, 191, 272
最低栄養　92, 93, 274
最低生活費　93, 148, 166
雑食動物のパラドクス　17
残飯屋　71, 85, 87
ジェンダー　3, 8, 41, 114, 118, 132, 136, 140, 174, 197, 210, 222, 239, 241, 274
自然化　88
自然観　22, 23, 79, 143-146, 171, 172, 186, 194, 195
持続可能性　23, 32, 153, 194, 207, 256, 266
司法化　19
社会経済的地位（SES）　8, 166, 190, 236, 268
社会的合理性　136, 191, 273
社会的事実　12, 14
社会表象　13, 25, 27, 28, 159, 167
社会連帯食品店　259
主食主菜副菜　75, 114, 115, 117-119, 131, 151, 188, 189, 191-193, 207, 222, 225, 237, 241
主婦　28, 30, 31, 73, 76, 77, 80, 82, 87, 114, 117-121, 126, 211
食育　2, 7, 16, 19, 35, 42, 46, 114, 115, 123, 130, 131, 137-141, 151, 152, 172, 182, 210, 211, 225, 240-243, 245, 248-250, 255, 256, 259, 260, 266, 268, 272
食機能　53, 140, 153, 157-159, 162, 183, 189, 190, 196, 197, 200, 202, 205, 209, 221, 238, 240, 247, 250, 265, 266, 273, 278
食事開始時間　27, 169, 185, 201, 214
食事回数　27, 46, 86, 168, 183, 200, 221, 230, 231, 233, 237, 238, 241, 254, 255
食事時間の長さ　27, 129, 169, 174, 185, 221, 231
食事場所　27, 87, 127, 168, 184, 200, 219, 230, 233, 237, 241, 253, 254
食事バランスガイド　115, 139
食事モデル　7, 14, 19, 25-27, 56, 85, 86, 88, 90, 96, 111, 116, 121, 123, 129, 131, 139, 158, 168, 183, 199, 253, 255
食消費の社会学　13, 16
食生活支援　46, 47, 174, 240, 242-245, 250
食生活指針　19, 32, 112, 114, 115, 117, 118, 122, 139, 140, 182, 191, 261
食生活の戦後体制　7, 90, 93, 96, 98, 102, 103, 105, 107, 114, 118, 121-123, 192, 193, 215, 239, 274
食潜在能力　5, 8, 39, 51-53, 71, 140, 147, 150, 156, 160-162, 173-175, 190, 196, 197, 208-211, 222-225, 229, 233, 237-242, 244, 246, 248, 250, 265, 266, 268, 270, 274, 277, 278, 280
食堂　21, 68, 69, 71, 75, 86-88, 244, 260
食肉市場　67
食の社会学　6, 10, 11, 15, 16, 20, 21, 27, 47, 52, 158, 167, 255, 263, 273
食の人類学　11, 16
食のトータル性　14, 15
食の貧困　1, 3, 5-8, 10, 11, 21, 42, 45, 47, 53, 91-93, 98, 148-152, 156, 161-164, 185, 196-198, 209, 214, 216-218, 220-228, 231, 233-239, 242, 249, 250, 252, 255, 256, 258-260, 263, 266, 268, 269, 273-275, 277-279, 282, 283
食の豊かさ　1-4, 90, 91, 273, 274, 281, 282
食の倫理　3, 6, 32-39
食品安全　2, 7, 19, 20, 24, 32, 35, 122, 128, 132-137, 153, 237, 253, 256, 261, 264, 266
食品偽装　24, 35
食品クライシス　24
食品公害　105-107, 122
食品添加物　106, 107
食品不安　2, 17, 20, 23, 128, 134-136, 252, 253
食品ロス　152, 246, 255, 256
植民地　58, 63
食料安全保障　8, 20, 21, 42-44, 50, 52, 74, 137,

251, 254, 255, 261–266, 274
食料支援　8, 71, 174, 210–212, 243, 258–260, 268
食料政策　6, 8, 20, 21, 24, 35, 43, 47, 71, 109, 216, 223, 224, 226, 228, 236, 240–242, 244, 251, 252, 254–258, 261–267, 269–272, 274, 275
食料・農業・農村基本法　21, 116, 261
食料・農業・農村政策審議会（農政審）　109, 110, 256, 263, 270, 271
女子教育　76, 83, 87
シングルマザー　7, 8, 46, 47, 119, 149, 150, 156, 165–171, 173–175, 193, 196–202, 204, 208–218, 221–223, 226, 227, 233, 237, 244–249, 268, 269, 274, 276, 279–281
人口転換　24
政治化　18, 20, 21, 75, 88, 139, 147, 148, 151, 252, 254
成熟化　7, 90
精神疾患　198, 202, 210, 212, 220, 246
絶対的貧困　5, 47, 93, 197, 274, 278
禅　143, 145
セン，アマルティア　3, 4, 39, 41–44, 48–51, 158, 265, 272
全国栄養健康計画（PNNS）　253
全国食料計画（PNA）　20, 254, 256, 257, 259, 260
全国食料評議会（CNA）　20, 253, 254, 256, 260, 270, 271
潜在能力アプローチ　3, 4, 6, 21, 38, 39, 41, 42, 44, 47–49, 52, 156, 265
全社会的事実　15
全人間的事実　15
善の構想　4, 7, 34, 35, 176, 181, 183, 191
千利休　145, 146
専門家　20, 128, 133, 140, 191, 253, 271, 281
惣菜　83, 126, 127, 185, 201, 208
相対的剝奪（相対的貧困）　5, 45, 47, 93, 148–150, 185, 197, 236, 258, 274, 279
ソクラテス　3

タ　行

第一の食の近代　7, 18, 56, 85, 88, 90, 96, 105, 122
体内化　17
第二の食の近代　2, 7, 18, 56, 89, 90, 107, 111, 121, 122, 132, 137, 140, 180, 182, 191, 194, 242, 252, 254, 271, 272
タウンゼント，ピーター　5, 45, 47, 148
高木兼寛　74
脱構造化　13, 26, 160, 192
脱主婦化　31, 97, 117, 121, 126
食べ手の社会学　13–16, 19, 28, 172
団らん　84, 87, 169, 172, 173, 177, 187, 189, 202, 203, 205, 209
地域圏アンカリング　8, 269
地域圏食料プロジェクト（PAT）　256, 257, 269, 270
地域圏フードシステム　20, 257
地域食料・農業・森林総局（DRAFF）　256
遅延化　129, 131, 185
茶道　83, 143, 145
長時間労働　5, 8, 72, 129, 160, 199, 219, 220, 223, 238, 241, 276, 278
デュルケム，エミール　11–14, 26, 27
道元　145–147
徳倫理　3, 6, 33, 35, 37–39, 80, 159, 281

ナ　行

中食　96, 125–127, 168, 169, 184, 185, 201, 240, 241, 279
西田幾多郎　143, 276, 280–282
日本型食生活　7, 21, 90, 95, 96, 105, 107–112, 114–118, 122, 142
人間性　15
認識論的障害　11–13
ヌーヴェル・キュイジーヌ　23, 253
ヌスバウム，マーサ　3, 39
農業基本法　21, 99, 105, 106, 108, 109, 261
望ましい食生活　4, 21, 110–112

ハ　行

発達障害　198–200, 203, 208, 210, 212, 219, 249
ハビトゥス　14
早食い化　129, 131, 185, 202, 213, 219, 238
PFC バランス　112
ヒューマニズム　15, 193
品質　20, 27, 46, 63, 85, 87, 98, 128, 134, 137, 159, 160, 170–172, 180, 181, 186–190, 195, 204, 205, 213, 215, 219–222, 230, 233, 237, 240, 241, 246, 253, 255, 256, 258, 273
フード・インセキュリティ　6, 39, 42–45, 47, 235, 236, 258, 278
フード・スタディーズ　16
フード・セキュリティ　42

フードシステムの戦後体制　90, 105, 267
フードバンク　46, 47, 150, 152, 174, 210, 211, 242–247, 249, 250, 259, 260
プーラン，ジャン＝ピエール　12, 15, 17, 26
フィシュラー，クロード　15–17
婦人雑誌　82, 87
フランス国立経済統計研究所（INSEE）　13, 25
ブルデュー，ピエール　11, 14, 138, 172, 210
文化主義　11
分類思考　17
兵食　69, 74, 75
米食型食生活　7, 56, 62–64, 79, 85, 86, 88, 95, 96, 110
ベック，ウルリッヒ　191
変換要因　50, 52, 53, 209, 213, 213, 222, 274, 277
ベンサム，ジェレミー　3, 36
偏食　198, 201, 203, 207, 208, 210–212, 219, 220, 247–249, 274
放射能（放射性物質）　2, 20, 135, 136
崩食　7, 26, 90, 97, 121–123, 125, 127, 129, 131, 142, 153
放食　123
飽食　90, 123
法制化（法的規制化）　18–20, 89, 134, 147, 153
ポスト構造主義　11
本覚思想　144, 145

マ　行

マクガバン・レポート　108, 111, 112
味覚の社会学　13, 14
宮沢賢治　59, 146, 147
村井弦斎　88
モース，マルセル　14, 15
モラン，エドガー　4, 12, 15, 22, 241
森林太郎（鷗外）　75

ヤ・ラ・ワ行

柳田國男　56, 57, 71, 85
有機農業　106, 264
洋風化　7, 19, 21, 59, 86, 90, 94–96, 101, 102, 104, 108, 110–112, 114, 122, 141
善き食生活（well-eating）　4–8, 10, 11, 19–21, 26, 32, 33, 39, 41, 51–53, 80, 139, 140, 146, 156–158, 160, 161, 163, 164, 167, 170, 176–182, 185, 189, 191, 194–196, 201, 203, 224–228, 231, 233–236, 238, 239, 242, 250, 254, 255, 258, 260, 265, 272–277, 282
ラウントリー，シーボーム　5, 47, 93
リスク　2, 6, 20, 88, 97, 108, 112, 133–136, 191, 233, 240, 253, 263, 266, 268, 270, 274
レヴィ＝ストロース，クロード　11, 17
歴史主義　11
連合国軍総司令部（GHQ）　92
ロールズ，ジョン　4, 48, 176, 181
ロバストネス・テスト　278
和食　2, 7, 19, 22, 23, 26, 35, 69, 119, 139, 141–143, 145, 147, 186, 194, 242, 266, 267

図表一覧

図 1-1　世帯構造と核家族率の変遷 …… 29
図 2-1　食潜在能力理論の概念図 …… 52
図 3-1　米・麦類・雑穀の年間生産量推移 …… 57
図 3-2　大正期の京都市内青果市場，開設時の京都市中央卸売市場 …… 66
図 3-3　昭和期の百貨店食堂 …… 68
図 3-4　残飯屋，東京都市上野公設食堂 …… 70
図 3-5　群馬県上毛撚糸株式会社の工場食，東京市江東消費組合栄養食配給所 …… 73
図 3-6　昭和期における海軍（戦艦山城）の食事と調理（豚解体） …… 74
図 3-7　『食道楽』における主婦像 …… 77
図 3-8　佐伯矩の栄養三輪説 …… 78
図 3-9　国立栄養研究所による栄養講習会 …… 80
図 3-10　婦人雑誌にみる主婦像 …… 83
図 3-11　教科書にみる「食卓団らん」像 …… 84
図 4-1　男女別の昼食・夕食外食率の推移 …… 97
図 4-2　中央・地方卸売市場の取扱金額の推移 …… 101
図 4-3　国民 1 人 1 年当たり品目別消費量の推移 …… 109
図 4-4　PFC バランスの推移 …… 112
図 4-5　「主食主菜副菜」および「一汁三菜」の規範例 …… 117
図 5-1　男性の朝食欠食率の推移（1977-1994） …… 124
図 5-2　男性の朝食欠食率の推移（1995-2019） …… 124
図 5-3　外部化率・外食率・中食率の推移（1963-2019） …… 125
図 5-4　夕食の中食率の推移（2001-2018） …… 126
図 5-5　食料品を扱う小売業シェアの推移（1968-2014） …… 128
図 5-6　食事時間（長さ）の推移（2001-2021） …… 129
図 5-7　孤食率の推移（2001-2021） …… 130
図 5-8　「主食主菜副菜」摂取頻度の推移（2009-2021） …… 131
図 5-9　食育研究の学問分野分布 …… 138
図 8-1　貧困シングルマザーの「善き食生活」達成構造と影響要因 …… 209
図 8-2　「食の貧困」閾値別の認定者割合 …… 217
図 9-1　「食の貧困」「善き食生活」閾値別の認定者割合 …… 227

表 2-1　食料安全保障（food security）の四次元 …… 43
表 3-1　畜産物の生産量推移 …… 60
表 3-2　大正 8 年東京における家計調査 …… 64
表 4-1　畜産物生産構造の推移 …… 99
表 5-1　主な食品安全事件（1996-2011） …… 133
表 5-2　日本の相対的貧困率 …… 149

表 6-1　全国調査の対象者属性（n = 973）…… 164
表 6-2　シングルマザー調査の対象者属性（n = 53）…… 165
表 7-1　「善き食生活」の具体的内容 …… 178-179
表 7-2　食事回数・食事場所 …… 184
表 7-3　開始時間・食事の長さ・共食者 …… 185
表 7-4　調達場所・品質・食の楽しみ …… 187
表 7-5　食事内容 …… 188
表 8-1　貧困シングルマザーのプロファイル …… 199
表 8-2　貧困シングルマザーの食事内容 …… 206
表 8-3　シングルマザーの前提的生活条件 …… 213
表 8-4　シングルマザーの食生活規範と実態 …… 214-215
表 8-5　各評価次元の剝奪閾値 …… 217
表 8-6　「食の貧困」認定シングルマザーの剝奪プロファイル …… 218
表 8-7　「食の貧困」指標と各評価次元の寄与度 …… 221
表 9-1　各評価次元の剝奪・充足閾値 …… 226
表 9-2　食潜在能力水準（剝奪・充足個数）…… 230
表 9-3　社会的属性別の食潜在能力水準（有意差がある項目のみ）…… 231
表 9-4　「食の貧困」認定者の剝奪プロファイル …… 232
表 9-5　「善き食生活」認定者の非充足プロファイル …… 234
表 10-1　食生活支援の利用実態と今後のニーズ …… 245
表 10-2　フランス「全国食料計画」の政策領域 …… 257
表 10-3　「食の貧困」プロジェクト内容 …… 259
表 10-4　現行「食料政策」の施策内容と予算 …… 262
表 10-5　PAT における「共同診断」の項目（例示）…… 269

参考文献

Agence Nationale de Sécurité Sanitaire, Alimentation, Environnement, Travail（ANSES）(2015) *Etude individuelle nationale des consommations alimentaires*（INCA）*3*. Paris : Anses.

Alkire, S.（2010）Human development : Definitions, critiques, and related concepts. *Oxford Poverty & Human Development Initiative Working Paper*, 36, 1–54.

—— & Foster, J.（2011）Counting and multidimensional poverty measurement. *Journal of Public Economics*, 95（7–8）, 476–487.

—— & Santos, M. E.（2014）Measuring acute poverty in the developing world : Robustness and scope of the multidimensional poverty index. *World Development*, 59, 251–274.

—— Foster, J., Seth, S., Santos, E. M., Roche, J. M. & Ballon, P.（2015）Multidimensional poverty measurement and analysis : Robustness analysis and statistical inference. *Oxford Poverty & Human Development Initiative Working Paper*, 89, 1–30.

—— & Kovesdi, F.（2020）*A bird's-eye view of well-being : Exploring a multidimensional measure for the United Kingdom*. New York : UNDP.

Allaire, G. & Boyer, R.（1995）*La Grande Transformation de l'Agriculture : Lectures Conventionnalistes et Régulationnistes*. Paris : INRA & Economica（津守英夫ほか編訳（1997）『市場原理を超える農業の大転換』食料農業政策センター）.

Andersen, A. H.（2011）Organic food and the plural moralities of food provisioning. *Journal of Rural Studies*, 27（4）, 440–450.

Anscombe, G.（1958）Modern moral philosophy. *Philosophy*, 33（124）, 1–19.

Ares, G., De Saldamando, L., Giménez, A. et al.（2014）Food and wellbeing. Towards a consumer-based approach. *Appetite*, 74, 61–69.

—— de Saldamando, L., Giménez, A. et al.（2015）Consumers' associations with wellbeing in a food-related context : A cross-cultural study. *Food Quality and Preference*, 40（PB）, 304–315.

—— Giménez, A., Vidal, L., Zhou, Y. et al.（2016）Do we all perceive food-related wellbeing in the same way? Results from an exploratory cross-cultural study. *Food Quality and Preference*, 52, 62–73.

Arrow, K.（1951）*Social Choice and Individual Values*. New York : John Wiley & Sons（長名寛明訳（2013）『社会的選択と個人的評価（第 3 版）』勁草書房）.

Ashby, S., Kleve, S., McKechnie, R. et al.（2016）Measurement of the dimensions of food insecurity in developed countries. *Public Health Nutrition*, 19（16）, 2887–96.

Atkinson, A. B.（2003）Multidimensional deprivation. *Journal of Economic Inequality*, 1, 51–65.

—— Cantillon, B. & Nolan, B.（2003）Indicators in principle. In A. B. Atkinson, B. Cantillon, E. Marlier & B. Nolan（eds.）*Social Indicators : The EU and Social Inclusion*, 19–43. Oxford : Oxford University Press.

Augustin, J. L. & Poulain, J. P.（2018）*Risk and Food Safety in China and Japan : Theoretical Perspectives and Empirical Insights*. London : Routledge.

Barbier, J. C.（2005）La précarité, une catégorie française à l'epreuve de la comparison internationale.

Revue Française de Sociologie, 46, 351–371.
Beck, U.（1992）*Risk Society*. California : Sage Publications（東廉訳（1998）『危険社会』法政大学出版局）.
Beck, U. & Grande, E.（2010）Varieties of second modernity : the cosmopolitan turn in social and political theory and research. *The British Journal of Sociology*, 61（3）, 409–443.
Beck, U. & Lau, C.（2005）Second modernity as a research agenda : theoretical and empirical explorations in the 'meta-changé of modern society. *The British Journal of Sociology*, 56（4）, 525–557.
Bellemain, V., Galichet, T. et al.（2017）*Une Petite Historie de l'Alimentation Française*. Paris : Edition Quae.
Berlin, I.（1969）Two concepts of liberty. In I. Berlin（ed.）*Four Essays on Liberty*, 118–172. Oxford : Oxford University Press.
Berthelot, M.（1996）*Les Vertus de l'Incertitude : Le travail de l'analyse dans les sciences sociales*. Paris : Presses Universitaires de France.
——（2001）*Epistemologie d'une Sciences Sociales*. Paris : Presses Universitaires de France.
Boltanski, L. & Thévenot, L.（1991）*De la Justification : Les Economies de la Grandeur*. Paris : Gallimard（三浦直希訳（2007）『正当化の理論』新曜社）.
Bourdieu, P.（1979）*La Distinction : une critique sociale du judement*. Paris : Editions de Minuit（石井洋二郎訳（1990）『ディスタンクシオン I』藤原書店）.
—— & Passeron, J. C.（1970）*La Reproduction : Elements d'une théorie du système d'enseignement*. Paris : Editions de Minuit（宮島喬訳（1991）『再生産——教育・社会・文化』藤原書店）.
Brillat-Savarin, J. A.（1982〔1825〕）*Physiologie du Goût*（edited by J. F. Revel）. Paris : Flammarion.
Brug, J.（2009）Determinants of healthy eating : Motivation, abilities and environmental opportunities. *Family Practice*, 25（S1）, 50–55.
Burchi, F. & De Muro, P.（2016）From food availability to nutritional capabilities : Advancing food security analysis. *Food Policy*, 60, 10–19.
Cafiero, C., Viviani, S. & Nord, M.（2018）Food security measurement in a global context : The food insecurity experience scale. *Measurement*, 116, 146–152.
Carlson, S. J., Andrews, M. S. & Bickel, G. W.（1999）Measuring food insecurity and hunger in the United States. *Journal of Nutrition*, 129（2S）, 510–516.
Chartier, J. F. & Meunier, J. G.（2011）Text mining methods for social representation analysis in large corpora. *Papers on Social Representations*, 20, 1–47.
Clark, D.（2009）Adaptation, poverty and well-being : Some issues and observations with special reference to the capability approach and development studies. *Journal of Human Development and Capabilities*, 10（1）, 21–42.
Climent-Lopez, E. A., Sanchez-Hernandez, J. L., Canto-Fresno, C. et al.（2014）Measuring quality conventions in the food industry : Applications to the wine sector in Spain. *Geoforum*, 56, 148–160.
Conseil Général de l'Alimentation de l'Agriculture et des Espaces Ruraux（2018）*Valorisation en Europe et à l'international du programme national pour l'alimentation*（*PNA*）. Paris : CGAAER.
Conseil National de l'Alimentation（2010）*Propositions du Conseil National de l'Alimentation pour*

la mise en œuvre du Programme National pour l'Alimentation. Paris : CNA.

—— (2022) *Prévenir et Lutter contre la Précarité Alimentaire*. Paris : CNA.

Croll, J. K., Neumark-Sztainer, D. & Story, M. (2001) Healthy eating : What does it mean to adolescents? *Journal of Nutrition Education and Behavior*, 33 (4), 193–198.

Cwiertka, K. (2006) *Modern Japanese Cuisine*. London : Reaktion Books.

Diener, E. (2009a) *Assessing Well-Being*. Heidelberg : Springer.

—— (2009b) *The Science of Well-Being*. Heidelberg : Springer.

Dodge, R., Daly, A., Huyton, J. & Sanders, L. (2012) The challenge of defining wellbeing. *International Journal of Wellbeing*, 2 (3), 222–235.

Drèze, J. & Sen, A. (1989) *Hunger and Public Action*. Oxford : Oxford University Press.

Dupuy, A. (2013) *Plaisirs Alimentaires : Socialisation des Enfants et des Adolescents*. Tours : Presses Universitaires de Rennes & Presses Universitaires François-Rabelais.

Durkheim, E. (1895) *Les Règles de la Méthode Sociologique*. Paris : Félix Alcan (宮島喬訳 (1978)『社会学的方法の基準』岩波書店).

—— (1897) *Le Suicide : Etude de sociologie*. Paris : Félix Alcan (宮島喬訳 (2018)『自殺論』中央公論新社).

Elias, N. (1939) *Über den Prozeß der Zivilisation : soziogenetische und psychogenetische untersuchungen*. Haus zum Falken. Translated by E. Jophcott (2000) *The Civilizing Process : Sociogenetic and Psychogenetic Investigations*. New Jersey : Blackwell Publishing.

Falk, L. W., Sobal, J., Bisogni, C. A. et al. (2001) Managing healthy eating : definitions, classifications, and strategies. *Health Education Behavior*, 28 (4), 425–439.

Fielding-Singh, P. (2017) A taste of inequality. *Social Sciences*, 4, 424.

Fischler, C. (1979) La nourriture : Pour une anthropologie bioculturelle de l'alimentation. *Communications*, 31.

—— (1990) *L'Homnivore*. Paris : Odile Jacob.

—— & Masson, E. (2008) *Manger : Français, Européens et Américains face à l'Alimentation*. Paris : Odile Jacob.

Food and Agriculture Organization (2008) An introduction to the basic concepts of food security. In EC / FAO Food Security Programme (ed.) *Food Security Information for Action*, 1–3. Rome : FAO.

—— (2009) Declaration on the World Food Summit on Food Security. Rome : FAO.

—— (2014) The Food Insecurity Experience Scale. https://www.fao.org/in-action/voices-of-the-hungry/fies/en/.

—— (2022) Prevalence of moderate and severe food insecurity in Japan. https://www.fao.org/faostat/en/#data/FS.

Fukuda, Y. & Hiyoshi, A. (2012) High quality nutrient intake is associated with higher household expenditures by Japanese adults. *Biosci. Trends*, 6 (4), 176–182.

Gombert, K., Douglas, F., Carlisle, S. & McArdle, K. (2017) A capabilities approach to food choices. *Food Ethics*, 1, 143–155.

Goody, J. (1985) *Cooking, Cuisine and Class*. Cambridge : Cambridge University Press.

Grignon, C. & Grignon, Ch. (1980) Styles d'alimentation et goûts populaires. *Revue Française de Sociologie*, 21 (4), 531–569.

Guillemin, I., Marrel, A., Arnould, B. et al. (2016) How French subjects describe well-being from food and eating habits. *Appetite*, 96 (1), 333–346.

Halbwachs, M. (2003) *La Classe Ouvrière et les Niveaux de Vie : Recherche sur la Hiérarchie des Besoins dans les Société Industrielles Contemporaines*. Québec : Université du Québec.

Hart, C. (2016) The school food plan and the social context of food in schools. *Cambridge Journal of Education*, 46 (2), 211–231.

—— & Page, A. (2020) The capability approach and school food education and culture in England : 'Gingerbread men ain't gonna get me very far'. *Cambridge Journal of Education*, 40 (6), 673–693.

Herpin, N. (1988) Le repas comme institution : Compte rendu d'une enquete exploratoire. *Revue Française de Sociologie*, 29 (3), 503–521.

Kahneman, D., Diener, E. & Schwarz, N. (1999) *Well-Being : Foundations of Hedonic Psychology*. New York : Russell Sage Foundation.

Kant, I. (1952 [1797]) On a supposed right to tell lies from benevolent motives. In T. K. Abbott (ed.) *Kant's Critique of Practical Reason and Other Works on the Theory of Ethics* (*6th Edition*), London : Longmans, 361–365.

Kaplan, D. (2019) *Encyclopedia of Food and Agricultural Ethics* (*2nd Edition*). Dordrecht : Springer.

—— (2019) *Food Philosophy : An Introduction*. New York : Columbia University Press.

Kimura, A. H. (2011a) Food education as food literacy : privatized and gendered food knowledge in contemporary Japan. *Agriculture and Human Values*, 28 (4), 465–482.

—— (2011b) Nationalism, patriarchy, and moralism : the government-led food reform in contemporary Japan. *Food and Foodways*, 19 (3), 201–227.

—— (2013) Standards as hybrid forum : Comparison of the post-Fukushima radiation standards. *International Journal of Sociology of Agriculture and Food*, 20 (1), 11–29.

—— (2016) *Radiation Brain Moms and Citizen Scientists*. Durham : Duke University Press.

Lahlou, S. (1995) *Penser Manger : Les représentations sociales de l'alimentation*. Thèse de Doctorat. Ecole des Hautes Etudes en Sciences Sociales (EHESS).

Lambert, J. L. (1987) *L'Evolution des Modèles de Consommation Alimentaires en France*. Paris : Lavoisier.

Lang, T., David, B. & Caraher, M. (2009) *Food Policy : Integrating Health, Environment and Society*. Oxford : Oxford University Press.

Lappalainen, R., Kearney, J. & Gibney, M. (1998) A pan EU survey of consumer attitudes to food, nutrition and health : An overview. *Food Quality and Preference*, 9 (6), 467–478.

Lepiller, O. (2012) *Critiques de l'Alimentation Industrielle et Valorisations du Naturel*. Thèse de Doctorat. Université de Toulouse Le Mirail.

Lévi-Strauss, C. (2013 [1997]) The culinary triangle. In C. Counihan & P. Van Esterik (eds.) *Food and Culture*, 40–47. New York : Routledge.

Lindert, J., Bain, P. A., Kubzansky, L. D. et al. (2015) Well-being measurement and the WHO health policy Health 2010 : Systematic review of measurement scales. *European Journal of Public Health*, 25 (4), 731–740.

Lupton, D. (2012) *Medicine as Culture : Illness, Disease and the Body*. New York : SAGE Publica-

tions.
MacIntyre, A. (1981) *After Virtue : A Study in Moral Theory*. Indiana : University of Notre Dame Press (篠崎榮訳 (2021)『美徳なき時代 (新装版)』みすず書房).
Mathé, T., Beldame, D. & Hebel, P. (2014) Evolution des Représentations Sociales du Bien Manger. *Cahier de Recherche*, 316.
Meiselman, H. L. (2016) Quality of life, well-being and wellness : Measuring subjective health for foods and other products. *Food Quality and Preference*, 54, 101–109.
Mennell, S., Murcott, A. & Van Otterloo, A. H. (1993) *The Sociology of Food : Eating, Diet and Culture*. California : SAGE Publications.
Mepham, B. (1996) *Food Ethics*. London : Routledge.
Ministère de l'Agriculture, de l'Agroalimentaire et de la Forêt (2014) *Le Nouveau Programme National pour l'Alimentation*. Paris : MAAF.
Ministère de l'Agriculture, de l'Alimentation, de la Pêche, de la Ruralité et de l'Aménenagement du Territoire (2011) *Le Programme National pour l'Alimentation*. Paris : MAA.
Ministère de l'Agriculture et de l'Alimentation (2019) *Le Programme National pour l'Alimentation*. Territoires en Action Paris : MAA.
Moons, P., Budts, W. & De Geest, S. (2006) Critique on the conceptualisation of quality of life : A review and evaluation of different conceptual approaches. *International Journal of Nursing Studies*, 43 (7), 891–901.
Morin, E. (1994) Sur l'Interdisciplinarité. *Bulletin Interactif du Centre International de Recherches et Études Transdisciplinaires*, 2 (2).
Moscovici, S. (2001) *Social Representations : Exploitations in Social Psychology*. New York : New York University Press.
Munt, A. E., Partridge, S. R. & Allman-Farinelli, M. (2017) The barriers and enablers of healthy eating among young adults : A scoping review. *Obesity Reviews*, 18 (1), 1–17.
Murayama, N., Ishida, H., Yamamoto, T. et al. (2017) Household income is associated with food and nutrient intake in Japanese schoolchildren, especially on days without school lunch. *Public Health Nutrition*, 20 (16), 2946–2958.
Nicholls, R., Perry, L., Duffield, C. et al. (2017) Barriers and facilitators to healthy eating for nurses in the workplace : an integrative review. *Journal of Advanced Nursing*, 73 (5), 1051–1065.
Niiyama, Y., Poulain, J. P., Ueda, H. et al. (2020) Associated images of the health effects of radioactive substances in food and their origins : Studies in Japan and France. *Japanese Journal of Risk Analysis*, 29 (4), 273–285.
Nishi, N., Horikawa, C. & Murayama, N. (2017) Characteristics of food group intake by household income in the National Health and Nutrition Survey. *Asia Pacific Journal of Clinical Nutrition*, 26 (1), 156–159.
Nussbaum, M. (1988a) Nature, function, capability : Aristotle on political distribution. *Oxford Studies in Ancient Philosophy*, Supplementary Volume, 145–184.
—— (1988b) Non-relative virtues : An Aristotelian approach. *Midwest Studies in Philosophy*, 13, 32–53 (渡辺邦夫訳 (2015)「相対的ではない徳」加藤尚武・児玉聡編・監訳『徳倫理学基本論文集』勁草書房, 105–149).
—— (2000) *Women and Human Development : The Capability Approach*. Cambridge : Cambridge

University Press（池本幸生・田口さつき・坪井ひろみ訳（2005）『女性と人間開発』岩波書店）.
Ochiai, E.（2014）Leaving the West, rejoining the East? Gender and family in Japan's semi-compressed modernity. *International Sociology*, 29（3）, 209–228.
Olson, C. M., Bove, C. E. & Miller, E. O.（2007）Growing up poor : Long-term implications for eating patterns and body weight. *Appetite*, 49, 198–207.
Organisation for Economic Cooperation and Development（2021）Family database : Child poverty. https://www.oecd.org/els/CO_2_2_Child_Poverty.pdf（2023 年 4 月アクセス）.
——（2022）Poverty rate. https://data.oecd.org/inequality/poverty-rate.htm（2023 年 4 月アクセス）.
Paturel, D.（2017）Insécurité alimentaire et précarité alimentaire. *Etats Généraux de l'Alimentation*. Rapport Atelier 12, October, Paris.
—— & Bricas, N.（2019）Rethinking out food solidarity commitments. *UNESCO Chair in World Food System Policy Brief*, 9, 1–4.
Peng, W. & Berry, E. M.（2019）The concept of food security. In P. Ferranti, E. M. Berry & J. R. Anderson（eds.）*Encyclopedia of Food Security and Sustainability*（*vol. 2*）, 1–7. Amsterdam : Elsevier.
Ponte, S.（2016）Convention theory in Anglophone agro-food literature. *Journal of Rural Studies*, 44, 12–23.
Poulain, J. P.（1985）*Anthropo-sociologie de la Cuisine et des Manières de Table*. Thèse de Doctorat. Universitaire de Paris VII.
——（2002a）The contemporary diet in France : 'de-structuration' or from commensalism to 'vagabond feeding'. *Appetite*, 39（1）, 43–55.
——（2002b）*Manger Aujourd'hui : Attitudes, Norms et Pratiques*. Paris : Privat.
——（2004）*Socio-anthropologie de l'Alimentation*. Thèse d'Habilitation à Diriger des Recherches. Universitaire de Paris V.
——（2006）Les modèles alimentaires méditerranéens : un heritage pluriel à étudier pour faire un Label pour le futur. *Horizons Maghrébins*, 55, 8–28.
——（2009）*Sociologie de l'Obésité*. Paris : Presses Universitaires de France.
——（2011）La gastronomisation des cuisines de terroir : sociologie d'un retournement de perspective. In N. Adell & Y. Pourcher（eds.）*Transmettre, Quel*（*s*）*Patrimoine*（*s*）*? Autour du Patrimoine Culturel Immatériel*, 239–248. Paris : Michel Houdiard.
——（2015）The affirmation of personal dietary requirements and changes in eating models. In C. Fischler（ed.）*The Rise, the Meaning and Sense of Personal Dietary Requirements*, 253–264. Paris : Odile Jacob.
——（2017a）*The Sociology of Food : Eating and the Place of Food in Society*. New York : Bloomsbury.
——（2017b）Socio-anthropologie du 'fait alimentaire' ou food studies : Les deux chemins d'une thématisation scientifique. *L'Année Sociologique*, 67（1）, 23–45.
——（2019）Anxiety as invariant of human relation to food. In J. Ehlert and N. K. Faltmann（eds.）*Food Anxiety in Globalising Vietnam*, 301–320. London : Palgrave Macmillan.
—— & Corbeau, J. P.（2012）Thèmatisation de l'Alimentation dans les Sciences Humaines et Socia-

les. In J. P. Poulain (ed.) *Dictionnaire des Cultures Alimentaires*, 1329–1336. Paris : Presses Universitaires de France.
—— Tibère, L., Mognard, E. et al. (2022) The Malaysian Food Barometer database : An invitation to study the modernization of Malaysian food patterns and its economic and health consequences. *Frontiers in Nutrition*, 8, 800317.
Povey, R., Conner, M., Sparks, P. et al. (1998) Interpretations of healthy and unhealthy eating, and implications for dietary change. *Health Education Research*, 13 (2), 171–183.
Puddephatt, J. A., Keenan, G., Fielden, A. et al. (2020) 'Eating to survive' : A qualitative analysis of factors influencing food choice and eating behaviour in a food-insecure population. *Appetite*, 147, 104547.
Puisais, J. (1999) *Le Goût chez l'Enfant*. Paris : Flammarion.
—— (2011) *Et Si Nous Refusions la MacDonaldization du Goût !*. Paris : Délicéo.
Qizilbash, M. (2006) Well-being, adaptation and human limitations. *Royal Institute of Philosophy*, Supplements, 59, 83–109.
Regan, T. (1980) Utilitarianism, vegetarianism, and animal rights. *Philosophy & Public Affairs*, 9 (4), 305–324.
Robeyns, I. (2003) Sens capability approach and gender inequality. *Feminist Economics*, 9 (2–3), 61–92.
Rowntree, B. S. (2012〔1902〕) *Poverty : A study of town life (2nd edition)*. New York : Andesite Press.
Rozin, P. (1976) The selection of foods by rats, humans, and other animals. *Advances in the Study of Behavior*, 6, 21–76.
—— (1994) La magie sympathique. In C. Fischler (ed.) *Manger Magique, Aliments Sorciers, Croyances Comestibles*, 22–37. Paris : Autrement.
—— Fischler, C. & Shields-Argelès, C. (2012) European and American perspectives on the meaning of natural. *Appetite*, 59 (2), 448–455.
Russel, D. (2019) Virtue ethics in modern moral philosophy. In D. Russell (ed.) *The Cambridge Companion to Virtue Ethics*, 1–28. Cambridge : Cambridge University Press（立花幸司訳（2015）『徳倫理学』春秋社）.
Sandler, R. (2007) *Character and Environment : A Virtue-Oriented Approach to Environmental Ethics*. New York : Columbia University Press.
—— (2014) *Food Ethics*. London : Routledge（馬渕浩二訳（2019）『食物倫理入門』ナカニシヤ出版）.
Sano, Y., Routh, B. & Lanigan, J. (2019) Food parenting practices in rural poverty context. *Appetite*, 135, 115–122.
Sasaki, S., Yanagibori, R. & Amano, K. (1998) Self-administered diet history questionnaire developed for health education. *Journal of Epidemiology*, 8, 203–215.
Scrinis, G. (2008) On the ideology of nutritionism. *Gastronomica*, 8 (1), 39–48.
Seligman, M. E. P., Steen, T. A., Park, N. & Peterson, C. (2005) Positive psychology in progress : Empirical validation of intervention. *American Psychologist*, 60, 410–421.
Sen, A. (1973) *On Economic Inequality*. Oxford : Oxford University Press.
—— (1980) Equality of What? *The Tanner Lecture on Human Values*, 1, 197–220.

——（1981）*Poverty and Famines : An Essay on Entitlement and Deprivation*. Oxford : Oxford University Press（黒崎卓・山崎幸治訳（2000）『貧困と飢饉』岩波書店）.
——（1985a）*Commodities and Capabilities*. Amsterdam & New York : North-Holland.
——（1985b）Well-being, agency and freedom : The Dewey Lectures 1984. *Journal of Philosophy*, 82（4）, 169–221.
——（1987）*On Ethics and Economics*. New Jersey : Basil Blackwell（徳永澄憲・松本保美・青山治城訳（2002）『経済学の再生』麗澤大学出版会）.
——（1992）*Inequality Reexamined*. Cambridge : Harvard University Press（池本幸生・野上裕生・佐藤仁訳（2018）『不平等の再検討』岩波書店）.
——（1999a）*Development as Freedom*. Oxford : Oxford University Press.
——（1999b）The possibility of social choice. *American Economic Review*, 89（3）, 349–378.
——（2009）*The Idea of Justice*. Cambridge : Harvard University Press.
Shepherd, J., Harden, A., Rees, R. et al.（2006）Young people and healthy eating : A systematic review of research on barriers and facilitators. *Health Education Research*, 21（2）, 239–257.
Simmel, G.（1910）The sociology of the meal. In M. Symons（1994）Simmel's gastronomic socio logy : An overlooked essay. *Food and Foodways*, 5（4）, 333–351.
Singer, P.（1975）*Animal Liberation : A New Ethics for Our Treatment of Animals*. New York : HarperCollins.
Sonino, R., Tegoni, C. L. S. & De Cunto, A.（2019）The challenges of systemic food change. *Cities*, 85, 110–116.
Sulmont-Rossé, C., Drabek, R., Almli, V. L., van Zyl, H., Silva, A. P., Kern, M., McEwan, J. A. & Ares, G.（2019）A cross-cultural perspective on feeling good in the context of foods and bevera ges. *Food Research International*, 115, 292–301.
Suzumura, K.（2002）Introduction. In K. Arrow, A. Sen & K. Suzumura（eds.）*Handbook of Social Choice and Welfare*（*Vol. 1*）, 1–10. Houston : Gulf Professional Publishing.
Swanton, C.（2013）The definition of virtue ethics. In D. Russell（ed.）*The Cambridge Companion to Virtue Ethics*. Cambridge : Cambridge University Press, 315–338（立花幸司訳（2015）『徳倫理学』春秋社）.
Takami, T.（2019）Current state of working hours and overwork in Japan. *Japan Labor Issues*, 3（18）, 15–19.
Takeda, H.（2008）Delicious food in a beautiful country : Nationhood and nationalism in discourses on food in contemporary Japan. *Studies in Ethnicity and Nationalism*, 8（1）, 5–30.
Taylor, J. P., Evers, S. & McKennam, M.（2005）Determinants of healthy eating in children and youth. *Canadian Journal of Public Health*, 96, 22–29.
Thompson, P. B.（2015）*From Field to Fork : Food Ethics for Everyone*. Oxford : Oxford University Press（太田和彦訳（2021）『食農倫理学の長い旅』勁草書房）.
—— & Kaplan, D.（2014）*Encyclopedia of Food and Agricultural Ethics*. Dordrecht : Springer.
Townsend, P.（1979）*Poverty in the United Kingdom*. Middlesex : Penguin Books.
Ueda, H.（2021）Establishing a theoretical foundation for food education in schools using Sen's capability approach. *Food Ethics*, 6（6）, 1–18.
——（2022a）*Food Education and Gastronomic Tradition in Japan and France*. London & New York : Routledge.

—— (2022b) Japanese view of nature : Discursive tradition, its problems and implications for food studies. *Sustainability*, 14, 8057.
—— (2022c) What is eating well? Capability approach and empirical exploration with the population in Japan. *Appetite*, 170, 105874.
—— (2022d) The norms and practices of eating well : In conflict with contemporary food discourses in Japan. *Appetite*, 175, 106086.
—— (2023a) Multidimensional food poverty : Evidence from low-income single mothers in contemporary Japan. *Food Ethics*, 8 (13).
—— (2023b) Measurement of food poverty (shoku no hinkon) as capability deprivation in high-income countries : Operationalisation with single mothers in Japan. *Asia Pacific Journal of Clinical Nutrition*, 32 (4), 383–391.
—— (2024a) From nutritional capability to food capability : Measurement of multidimensional food poverty in Japan. *Food Ethics*, 9 (11), 1–18.
—— (2024b) The post-war Japanese eating model : A sociological exploration of semi-compressed food modernity. *International Sociology*, 39 (4), 462–485.
—— & Niiyama, Y. (2019) Articulating challenges in defining Japanese Washoku and French Gastronomy : Comparative analysis of inscribed definitions and their safeguarding measures. *Journal of Food System Research*, 26 (3), 144–164.
—— & Poulain, J. P. (2021) What is gastronomy for the French? An empirical study on the representation and eating model in contemporary France. *International Journal of Gastronomy and Food Science*, 25, 100377.
United Kingdom Department for Environment Food and Rural Affairs (2021) *Food Security Report 2021*. London : Defra.
United Nations Educational, Scientific and Cultural Organization (2010) Gastronomic meal of the French (nomination file, No. 00437).
—— (2013) Washoku ; traditional dietary cultures of the Japanese, notably for the celebration of New Year (nomination file, No. 00869).
United States Department of Agriculture (2022) Household Food Security in the United states in 2021. Washington D.C. : USDA Economic Research Service.
United States Senate Select Committee on Nutrition and Human Needs (1977) *Dietary Goals for the United States*. Washington D.C. : US Government Printing Office.
Ura, K., Alkire, S., Zangmo, T. & Wandgi, K. (2012) *An Extensive Analysis of GNH Index*. Thimphu : The Centre for Bhutan Studies.
van der Heijden, A., Molder, H. T., Jager, G. et al. (2021) Healthy eating beliefs and the meaning of food in populations with a low socioeconomic position. *Appetite*, 161, 105135.
Visser, S. S. & Haisma, H. (2021) Fulfilling food practices : Applying the capability approach to ethnographic research in the Northern Netherlands. *Social Science & Medicine*, 272, 113701.
Warde, A. (2016) *The Practice of Eating*. London : Polity.
Wild, P. (2013) *Food Policy in the United States*. New York : Routledge.
World Economic Forum (2022) *The Global Gender Gap Report 2022*. https://www.weforum.org/reports/global-gender-gap-report-2022/ (2023 年 4 月アクセス).
World Health Organization (1998) *WHOQOL User Manual*. Geneva : WHO.

—— (2003) *The Solid Facts : Social Determinants of Health*. Geneva : WHO.
Zorbas, C., Palermo, C., Chung, A. et al. (2018) Factors perceived to influence healthy eating : A systematic review and meta-ethnographic synthesis of the literature. *Nutrition Reviews*, 76 (12), 861–874.
青木紀（2003）『現代日本の「見えない」貧困』明石書店.
——（2010）『現代日本の貧困観』明石書店.
青木保（1999〔1990〕）『「日本文化論」の変容』中公文庫.
青木均（2020）『小売営業形態成立の理論と歴史』同文館出版.
秋津元輝・佐藤洋一郎・竹之内裕文（2018）『農と食の新しい倫理』昭和堂.
秋山房雄・足立己幸（1987）『食生活論』医歯薬出版.
朝日新聞（2011a）「農産品から暫定規制値超える放射能「健康に影響ない値」」3 月 19 日記事.
——（2011b）「枝野官房長官の会見全文（21 日午後 6 時）」3 月 21 日記事.
味の素社（2009）『味の素グループの 100 年史』https://www.ajinomoto.co.jp/company/jp/aboutus/history/story/index.html（2023 年 4 月アクセス）.
足立己幸（1983）『なぜひとりで食べるの』日本放送出版協会.
——（1984）「料理選択型栄養教育の枠組みとしての核料理とその構成に関する研究」『民族衛生』50 (2), 70–107.
阿部彩（2004）「最低限の生活水準に関する社会的評価」『社会保障研究』39 (4), 403–414.
——（2006）「相対的剝奪の実態と分析」『社会政策学会誌』26, 251–275.
——（2008）『子どもの貧困』岩波書店.
——（2014a）『子どもの貧困 II』岩波書店.
——（2014b）「生活保護・貧困研究の 50 年」『社会保障研究』50 (1–2), 4–17.
—— 村山伸子・可知悠子・雁咲子（2018）『子どもの貧困と食格差』大月書店.
アリストテレス（1971）『ニコマコス倫理学（上）』（高田三郎訳）岩波書店.
石井加代子・浦川邦夫（2014）「生活時間を考慮した貧困分析」『三田商学研究』57 (4), 97–121.
石井光太（2017）『浮浪児 1945–』新潮社.
石毛直道（2005）『食卓文明論』中央公論新社.
——（2006）「進歩主義の後継はなにか」『高等研報告書』0325.
石田章・久保紀美・牧野このみほか（2017）「子どもと母親の食行動・食意識と貧困」『フードシステム研究』24 (2), 99–112.
石橋武二・新津陽造・山田正三（1977）「食品添加物 30 年の変遷」『生活衛生』21 (4), 118–129.
伊藤淳史（2020）「PL480 タイトル II をめぐる日米交渉」『農業経済研究』92 (2), 165–177.
稲葉良太郎（1907）「本邦農夫ノ栄養に就テ」金子俊編（1988）『日本近代の食事調査資料 第 1 巻』全国食糧振興会, 131–153.
今西錦司（1986）『自然学の提唱』講談社.
岩井八郎（2010）「「失われた 10 年」と女性のライフコース」『教育社会学研究』82, 61–87.
岩永理恵（2010）「保護基準とはいかなる意味をもつ基準か」『社会政策』2 (2), 22–32.
岩渕道生（1996）『外食産業論』農林統計協会.
岩村暢子（2003）『変わる家族 変わる食卓』勁草書房.

—— (2010)『家族の勝手でしょ！』新潮社.
岩本純明（2010）「戦後復興期の農業」木村茂光編『日本農業史』吉川弘文館，338-357.
上田遥（2021a)『食育の理論と教授法』昭和堂.
—— (2021b)「中央卸売市場を核とした地域圏フードシステムの構造化」『農業と経済』87 (6), 99-108.
—— (2021c)「緊急事態下における中央卸売市場と公共性」『フードシステム研究』28 (3), 160-171.
—— (2022)「「食の倫理」の再検討」『立命館大学食科学研究』7, 251-269.
—— (2023a)「フランス「食の社会学」の発展史からみた現代的課題」『フードシステム研究』30 (1), 15-26.
—— (2023b)「食生活支援の実態と今後の課題」『フードシステム研究』29 (4), 243-248.
—— (2023c)「フランスにおける食料政策の展開」『フードシステム研究』30 (2), 53-68.
—— (2023d)「「食料安全保障」理念を徹底化した食料政策」『農業経済研究』95 (3), 147-152.
—— (2024)「シングルマザーの食生活規範と実態」『フードシステム研究』30 (4), 237-242.
ヴォーゲル，E.（1979）『ジャパン・アズ・ナンバーワン』（広中和歌子・木本彰子訳）TBSブリタニカ.
宇田和子（2012）「カネミ油症事件における「補償制度」の特異性と欠陥」『社会学評論』63 (1), 53-69.
内田正夫（2007）「日清・日露戦争と脚気」『東西南北』144-156.
NHK（1982）「特集 子どもたちの食卓」12月6日放送.
—— (1999)「特集 知っていますか 子どもたちの食卓（第2弾）」7月2日放送.
—— (2006)「特集 好きなものだけ食べたい」6月2日放送.
NHK 放送文化研究所世論調査部（2006）『崩食と飽食』日本放送出版協会.
江原絢子（2012）『家庭料理の近代』吉川弘文館.
大磯敏雄（1959）『栄養随想』医歯薬出版.
大岡響子（2012）「学びと表現としての「家庭料理」」『会誌食文化研究』8, 25-36.
大阪市産業部（1918）「大阪市の一膳飯屋」『大阪市商工時報』16-33.
大野勇（1930）『中央市場建営誌』宝文館.
大村幸生（1994）「日本の食品産業と流通産業政策」『商経論叢』34 (3), 1-26.
岡倉天心（1961〔1906〕)『茶の本』（村岡博訳）岩波書店.
岡野丈雄・引地亮太郎（1938）『産業衛生講座 第7巻 栄養と体育』保健衛生協会.
岡本真一郎・吉川肇子（2011）「リスク・コミュニケーションからの推論」『日本心理学会論集』要旨のみ.
小関隆志（2018）「フランスのフードバンク」佐藤順子編『フードバンク』明石書店，105-126.
落合恵美子（1989）『近代家族とフェミニズム』勁草書房.
—— (2012)「東アジアの低出生率と家族主義」『哲学研究』593, 1-32.
—— (2019)『21世紀家族へ（第4版)』有斐閣.
小沼正（1967）「わが国戦後における最低生活費研究の系譜」『社会保障研究』3 (1), 13-25.
表真美（2010）『食卓と家族』世界思想社.
開設五十周年記念誌編纂委員会（1978）『開設五十周年記念誌』京都市中央卸売市場第一市

場.
家計経済研究所（1999）『ワンペアレント・ファミリー（離別母子世帯）に関する 6 カ国調査』大蔵省印刷局.
加藤周一（1979）『雑種文化』講談社.
金子俊（1988）『日本近代の食事調査資料 第 1 巻』全国食糧振興会.
——（1989）『日本近代の食事調査資料 第 2 巻』全国食糧振興会.
河合克義（2009）『大都市のひとり暮らし高齢者と社会的孤立』法律文化社.
川上憲人・小林廉毅・橋本英樹（2006）『社会格差と健康』東京大学出版会.
川端康成（1968）「美しい日本の私」『川端康成随筆集』岩波書店.
川村保（2011）「震災後の食糧供給における個人商店の役割」『フードシステム研究』18 (3), 357–360.
雁咲子（2018）「学校給食と子どもの貧困」阿部彩・村山伸子ほか（2018）『子どもの貧困と食格差』大月書店，89–119.
カント, I.（1960〔1785〕）『道徳形而上学原論』（篠田英雄訳）岩波書店.
——（1979〔1788〕）『実践理性批判』（波多野精一・宮本和吉・篠田英雄訳）岩波書店.
ギデンズ，A.（1993〔1990〕）『近代とはいかなる時代か？』（松尾精文・小幡正敏訳）而立書房.
木立真直（1991）「食品関連産業の進展と流通再編」『農産物市場研究』33, 9–18.
——（1995）「青果物流通の変容と農協マーケティングの課題」『農林業問題研究』31（4), 143–151.
木下朋子（2005）「有職者における健康的な食生活の意味付け」『栄養学雑誌』63（3), 121–133.
京都消防局（n.d.）「京都青果市場（大正期）」京都消防歴史資料館ウェブサイト．https://www.city.kyoto.lg.jp/shobo/page/0000163311.html（2023 年 4 月アクセス）.
清原昭子（2021）「日本に「食料政策」は存在するのか」『農業と経済』秋号，46–68.
—— 福井充・山口道利・上田由喜子（2018）「世帯における社会経済的要因と食物摂取および栄養摂取状況，健康状態の関連」『厚生の指標』65（11), 8–15.
草苅仁（2011）「食料消費の現代的課題」『農業経済研究』83 (3), 146–160.
草野美保（2019）「日本における中国料理の受容——歴史篇」岩間一弘編『中国料理と近現代日本』慶應義塾大学出版会，55–76.
楠見孝・平山るみ（2013）「食品リスク認知を支えるリスクリテラシーの構造」『日本リスク研究学会誌』23 (3), 165–172.
工藤春代・鬼頭弥生・新山陽子（2017）「食事内容に関する実態調査」『農業経済学研究』88 (4), 410–415.
グプティル，A.・コプルトン，D. A.・ルーカル，B.（2016）『食の社会学』（伊藤茂訳）NTT 出版.
久保紀美・石田章（2016）「母子世帯の母親の食意識・食行動」『農業経済研究』88（2), 194–199.
熊谷修・渡辺修一郎・柴田博ほか（2003）「地域在宅高齢者における食品摂取の多様性と高次生活機能低下の関連」『日本公衆衛生雑誌』50（12), 1117–1124.
熊倉功夫（1971）『熊倉功夫全集 第三巻 近代茶道史の研究』日本放送出版協会.
——（2013）「日本の伝統的食文化としての和食」『和食——日本人の伝統的な食文化』農水

省，1-10.
倉敷労働科学研究所（1927）「工場食の研究」金子俊編（1989）『日本近代の食事調査資料 第二巻』全国食糧振興会，98-148.
黒田俊夫（1960）「人口の職業的移動」有沢広巳ほか『経済主体性講座 第三巻』中央公論社，73-74.
黒谷佳代・中出麻紀子・瀧本秀美（2018）「主食・主菜・副菜を組み合わせた食事と健康・栄養状態ならびに食物・栄養素摂取状況との関連」『栄養学雑誌』27 (4), 77-88.
―― 新杉知沙・千葉剛ほか（2019）「小・中学生の保護者を対象とした「子ども食堂」に関するインターネット調査」『日本公衆衛生学雑誌』66 (9), 593-602.
クーン，T.（1971〔1962〕）『科学革命の構造』（中山茂訳）みすず書房.
経済産業省（1972-2022）「商業統計」.
神津朝夫（2009）『茶の湯の歴史』角川学芸出版.
厚生省（1947-2002）「国民栄養の現状（国民栄養調査成績）」https://www.nibiohn.go.jp/eiken/chosa/kokumin_eiyou/（2023 年 4 月アクセス）.
――（2000）「健康日本 21（栄養・食生活）」https://www.mhlw.go.jp/www1/topics/kenko21_11/pdf/b1.pdf（2023 年 4 月アクセス）.
厚生労働省（1986-2022）「国民生活基礎調査」.
――（2003-2022）「国民健康・栄養調査 報告書」https://www.mhlw.go.jp/bunya/kenkou/kenkou_eiyou_chousa.html（2023 年 4 月アクセス）.
――（2012）「国民の健康の増進の総合的な推進を図るための基本的な方針（告示 430 号）」.
――（2017）「全国ひとり親世帯等調査報告（平成二八年度）」https://www.mhlw.go.jp/stf/seisakunitsuite/bunya/0000188147.html（2023 年 4 月アクセス）.
――（2018）「子ども食堂の活動に関する連携・協力の推進及び子ども食堂の運営上留意すべき事項の周知について（通知）」.
――（2019）「全国ひとり親世帯等調査（2018 年度）」https://www.mhlw.go.jp/stf/seisakunitsuite/bunya/0000188147.html（2023 年 4 月アクセス）.
――（2020）「ひとり親家庭の現状と支援施策について」https://www.mhlw.go.jp/content/11920000/000705274.pdf（2023 年 4 月アクセス）.
――（2021）「ひとり親家庭等の子どもの食事等支援事業」https://www.mhlw.go.jp/stf/seisakunitsuite/bunya/0000196788_00003.html（2023 年 4 月アクセス）.
国立社会保障・人口問題研究所（2020）「人口統計資料集（2020 年版）」https://www.ipss.go.jp/syoushika/tohkei/Popular/Popular2020.asp?chap=0（2023 年 4 月アクセス）.
小嶋大造（2021）「所得格差と家計のフード・インセキュリティ」『農業と経済』秋号，136-145.
後藤玲子・阿部彩・橘木俊詔ほか（2004）「現代日本社会において何が〈必要〉か？」『季刊社会保障研究』39 (4), 389-402.
近藤克則（2005）『健康格差社会』医学書院.
――（2019）『生活困窮世帯の子どもへの支援に関する調査研究』日本老年学的評価研究機構.
佐伯矩（1926）『栄養』栄養社.
佐伯芳子（1986）『栄養学者 佐伯矩伝』玄同社.
坂根嘉弘（2006）「近代」木村茂光編『日本農業史』吉川弘文館，255-336.

笹井勉（2018）「食品衛生（監視）戦後史」自治指導員講習会資料.
佐々木陽子（2010）「パンドラの箱をあけてしまった「食育基本法」」『鹿児島国際大学福祉社会学部論集』24 (4), 33–46.
佐藤順子（2018）『フードバンク』明石書店.
塩川白良（2019）「食料・農業・農村基本法の理念と政策展開」『農業経済研究』91（2), 146–163.
茂野隆一（2012）「食料消費行動分析の新展開」『フードシステム研究』19 (2), 37–45.
島薗進（2003）『〈癒す知〉の系譜』吉川弘文館.
下妻晃二郎（2015）「QOL 評価研究の歴史と展望」『行動医学研究』21 (1), 4–7.
清水克志（2019）「近代日本における外来野菜普及の史的課題」『秀明大学紀要』16, 23–38.
生源寺眞一（1999）「食料・農業・農村基本法」『農村計画学会誌』18 (3), 247–248.
——（2006）『現代日本の農政改革』東京大学出版会.
食料・農業・農村政策審議会（1980）「答申 80 年代の農政の基本方向」食品産業センター『明日の食品産業』80 (11), 11–28.
——（1982）「「80 年代の農政の基本方向」推進へ」食品産業センター『明日の食品産業』82 (9), 3–35.
——（1994）「報告 新たな国際環境に対応した農政の展開方向」https://www.maff.go.jp/j/council/kanbo/pdf/nou6–8.pdf（2023 年 4 月アクセス).
食料・農業政策研究センター（1983）『提言 私達の望ましい食生活——日本型食生活のあり方を求めて』農林統計協会.
食糧協会（1933）『糧友』8（10). 国立国会図書館デジタルコレクション. https://dl.ndl.go.jp/pid/1585018（2023 年 4 月アクセス).
女子栄養大学（1935–1996）「『栄養と料理』デジタルアーカイブス」https://www.eiyotoryori.jp/（2023 年 4 月アクセス).
水産庁（2019）『水産白書（令和元年度)』水産庁.
末木文美士（2006）『日本仏教史』新潮社.
鈴木貞美（2018）『日本人の自然観』作品社.
鈴木大拙（1964〔1940〕)『禅と日本文化』岩波書店.
駿藤晶子・山本妙子・吉岡有紀子ほか（2020）「小学生の子を持つ保護者の世帯収入別にみた食生活状況に関する研究」『栄養学雑誌』78 (4), 143–151.
全国こども食堂支援センター・むすびえ（2020）『むすびえの子ども食堂白書』本の種出版.
総務省（1963–2002）「家計調査」.
高野岩三郎（1933）『経済学全集 第 52 巻 本邦社会統計論』改造社.
高橋正郎（2002）「国際化時代における食品産業の動向と国内農業」『フードシステムと食品流通』農林統計協会，99–118.
ダグラス，M.（2009〔1966〕)『汚穢と禁忌』（塚本利明訳）筑摩書房.
武見ゆかり（2001）「高齢者における食からみた QOL 指標としての食行動・食態度の積極性尺度の開発」『民族衛生』67 (1), 3–27.
田崎美弥子・中根允文（1998）「健康関連「生活の質」評価としての WHOQOL」『行動計量』2 (49), 76–80.
立川雅司（2014）「食と農をどう捉えるか」桝潟俊子ほか編『食と農の社会学』ミネルヴァ書房，1–17.

――（2018）「北米におけるフードポリシー・カウンシルと都市食料政策」『フードシステム研究』25 (3), 129–137.
巽美奈子（2021）「近代日本における栄養思想の普及についての検討」『奈良女子大学社会学論集』28, 36–54.
田中智子（2020）「「世帯のなかに隠れた貧困」に関する子育て世帯研究の再構成」『大原社会問題研究所雑誌』739, 50–63.
田辺和俊・鈴木孝弘（2018）「都道府県の相対的貧困率の計測と要因分析」『日本労働研究雑誌』692, 45–58.
谷顕子・草苅仁（2017）「日本の貧困世帯における食料消費の特徴」『農業経済研究』88 (4), 406–409.
谷本雅之（1990）「銚子醤油醸造業の経営動向」林玲子編『醤油醸造業史の研究』吉川弘文館，231–340.
田部絢子・高橋智（2018）「発達障害児の「食の困難」の実態と支援の課題」『東京学芸大学紀要』69 (2), 81–106.
田村安興（1994）『日本中央市場史研究』清文堂出版.
地域食料ビジョン研究会（2022）『地域食料ビジョン研究会報告書』農林水産省．https://www.maff.go.jp/j/shokusan/kikaku/chiiki_shokuryo.html（23 年 4 月アクセス）.
チフィエルトカ，K・安原美帆（2016）『秘められた和食史』新泉社.
陳来幸（2019）「日本の華僑社会におけるいくつかの中国料理定着の流れ」岩間一弘編『中国料理と近現代日本』慶應義塾大学出版会，101–119.
鶴田靜（1999）『ベジタリアン宮沢賢治』晶文社.
テヴノ，L.（1997）「市場から規格へ」アレール，G.・ボワイエ，R. 編『市場原理を超える農業の大転換』（津守英夫ほか訳）食料・農業政策研究センター，31–60.
寺田寅彦（1935）『小爆発二件』青空文庫デジタル．https://www.aozora.gr.jp/cards/000042/files/2507_13840.html（2023 年 4 月アクセス）.
――（2011〔1935〕）「日本人の自然観」『天災と日本人』角川学芸出版.
東京市社会局（1923）『浮浪者及残食物に関する調査』東京市社会局.
――（1936）『市設食堂経営策に関する調査』東京市社会局.
東京電力（2012）『福島原子力事故調査報告書』東京電力.
東京の食事編集委員会（1988）『聞き書 東京の食事（日本の食生活全集 13）』農村漁村文化協会.
統計数理研究所（1993）「日本人の国民性調査」https://www.ism.ac.jp/kokuminsei/table/data/html/ss2/2_5/2_5_all.htm（2023 年 4 月アクセス）.
道元（1991a）「典座教訓」中村璋八・石川力山・中村信幸訳『典座教訓・赴粥飯法』講談社, 18–138.
――（1991b）「赴粥飯法」中村璋八・石川力山・中村信幸訳『典座教訓・赴粥飯法』講談社, 140–234.
――（1992）『正法眼蔵随聞記』（和辻哲郎訳）岩波書店.
――（2004）『正法眼蔵（一）』（増谷文雄訳注）講談社.
戸川律子（2012）「マクガバン・レポートと日本における食の「近代化」の内発的契機」『人文学論集』30, 41–62.
時子山ひろみ（1999）『フードシステムの経済分析』日本評論社.

戸田清（2006）「水俣病事件における食品衛生法と憲法」『長崎大学総合環境研究』8（1），23-38.
戸室健作（2016）「都道府県別の貧困率，ワーキングプア率，子どもの貧困率，捕捉率の検討」『山形大学人文学部研究年報』3, 33-53.
豊川裕之（1987）『食生活指針の比較検討』農山漁村文化協会.
——（2001）「食生態学とフードシステム論」豊川裕之・安村碩之編『食生活の変化とフードシステム』農林統計協会，3-25.
内閣府（2003）「家事分担の状況（食事の支度）」『男女共同参画白書（平成 15 年度）』男女共同参画局. https://www.gender.go.jp/about_danjo/whitepaper/h15/summary/danjo/html/zuhyo/fig01_00_04_04.html（2023 年 4 月アクセス）.
内務省勧農局（1881）「人民常食種類調査」金子俊編（1988）『日本近代の食事調査資料 第 1 巻』全国食糧振興会，20-21.
中澤克昭（2018）『肉食の社会史』山川出版社.
長妻廣至（1990）「近代醤油醸造業と農村」林玲子編『醤油醸造業史の研究』吉川弘文館，421-475.
長野県味噌工業協同組合連合会（1966）『信州味噌の歴史』長野県味噌工業協同組合連合会.
中嶋康博（2020）「平成期の食料政策の課題」『フードシステム研究』27 (3), 69-79.
中田照子・杉本貴代栄・森田明美（1997）『日米のシングルマザーたち』ミネルヴァ書房.
中村勝（1989）『市場の語る日本の近代』そしえて.
中山誠記（1961）『食生活はどうなるか』農林省農業総合研究所.
並松信久（2017）「栄養学の形成と佐伯矩」『京都産業大学論集』34, 25-53.
成田美紀・北村明彦・武見ゆかりら（2020）「地域在宅高齢者における食品摂取多様性と栄養素等摂取量，食品群別摂取量および主食・主菜・副菜を組み合わせた食事日数との関連」『日本公衆衛生雑誌』67 (3), 171-182.
新山陽子（2001）『牛肉のフードシステム』日本経済評論社.
——（2004）「食品表示の信頼性の制度的枠組み」新山陽子編『食品安全システムの実践理論』昭和堂，136-161.
——（2012a）「放射性物質のリスクコミュニケーションはどこまでできたか」『日本リスク研究学会誌』22 (1), 1-3.
——（2012b）「放射性物質の健康影響に対する市民の心理と双方向で密なリスクコミュニケーション」『農林業問題研究』48（3), 345-354.
——（2020）『フードシステムの未来へ（全 3 巻）』昭和堂.
——（2021）「災害に備えたフードシステムの頑健性と耐性評価」『フードシステム研究』19 (3), 201-205.
——上田遥（2020）「フランスの専門職業（間）組織と農業協同組合——その機能の専門性とは何か」新山陽子編『農業経営の存続，食品の安全』昭和堂，307-318.
——大住あづさ・上田遥（2021）「フランスにおける地域圏食料プロジェクトと地域圏フードシステム」『フードシステム研究』28（1), 29-45.
西田幾多郎（1947a）「善の研究」『西田幾多郎全集（第一巻）』岩波書店，1-200.
——（1947b）「叡智的世界」『西田幾多郎全集（第五巻）』岩波書店，123-185.
——（1948）「行為的直観」『西田幾多郎全集（第八巻）』岩波書店，541-571.
——（1952）「人心の誘惑」『西田幾多郎全集（第十三巻）』岩波書店，85-89.

日経メディカル編集部（1996）『狂牛病のすべて』日経 BP.
二野瓶徳夫（1999）『日本漁業近代史』平凡社.
日本交通公社（1956）『全国うまいもの旅行』日本交通公社.
日本フードサービス協会（2021）「外食産業市場規模統計」.
日本有機農業研究会（1971）「結成趣意書」https://www.1971joaa.org/（2023 年 4 月アクセス）.
農業基本法に関する研究会（1996）「農業基本法に関する研究会 報告」https://www.maff.go.jp/j/study/nouson_kihon/pdf/report_h080910.pdf（2023 年 4 月アクセス）.
農商務大臣官房統計課（1920）『物価表 自明治三十三年至大正八年』農商務大臣官房統計課.
農政調査委員会（1977）『改訂 日本農業基礎統計』農林統計協会.
農林漁業基本問題調査会（1960）『答申 農業の基本問題と基本対策』農林漁業基本問題調査会.
農林省（1955）『農林省累年統計表』農林統計協会.
――（1966）『畜産発達史』中央公論事業出版.
農林水産省（2002）『食と農の再生プラン』農林水産省.
――（2007）「青果物出荷機構調査報告（長期累年）」.
――（2009-2022）「食育に関する意識調査」https://www.maff.go.jp/j/syokuiku/ishiki.html（2023 年 4 月アクセス）.
――（2015）『報告書 和食を未来へ』https://www.maff.go.jp/j/keikaku/syokubunka/culture/pdf/houkoku_2.pdf（2023 年 4 月アクセス）
――（2016）「第三次食育推進基本計画」農林水産省.
――（2018）「卸売市場をめぐる情勢について」https://www.maff.go.jp/j/shokusan/sijyo/info/attach/pdf/index-165.pdf（23 年 4 月アクセス）.
――（2020）『食料・農業・農村基本計画』農水省.
――（2022a）「野菜をめぐる情勢」https://www.maff.go.jp/tokai/kikaku/renkei/attach/pdf/20180528-1.pdf（23 年 4 月アクセス）.
――（2022b）「国際的な食料安全保障に関する考え方」食料・農業・農村政策審議会基本法検証部会 https://www.maff.go.jp/j/council/seisaku/kensho/3siryo.html（23 年 4 月アクセス）.
――（2022c）「政策ごとの予算との対応について（総括表）」https://www.maff.go.jp/j/budget/attach/pdf/index-3.pdf（23 年 4 月アクセス）.
――（2022d）『福島県産農産物等流通実態調査（令和 3 年度）』農林水産省.
――（2022e）「野菜生産出荷統計（長期累年）」.
農林統計研究会（1979）『水産業累年統計 第 2 巻』農林統計研究会.
野口悠紀雄（2015）『戦後経済史』東洋経済新報社.
野田潤（2022）「近代日本の家族における「食＝愛情」の論理と手作り料理に求められる水準の上昇」『人文・社会科学論集』39, 27-46.
野間万里子（2015）「帝国日本における青島肉・朝鮮牛の受容」『農業史研究』49, 13-22.
萩原弘道（1985）『栄養と食養の系譜』サンロード.
硲野佐也香・中西明美・野末みほら（2017）「世帯の経済状態と子どもの食生活との関連に関する研究」『栄養学雑誌』75 (1), 19-28.
橋本健二（2018）『新・日本の階級社会』講談社.
バシュラール，G.（2012〔1938〕）『科学的精神の形成――対象認識の精神分析のために』（及川馥訳）平凡社.

羽原又吉（1957）『日本近代漁業経済史（下巻）』岩波書店.
原田信男（2009〔2003〕）『江戸の食生活』岩波書店.
——（2020）『「共食」の社会史』藤原書店.
林清（2011）「放射能汚染と食品安全・風評被害防止」『日本農学アカデミー会報』16, 5-16.
林芙美・武見ゆかり・村山伸子（2015）「成人における経済的要因と食に関する認知的要因，食行動，および食の QOL との関連」『栄養学雑誌』73 (2), 51-61.
ハリス，M.（2001〔1985〕）『食と文化の謎』（板橋作美訳）岩波書店.
BSE 問題に関する調査検討委員会（2002）『BSE 問題に関する調査検討委員会報告』厚生労働省.
樋口耕一（2014）『社会調査のための計量テキスト分析』ナカニシヤ出版.
平栗要三（1923）『栄養料理講習録』日本評論社出版部，国立国会図書館デジタルコレクション．https://dl.ndl.go.jp/pid/987264/1/1（2023 年 4 月アクセス）.
平出鏗二郎（1975）『東京風俗志（生活の古典双書 14）』八坂書房.
平山昌子（1969）「献立のパターンに関する実態調査——大都市と近郊小都市の献立調査」『栄養学雑誌』25 (1), 7-11.
——（1971）「献立のパターンに関する実態調査——地方小都市，町村の献立調査」『栄養学雑誌』29 (1), 48-53.
ベック，U（1997〔1994〕）「政治の再創造」（松尾精文ほか訳『再帰的近代化』而立書房，10-103）.
——（2014〔1999〕）『世界リスク社会』（山本啓訳）法政大学出版局.
ベルク，A.（1996）『風土の日本』筑摩書房.
深澤向日葵・吉井瑛美・會退友美ほか（2021）「母親の食生活リテラシーと幼児の食生活の課題との関連」『日本健康教育雑誌』29 (2), 182-188.
藤井弘章（2018）「三度の食事」小川直之編『日本の食文化 1 食事と作法』吉川弘文館.
藤井葉子（2019）『発達障害児の偏食改善マニュアル』中央法規出版.
藤木正一（2001）「消費者ニーズの変化と食品製造業の対応」豊川裕之・安村碩之編『食生活の変化とフードシステム』農林統計協会，236-257 頁.
藤島廣二（1986）『青果物卸売市場流通の新展開』農林統計協会.
藤田貞一郎（1972a）『近代生鮮食料品市場の史的研究』清文堂出版.
——（1972b）「大正期公設市場の特質」『同志社商学』24 (1), 1-20.
藤田昌雄（2007）『写真で見る海軍糧食史』光人社.
藤谷築次（1969）『農産物流通の基本問題』家の光協会.
藤原辰史（2018）『給食の歴史』岩波書店.
——（2020）『縁食論——孤食と共食のあいだ』ミシマ社.
藤森克彦（2018）「高齢単身女性と貧困」『学術の動向』23 (5), 10-13.
フードガイド検討会（2005）「食事バランスガイドの報告書」農水省.
——（2002-2005）『フードシステム学全集（全 8 巻）』農林統計出版.
フードシステム学会（2014-2016）『フードシステム学叢書（全 4 巻）』農林統計出版.
プラトン（1950）『ソクラテスの弁明・クリトン』（久保勉訳）岩波書店.
ベンサム，J.（1979〔1789〕）『道徳および立法の諸原理序説』（関嘉彦訳『世界の名著 49 巻 ベンサム，J. S. ミル』中央公論社，69-210）.
細井和喜蔵（1954〔1925〕）『女工哀史』岩波書店.

ホブズボウム，E.・レンジャー，T.（1992）『創られた伝統』（前川啓治・梶原景昭ほか訳）紀伊國屋書店.
前田愛（2001〔1973〕）『近代読者の成立』岩波書店.
前田廉孝（2018）「食料をめぐる経済政策と消費の嗜好性」『嗜好品文化研究』3, 49–56.
――（2021）「「財政専売」の時代――19–20 世紀転換期の食塩市場」『日本海水学会誌』75 (3), 158–161.
松田紀美・石田章・西澤晃彦（2020）「母親の子ども期を考慮した母子世帯の食生活に影響を与える要因――阪神地区に居住する 8 人の母親へのインタビュー調査を通して」『フードシステム研究』26 (4), 217–233.
松原岩五郎（1988〔1893〕）『最暗黒の東京』岩波書店.
丸山眞男（1998〔1972〕）「歴史意識の古層」『忠誠と反逆』筑摩書房，354–423.
南方建明（2002）「統計からみた食品スーパーの成長と専門業種店の動向」『日本経営診断学会論集』2, 94–105.
源了圓（1985）「日本人の自然観」坂本賢三編『新・岩波講座哲学 5 自然とコスモス』岩波書店.
宮本憲一（2014）『戦後日本公害史論』岩波書店.
宮本常一（1989）「近代の飲食と生活」『宮本常一著作集 24 食生活雑考』未来社.
美輪里子・佐藤文代・村山篤子ほか（1995）「食の専門誌の献立カレンダーからみる昭和 40–50 年代の料理の変遷」『栄養学雑誌』53 (6), 395–402.
村井弦斎（2005〔1903〕）『食道楽（上）』岩波書店.
村上陽一（1977）『日本近代科学の歩み（新版）』三省堂.
村田泰子（2001）「〈栄養〉と権力」『ソシオロジ』45 (3), 69–84.
村山伸子（2014）「健康格差とフードシステム」『フードシステム研究』21 (2), 77–86.
―― 米山けい子（2017）「フードバンクによる子どもがいる生活困窮世帯への夏休み期間の食料支援プロジェクト」『日本健康教育学会誌』25 (1), 21–38.
モース，M.（1976〔1934〕）「身体技法」モース，M. 編『社会学と人類学 II』（有地亨訳）弘文堂，121–156.
――（2009〔1925〕）『贈与論』（吉田禎吾・江川純一訳）筑摩書房.
モラン，E.（1975〔1973〕）『失われた範列――人間の自然性』（古田幸男訳）法政大学出版局.
森ゆかり（2010）「生活時間分析による食事時間の遅延・分散化について」『生活学論叢』17, 40–49.
森田倫子（2004）「食育の背景と経緯――「食育基本法案」に関連して」『調査と情報』457, 1–10.
文部省（1941）『国定第 V 期尋常小学校修身書 ヨイコドモ上』文部省，国立国会図書館デジタルコレクション．https://dl.ndl.go.jp/pid/1277310/1/1（2023 年 4 月アクセス）.
門間敏幸（2013）「放射能汚染地域の農業・食料消費に関する研究動向」『農業経済研究』85 (1), 16–27.
薬師寺哲郎（2015）『超高齢社会における食料品アクセス問題』ハーベスト社.
安井大輔（2019）『フードスタディーズ・ガイドブック』ナカニシヤ出版.
――（2021）「食選択と社会に働きかける活動――国産食品とオーガニック食品の購入をめぐって」『ソシオロジ』65 (3), 59–78.

柳田國男（1990〔1931〕）「明治大正史 世相篇」『柳田國男全集 26』筑摩書房，7–394.
山下政三（2008）『鷗外森林太郎と脚気紛争』日本評論社.
山田篤裕（2014）「相対貧困基準と生活保護基準で捉えた低所得層の重なり」『三田学会雑誌』106 (4), 517–535.
山田知子（2010）『大都市高齢者層の貧困・生活問題の創出過程』学術出版会.
山本文乃（1982）「村井弦斎研究」『文教大学研究紀要』26, 44–56.
湯澤規子（2018）『胃袋の近代――食と人びとの日常史』名古屋大学出版会.
横山源之助（1949〔1898〕）『日本の下層社会』岩波書店.
吉田久一（1995）『日本の貧困』勁草書房.
吉田忠（1974）『畜産経済の流通構造』ミネルヴァ書房.
――（1978）『農産物の流通』家の光協会.
――（1992）『牛肉と日本人』農村漁村文化協会.
――（1988a）「日本人と米」秋谷重男・吉田忠『食生活変貌のベクトル』農村漁村文化協会, 14–30.
――（1988b）「小売市場の出現」秋谷重男・吉田忠『食生活変貌のベクトル』農村漁村文化協会，66–71.
――（1988c）「食生活の洋風化」秋谷重男・吉田忠『食生活変貌のベクトル』農村漁村文化協会，72–91.
吉田英雄（1930）『日稼哀話』平凡社.
ラカトシュ，I.（1986〔1978〕）『方法の擁護――科学的研究プログラムの方法論』（村上陽一郎ほか訳）新曜社.
ラプトン，D.（1999）『食べることの社会学――食・身体・自己』（無藤隆・佐藤恵理子訳）新曜社.
陸軍軍医医学校衛生学教室（1925）「養衆ノ研究補遺」金子俊編（1989）『日本近代の食事調査資料 第 2 巻』全国食糧振興会，88–95.
陸軍第五師団経理部（1935）「入営兵の食習慣調査」金子俊編（1988）『日本近代の食事調査資料 第 1 巻』全国食糧振興会，184.
料理の友社『料理の友』12（22）. 味の素食の文化センターライブラリー. https://www.syokubunka.or.jp/library/ryourino-tomo/（2023 年 4 月アクセス）.
連合国軍最高司令官総司令部（1945）「日本帝国政府ニ対スル覚書 一般住民ノ榮養調査」12 月 11 日付.
労働政策研究・研修機構（2019）『子育て世帯全国調査（2018 年度）』労働政策研究・研修機構.
ロールズ，J.（2010）『正義論（改訂版）』（川本隆史・福間聡・神島裕子訳）紀伊國屋書店.
枠谷光晴（1977）『中央卸売市場の成立と展開』白桃書房.
渡辺一夫（2005〔1958〕）『フランス・ユマニスムの成立』岩波書店.
和辻哲郎（1979〔1935〕）『風土――人間学的考察』岩波書店.
著者不明（1930）『大東京寫眞帖』国立国会図書館デジタルコレクション. https://dl.ndl.go.jp/pid/3459985/1/1（2023 年 4 月アクセス）.
著者不明（1994〔1886〕）「府下民の真況」中山清編『明治東京下層生活誌』岩波書店，12–30.

付　　録

「善き食生活」全国アンケート調査　質問票と集計結果
「善き食生活」と「食の貧困」の指標化にむけた剝奪・充足閾値の導出根拠
統計分析の詳細結果（第 8-9 章）
補論　ロバストネス・テスト

「善き食生活」全国アンケート調査
質問票と集計結果

以下，紙幅の制約から繰り返しの質問は省略しており，実際の調査票とは一部異なる。

【第1部　良い食生活とは何か】
はじめに，あなた自身にとって「良い食生活」とは何かということをお聞きします。「良い食生活」とは，周囲の人や専門家が勧める食生活というよりも，あなた自身が価値をおくような食生活を指しています。「良い食生活」というフレーズがすぐにピンとこない場合は，「目標とする食生活」「望ましい食生活」「豊かな食生活」「実現したい食生活」などと言いかえながら考えてみるとよいかもしれません。

【問1】「良い食生活」と聞いた時，最初に頭に浮かんでくる言葉や単語を5つお答えください。

（　　　　　）（　　　　　）（　　　　　）（　　　　　）（　　　　　）

【問2】先ほどよりも，少しかしこまった聞き方をします。あなた自身にとって「良い食生活」とは，どのように定義できるものでしょうか。自由な発想力を使って，1－2文ほどで言い表してみてください。先ほどの5つの単語を使わなかったり，また，新しく思いついた内容を加えたりしても大丈夫です。

（私にとって良い食生活とは…　　　　　　　　　　　　　　　　　　　　　　　）

【第2部　どこで，いつ，何を，どのように食べるのが良いのか】
ここからは，あなたが思う「良い食生活」の内容について，どこで，いつ，何をどのように食べればよいかなど，もっと具体的にお聞きしていきます。各項目について，あなた自身が「良い（目標，実現したい）」と思うものと，あなたの最近の「実際の」食生活の2つに分けてお聞きします。

【問3】ふだんどこで食事をするのが，良い食生活だと思いますか。以下に示す食べ方（家で食べる，外食など）は1週間あたり何日ずつが望ましいですか。トーストや電子レンジでの加熱など，どこから「家での調理」とみなすかは，あなた自身の判断にお任せします。

1. 家で調理して，家で食べる　　2. 家で調理して，外で食べる
3. 調理済みのものを買ってきて，家で食べる
4. 外で調理されたものを，外で食べる（飲食店，食堂など）

【問4】直近1週間では，実際にどこで食事をしていましたか。（選択肢は【問3】同様）

【問5（問3と問4の回答が異なる場合のみ表示)】あなたが先ほど「良い（実現したい)」と思った食べ方と，「実際」の食べ方は同じではありませんでした。こうした目標と実際のギャップを振り返ってみて，どう思いますか。お気持ちに近いものをお選びください。

1. 目標を実現できず残念だ
2. 目標ほどではなかったがまあ納得できる　　3. 目標よりも実際の方が良かった

【問6】ふだん何時頃に食事をはじめるのが，良い食生活だと思いますか。勤務日と休日の朝食・昼食・夕食それぞれについて，食事の開始時間（1時間単位）をお答えください。ここでいう「開始時間」は食べはじめる時間を指します（調理や準備の時間ではありません）。

各食事について　（　　　）時　または　□欠食

【問7】直近の勤務日と休日では実際，何時に食事をはじめましたか。（選択肢は【問6】同様）

【問8（問6と問7の回答が異なる場合のみ表示)】あなたが先ほど「良い（実現したい)」と思った食事時間と「実際」の食事時間は同じではありませんでした。こうした目標と実際のギャップを振り返ってみてどう思いますか。お気持ちに近いものをお選びください。（選択肢は【問5】同様）

【問9】ふだんどれくらいの時間をかけて食事するのが，良い食生活だと思いますか。勤務日と休日の朝食・昼食・夕食の食事時間（10分単位）それぞれについてお答えください。

各食事について　（　　　）分　または　□欠食

【問10】直近の勤務日と休日では，実際どれくらいの時間をかけて食事をしましたか。（選択肢は【問9】同様）

【問11（問9と問10の回答が異なる場合のみ表示)】あなたが先ほど「良い（実現したい)」と思った食事時間と「実際」の食事時間は同じではありませんでした。こうした目標と実際のギャップを振り返ってみてどう思いますか。お気持ちに近いものをお選びください。（選択肢は【問5】同様）

【問12】ふだん誰と一緒に食事するのが，良い食生活であると思いますか。朝食・昼食・夕食について，それぞれあてはまるものをすべてお答えください（複数回答)。

1. 一人で食べる　　　　　2. 家族と一緒に食べる
3. 気づかいのいらない家族以外の人（友人，恋人など）と一緒に食べる　　4. 食べない

【問13】昨日，実際誰と一緒に食事しましたか。朝食・昼食・夕食について，それぞれあてはまるものをすべてお答えください。（選択肢は【問12】同様）

【問14】あなたが思う良い食生活を，もっともよくあらわす朝食メニューをお答えください。それぞれの食材・料理・飲料名はできるだけ具体的にご記入ください（例えば，トーストにイチゴジャムを塗ったもの，トマトとレタスのサラダ，ヨーグルト，お水など)。

（良い朝食メニューとは…　　　　　　　　　　　　　　　　　　　　　　　　　）

【問 15】あなたが思う良い食生活を，もっともよくあらわす昼食メニューをお答えください。

（良い昼食メニューとは…　　　　　　　　　　　　　　　　　　　　　　　　　）

【問 16】あなたが思う良い食生活を，もっともよくあらわす夕食メニューをお答えください。

（良い夕食メニューとは…　　　　　　　　　　　　　　　　　　　　　　　　　）

【問 17】先ほど良い食生活をよくあらわすものとして，あなたは以下のメニュー（【問 14 － 16】回答結果表示）をあげました。これらに含まれていた食材・料理を，以下の項目からすべてお選びください（複数回答）。

各食事について，以下の項目から選択：
1. ご飯類（白ご飯，おにぎり，ピラフ，寿司など）
2. パン類（食パン，菓子パン，サンドイッチなど）
3. シリアル類（コーンフレークなど）
4. パスタ類（パスタ，グラタンなど）麺類・粉もの（ラーメン，そば，お好み焼きなど）
5. 鍋物（しゃぶしゃぶ，おでん，すき焼きなど）
6. 汁物（スープ，味噌汁など）
7. 乳製品（チーズ，ヨーグルトなど）
8. お菓子・デザート（洋菓子，和菓子など）
9. 果物（生，缶詰，ドライ問わず）
10. サプリメント・栄養補助食品（カロリーメイトなど）
11. 飲み物（水，紅茶，ビール，野菜ジュースなど）
12. 肉類を主材料とするおかず（ハンバーグ，焼肉など）
13. 魚介類を主材料とするおかず（刺身，焼き魚など）
14. 野菜を主材料とするおかず（サラダ，野菜炒めなど）
15. その他（豆類・海藻類など）を主材料とするおかず（冷やっこ，ひじきの煮物など）

【問 18】あなたは昨日，実際にどのような朝食メニューをとりましたか。

（実際の朝食メニューは…　　　　　　　　　　　　　　　　　　　　　　　　　）

【問 19】あなたは昨日，実際にどのような昼食メニューをとりましたか。

（実際の昼食メニューは…　　　　　　　　　　　　　　　　　　　　　　　　　）

【問 20】あなたは昨日，実際にどのような夕食メニューをとりましたか。

（実際の夕食メニューは…　　　　　　　　　　　　　　　　　　　　　　　　　）

【問 21】先ほど良い食生活をよくあらわすものとして，あなたは以下のメニュー（【問 18 − 20】回答結果表示）をあげました。これらに含まれていた食材・料理を，以下の項目からすべてお選びください（複数回答）。（選択肢は【問 17】同様）

【問 22】もう一度，あなたが思う良い食事についてお尋ねします（【問 14 − 16】回答結果表示）。これらを考えついたのは，どのような理由からですか。良い食事と考えた理由について，1 − 2 文ほどでお答えください。

（良い朝食と考えたのは…　　　　　　　　　　　　　　　　　　　　　　　）
（良い昼食と考えたのは…　　　　　　　　　　　　　　　　　　　　　　　）
（良い夕食と考えたのは…　　　　　　　　　　　　　　　　　　　　　　　）

【問 23】先ほど良い食生活をよくあらわすものとして，あなたは以下のメニュー（【問 14 − 16】回答結果表示）をあげました。良い食事と考えた理由について，今度は以下の項目の中から，あてはまるものをすべてお答えください（複数回答）。もしこの中に，先ほど思いつかなかった理由があれば，それも選んでください。先ほどとまったく同じ回答でなくても大丈夫です。

各食事について，以下の項目から選択：
1. 病気，体質，宗教などによる特別な食事制限があるから
2. 特定の栄養素（糖分，脂質など）を抑えられるから
3. 満腹感が得られるから
4. 栄養素（タンパク質，ビタミンなど）のバランスがよいから
5. 食品・食品群（肉類，野菜類など）のバランスがよいから
6. 簡便に準備できる，食べられるから
7. 誰かと一緒に楽しく食べるのにふさわしいから
8. 地域や家庭で受け継がれてきた文化や伝統のあるものだから
9. 生産者や環境に優しいから
10. 季節の変化や自然とのつながりを感じることができるから

【問 24】次は，もう一度あなたが実際食べたものについてお尋ねします。先ほど，実際食べたものとして以下のメニュー（【問 18 − 20】回答結果表示）をあげました。昨日の食事を振り返ってみて，以下の項目をどれくらい達成できたと思いますか。（選択肢は【問 23】同様，「あてはまる」と選択された項目のみ表示）

各項目について，以下の 6 段階評価：
1. とてもよく達成できた　　2. 達成できた
3. どちらかといえば達成できた　　4. どちらかといえば達成できなかった
5. 達成できなかった　　6. 全く達成できなかった

【問 25】ふだんどこで食材を買い物するのが，良い食生活であると思いますか。もっともふさわしいと思う買い物場所を，上から 3 つお答えください（複数回答）。

1. 全国チェーンのスーパー（イオン，ライフ，バロー，マックスバリューなど，全国どこにでもある店舗系列）
2. 地域のスーパー（主にあなたがお住まいの地域にのみある店舗系列または独立店舗）
3. 業務スーパー，ディスカウントスーパー
4. 生協（コープ）のスーパー　5. 地域の八百屋，魚屋，肉屋，豆腐屋さん　6. 百貨店
7. コンビニ　8. 食材宅配（生協，らでぃっしゅぼーやなど）
9. 飲食店のテイクアウト，調理済み食品（弁当，ピザなど）の配達

【問 26】直近 1 ヶ月では，ふだんどこで食材を買い物していましたか。主に利用していた買い物場所を，上から 3 つお答えください（複数回答）。（選択肢は【問 25】同様）

【問 27】良い食生活を送るためにふさわしい食材とは，どのようなものですか。「良い食材」といったとき，あなたがふだん意識することを 5 つまでお答えください。

（　　　　）（　　　　）（　　　　）（　　　　）（　　　　）

【問 28】良い食生活を送るためにふさわしい食材について，今度は以下の品質がそれぞれ，あなたにとってどれくらい重要かをお答えください。

1. 値段がお得　2. 形・色・成分などが一定で，調理が簡便
3. 伝統的な，地域で作られた，地域の文化に合っている
4. 社会によい（環境への配慮など）　5. ブランド・メーカー・産地などが有名
6. オリジナル，独創的，他にはないような，作り手のこだわりがある
7. 新鮮な，鮮度がいい　8. 生の，天然の，清潔な，純粋な
9. 自然や季節や旬を感じさせる　10. 作り手の顔が見える
11. 信頼できる機関が認証している（安全性，生産・加工方法など）
12. 成分・栄養価が高い（もしくは低い）（ビタミン，糖度，脂質，カロリーなど）
13. 美味しい，味が好きな

各項目について，以下の 6 段階評価：
1. とても重要である　2. 重要である　3. どちらかといえば重要である
4. どちらかといえば重要でない　5. 重要でない　6. 全く重要でない

【問 29】直近 1 週間の食事では，先ほど重視したような品質をもつ食材をどのくらい使ったり，食べたりすることができましたか。（選択肢は【問 28】同様，「3. どちらかといえば重要である」以上の項目のみ表示）

各項目について，以下の 4 段階評価：
1. ほとんど毎日使った / 食べた　2. 2 日に 1 回使った / 食べた
3. 一週間に 1〜2 回使った / 食べた　4. 使わなかった / 食べなかった

【問 30】あなたが思う良い食生活を送る上で，どのような楽しみが必要だと思いますか。

1. 自分で食材を選んで，買い物したりする楽しみ
2. 自分で料理をする楽しみ
3. 食事をする楽しみ
4. 食事後の片付け，食材の貯蔵や廃棄にかかわる楽しみ（何でもよい）
→あれば具体的に（　　　　　　　　　　）
5. お腹や空腹感を満たす喜び
6. 料理の美味しさを味わう楽しみ
7. 食卓を囲んで，団らんする楽しみ
8. 食事を通して，季節の変化や自然とのつながりを感じる喜び

各項目について，以下の 6 段階評価：

1. とても重要である　2. 重要である　3. どちらかといえば重要である
4. どちらかといえば重要でない　5. 重要でない　6. 全く重要でない

【問 31】直近 1 週間の食事では，実際どのような楽しみがありましたか。（選択肢は【問 30】同様，「3. どちらかといえば重要である」以上の項目のみ表示）

各項目について，以下の 6 段階評価：

1. とてもよくあてはまる　2. あてはまる
3. どちらかといえばあてはまる　4. どちらかといえばあてはまらない
5. あてはまらない　6. 全くあてはまらない

【問 32】ここまで，あなたが思う「良い食生活」の具体的な内容をみてきました。それぞれの内容はあなたにとってどれくらい重要ですか。お気持ちに近い順番に 1 位（重要度が高い）から 8 位（重要度が低い）までご回答ください。

1. どこで食べるか（家庭，外食など）　（　　）位
2. いつ食べるか（朝食は何時など）　（　　）位
3. どのくらい時間をかけて食べるか　（　　）位
4. 誰と一緒に食べるか（もしくは一人か）　（　　）位
5. 何を食べるか（メニュー）　（　　）位
6. どこで食材の買い物をするか　（　　）位
7. どんな品質の食材を使うか　（　　）位
8. 食の楽しみはどれくらいあるか　（　　）位

【第 3 部　食生活の満足度，達成度，その実現における妨げ】
最後に，あなたの現在の食生活における満足度や達成度，さまざまな妨げについていくつかお聞きします。

【問 33】あなたは現在の食生活における栄養バランス状態に満足していますか。

1. とても満足している　2. 満足している
3. どちらかといえば満足している　4. どちらかといえば満足していない

5. 満足していない　　6. 全く満足していない

【問 34】あなたは現在の食生活において，どの程度栄養バランスよく食べることができていますか。ここでは満足度ではなく，少し客観的に自分のことを考えてみて，どれだけ達成できているかをお答えください。

1. 十分に達成できている　　2. 達成できている
3. どちらかといえば達成できている　　4. どちらかといえば達成できていない
5. 達成できていない　　6. 全く達成できていない

【問 35】先ほど栄養バランス達成度の自己評価を行ったとき，以下のどれを評価の参照点としましたか。

1. 自分の過去の良い時の状態　　2. 自分の過去の良くない時の状態
3. 自分の到達目標　　4. 周囲の人と比べて
5. 何らかの客観的基準（食事摂取基準など）　→具体的に（　　　　　　　　）
6. それ以外　→具体的に（　　　　　　　　）

【問 36】現在，あなたが栄養バランスよく食べることを妨げているものは何ですか。

1. 忙しく時間がないこと　　2. 十分なお金がないこと
3. それへの関心や意欲がないこと　　4. 知識やスキル（食品選択，料理）が足りないこと
5. 周りの人（家族など）の食生活がそれに合わないこと
6. それに必要な食材を買うお店や，そうした食事ができる料理店が近くにないこと
7. 上記以外の要因　→具体的に（　　　　　　）

各項目について，以下の 6 段階評価：
1. とてもよくあてはまる　　2. あてはまる
3. どちらかといえばあてはまる　　4. どちらかといえばあてはまらない
5. あてはまらない　　6. 全くあてはまらない

【問 37】現在あなたは，誰かと一緒に食べる機会の多さに満足していますか。先に「一人で食べるのが良い」と答えた方は「一人で食べる機会の多さの満足度」としてよみかえてお答えください（以下，同様）。（選択肢は【問 33】同様）

【問 38】あなたは現在の食生活においてどの程度誰かと一緒に食べることができていますか。ここでは満足度ではなく，少し客観的に自分のことを考えてみて，どれだけ達成できているかをお答えください。（選択肢は【問 34】同様）

【問 39】先ほど誰かと一緒に食べることができているかどうかの自己評価を行ったとき，以下のどれを評価の参照点としましたか。（選択肢は【問 35】同様）

【問 40】現在，あなたが誰かと一緒に食べることを妨げているものは何ですか。

1. 一人暮らしであること
2. 他の人と同居しているが，自分に時間がないこと（仕事，習い事など）
3. 他の人と同居しているが，その人に時間（仕事など）がないこと
4. 同居者のほかに，一緒に食べる人（友人，恋人など）が周りにいないこと
5. 一緒に食べることに関心や意欲がないこと
6. 上記以外の要因　→具体的に（　　　　　　　　　　　　　　　）

各項目について，以下の 6 段階評価：
1. とてもよくあてはまる　　　　2. あてはまる
3. どちらかといえばあてはまる　4. どちらかといえばあてはまらない
5. あてはまらない　　　　　　　6. 全くあてはまらない

【第 4 部　生活状況】
ここまでご回答いただき，どうもありがとうございました。
最後に，あなたご自身について以下の項目をお知らせください。

【問 41】あなたの同居者の中に子どもはいますか。子どもがいても離れて暮らしている場合は「1. 子どもはいない」とお答えください。

1. 同居者の中に子どもはいない　　2. 小学生未満の子どもと一緒に住んでいる
3. 小学生の子どもと一緒に住んでいる　4. 中学生以上の子どもと一緒に住んでいる

【問 42】ふだん主に料理するのはあなたですか。

1. 主に自分が料理を担当する
2. 主にほかの人が料理を担当するが，自分も料理をする
3. 主にほかの人が料理を担当し，自分はほとんど料理をしない　4. 誰も料理をしない

【問 43】直近 1 週間の食生活では，以下の食品群をどれくらいの頻度で食べましたか。

各項目について，以下の 4 段階評価：
1. ほとんど毎日　　2. 2 日に 1 回
3. 一週間に 1〜2 回　4. ほとんど食べない

1. 肉類（生鮮，加工品を問わない）　2. 魚介類（生鮮，加工品を問わない）
3. 卵（魚の卵は含まない）　4. 牛乳（コーヒー牛乳，フルーツ牛乳は除く）
5. 大豆・大豆製品（豆腐，納豆などの大豆食品）
6. 緑黄色野菜類（にんじん，ほうれん草，かぼちゃ，トマトなどの色の濃い野菜）
7. 海藻類（生，乾物を問わない）　8. いも類
9. 果物類（生鮮，缶詰を問わない。トマトは含まず緑黄色野菜とする）
10. 油脂類（油炒め，天ぷら，フライ，パンに塗るバターやマーガリンなど油を使う料理）

【問 44】あなたの小学生の時の食生活について，あてはまるものをすべてお答えください。

1. 食事の手伝い（買い物，料理など）をよくしていた
2. 食事の時，会話をよくしていた
3. 食事の時，食事マナーについてよく注意された
4. ふだんの夕ご飯では，主食・主菜・副菜はおおむねそろっていた
5. よく外食していた
6. 食事を一人ですることがよくあった
7. 欠食をすることがよくあった
8. 家庭で旬の食材，行事食，郷土料理が出されることがよくあった
9. 学校での食べ物に関する勉強（家庭科，社会科など）は好きだった
10. この中にあてはまるものはない

【問 45】あなたの職業についてもっともよくあてはまるものをお選びください。すでに退職されている方は 11〜13 の中からお選びください。専業主婦・主夫の方は 14〜16 の中からお選びください。

1. 専門的・技術的職業（研究者，技術者，医師，看護師，法律家，教師など）
2. 管理的職業（課長以上の管理職）
3. 事務的職業（事務員など）
4. 販売的事業（店主，店員など）
5. サービス的職業（理容・美容師，接客など）
6. 保安的職業（警察官，消防官など）
7. 運輸・通信的職業（電車や車の運転手，郵便配達員，電話交換手など）
8. 技能労働者（熟練労働者）
9. 一般作業員（非熟練労働者）
10. 農林漁業
11. 現在は退職しているが，以前は「専門的・技術的もしくは管理的職業」
12. 現在は退職しているが，以前は事務的職業
13. 現在は退職しているが，以前は 4〜10 のいずれかの職業
14. 自分は「専業主婦・主夫」，かつ配偶者は「専門的・技術的もしくは管理的職業」
15. 自分は「専業主婦・主夫」，かつ配偶者は「事務的職業」
16. 自分は「専業主婦・主夫」，かつ配偶者は「4〜10 のいずれかの職業」
17. その他の無職者（自分は「専業主婦・主夫」，かつ配偶者も「無職」もしくは配偶者「なし」を含む）

【問 46】あなたの職位をお知らせください。退職者は，以前の仕事についてお知らせください。専業主婦・主夫の場合，配偶者（退職者であれば以前の仕事）の職位を教えてください。そうした配偶者もいない場合は「11. 無職」を選択してください。

1. 会社や団体等の経営者・役員（あなたも含めて従業員 5 人以上）
2. 会社や団体等の経営者・役員（あなたも含めて従業員 4 人以下）

3. 自営業者（あなたも含めて従業員 5 人以上）
4. 自営業者（あなたも含めて従業員 4 人以下）
5. 家族従業者（自分の家族が営む事業に従事している者）（あなたも含めて従業員 5 人以上）
6. 家族従業者（自分の家族が営む事業に従事している者）（あなたも含めて従業員 4 人以下）
7. 一般の正規被雇用者（フルタイム）
8. 臨時・パート・アルバイト
9. 派遣社員
10. 内職者
11. 無職

【問 47】あなたの最終学歴をお知らせください。

1. 小学校・中学校　2. 高校・旧中学校　3. 短大・高専相当　4. 大学　5. 大学院

【問 48】あなたの年間の世帯収入区分をお知らせください（年間の個人収入ではありません）。世帯収入（税込み）には，勤め先収入，営業年間利益（自営業の場合），内職年間収入，公的年金・恩給，その他の年間収入（家賃収入，預貯金利子，仕送り金など）などが含まれます。以下の金額区分はやや細かいですが，全国の統計に基づき計算されたものです。

単身世帯かつ非勤労者世帯（世帯主が勤めていない，年金暮らしなど）の場合：
1. 159 万円未満　2. 159～218 万円　3. 219～295 万円　4. 296～427 万円　5. 428 万円以上

単身世帯かつ勤労者世帯（世帯主が勤めている）の場合：
1. 241 万円未満　2. 241～329 万円　3. 330～408 万円　4. 409～551 万円　5. 552 万円以上

二人以上世帯かつ非勤労者世帯（世帯主が勤めていない，年金暮らしなど）の場合：
1. 328 万円未満　2. 328～453 万円　3. 454～614 万円　4. 615～844 万円　5. 845 万円以上

二人以上世帯かつ勤労者世帯（世帯主が勤めている）の場合：
1. 462 万円未満　2. 462～599 万円　3. 600～748 万円　4. 749～943 万円　5. 944 万円以上

【問 49】あなたのお住まいの地域をお知らせください。

1. 大都市―人口 100 万以上の市
（札幌，東京都区部，横浜，川崎，名古屋，京都，大阪，神戸，広島，北九州，福岡）
2. 中都市―人口 15 万以上 100 万未満の市
3. 小都市 A―人口 5 万以上 15 万未満の市
4. 小都市 B―人口 5 未満の市および町村

「善き食生活」と「食の貧困」の指標化にむけた剝奪・充足閾値の導出根拠

1）食事回数

シングルマザー・剝奪閾値	%	全国・剝奪閾値	%	全国・充足閾値	%
1日2食以下	28.3	1日2食以下	10.2	7日とも1日3食（習慣・状況的欠食0回）	67.7

導出根拠：大多数が「1日3食」規範をもつことを全国調査で確認したため，習慣的に「1日2食以下」である場合を全国調査・シングルマザー調査ともに剝奪パターンとみなした。たしかにシングルマザー調査では，15.1％の母親が「1日2食」を理想としていたが，ここでは諸要因（不規則労働由来の習慣，子どもの世話に要する朝の時間的制約など）による「適応」が生じたものとみなし，本来は「1日3食」規範をもっていたものと仮定している。本測定のように客観的実態を軸とする閾値設定の場合，ある程度の一般化はやむを得ない。充足閾値については，これを習慣的に「1日3食」をとるものとすると，全体の89.8％に及び十分な分類効果をもたない。そこで状況的欠食も0回（直近1週間のうち7日とも「1日3食」）というより厳しい条件を充足とした。

2）食事場所

シングルマザー・剝奪閾値	%	全国・剝奪閾値	%	全国・充足閾値	%
【外派】外部化0回	28.3	【外派】家庭外0回	19.3	【外派】家庭外1-3回	33.6
【家派】家庭内3回以下	1.9	【家派】家庭内3回以下	3.0	【家派】家庭内7回	23.0

導出根拠：食事場所（夕食）の家庭内外に関する規範をめぐっては，完全家派（外部化0回）とそれ以外（外部化1回以上）の二集団が存在する。完全家派の割合は全国調査で30.5％，シングルマザー調査で18.9％であり，これ以外を便宜上「外派」としておこう。家派と外派それぞれについて，剝奪・充足パターンを定義する。外派については，全く外部化できない（家庭外0回）場合を剝奪とみなした。家派については全く家庭内で食事をとれていないものはごくわずかで分類効果に乏しいため，これも家庭内食事が「週半分以下（3回以下）」を剝奪とした。全国基準の外部化頻度が1-3日程度であったことをふまえれば，週4日以上の外部化は外派といえどもさすがに「多すぎる」とみることができよう。充足閾値でも同様に家派・外派を区別する。家派は「完全家派」という定義通り，家庭内食事が7回の場合を充足とみなす。外派は「時には外部化できる」という食機能の全国基準（外派全体の85％を占める）に相当する「外部化1-3回」を充足とみなした。外部化は少なくすぎても（0回）多すぎても（4回以上）望ましくないとされていたためである。

3）食事開始時間

シングルマザー・剝奪閾値	%	全国・剝奪閾値	%	全国・充足閾値	%
21時かそれ以降	7.5	21時かそれ以降	13.1	19時かそれ以前	65.9

導出根拠：シングルマザーへのインタビュー調査の結果，大多数は「早い時間帯が善い」としていたが，朝食・昼食では若干の例外もあったため（睡眠確保のため遅めの朝食，仕事優

先で遅めの昼食など），より強い「単調性（早いほど善い）」を仮定できる夕食を閾値設定対象とした。第6章でみたように，高度経済成長期以降，夕食時間の遅延化と二極化が進行し，「21時かそれ以降」が目安として用いられてきたため（「国民健康・栄養調査」も同様），本調査でもこれを剝奪閾値とした。充足閾値は，夕食開始時間の規範が19時（全国基準）であるため「19時かそれ以前」と定義した。

4）食事時間の長さ

シングルマザー・剝奪閾値	%	全国・剝奪閾値	%	全国・充足閾値	%
朝食10分以下かつ昼食15分以下かつ夕食15分以下	7.5	3食すべて10分以下	7.3	朝食20分以上，昼食30分以上，夕食30分以上のうち2食以上	41.1

導出根拠：シングルマザーへのインタビュー調査の結果，（食事開始時間とは異なり）朝昼夕すべての場合に「ゆっくり食べる方が善い」という単調性を想定できることが明らかになったため，3食とも考慮対象とする。全国調査とシングルマザー調査において規範（中央値）とされた食事時間の長さは以下の通りである。

【全国（10分単位）】朝20分　昼30分　夕30分

【シングルマザー（5分単位）】朝20分　昼30分　夕35分

そこで充足閾値は，これら規範以上の長さをもって「十分にゆっくり食べることと」とみなす。欠食者も一部含まれるため，3食すべてではなく2食以上について，規範以上の長さの食事をとれている場合を充足とした。「健康日本21」では「30分以上のきちんとした食事を1日最低1回とること」を評価指標としており，本調査の充足閾値はそれに近いか，もしくはそれよりも厳しい条件を課すものである。剝奪閾値については様々な選択が可能であるが，その切迫さをどう表現するかが肝心となる。本調査では（OECDの所得基準貧困線などと同様に）「中央値の半分以下」を目安とし，さらに「すべての食事」でこの条件を満たす場合とした。すなわち（単位の制約を考慮しながらであるが）シングルマザー調査では「朝食10分以下かつ昼食15分以下かつ夕食15分以下」とし，全国調査では「3食すべて10分以下」とした。すべての場合において，欠食は0分とみなす。

5）共食者

シングルマザー・剝奪閾値	%	全国・剝奪閾値	%	全国・充足閾値	%
夕食・孤食	13.2	3食すべて孤食	20.9	2食以上共食	51.3

導出根拠：まずは共食規範に関する論点を整理しておく。これまでは共食を無条件に規範化してきたが，全国・シングルマザー両調査の結果，孤食を規範とするものが一定数存在することが明らかになった（以下，孤食理想者）。

【全国】朝食27.8％　昼食30.9％　夕食12.0％

【シングルマザー】朝食34.0％　昼食51.0％　夕食7.7％

少なくとも夕食については大多数が共食規範をもっていることがわかる。全国調査ではその背景理由は不明であるが，シングルマザー調査では夕食の孤食理想者7.7％についてその理由を尋ねている。いずれも自分の時間を持てること，育児負担の軽減，親子関係の改善が望めるならば「本当は子どもと一緒に食べたい」ということであった。これは一種の「適応」状態であり，客観的評価ではこれを（本来の）共食理想者とみなし，夕食実態が孤食である場合はすべて剝奪とみなした。一方，全国調査では，シングルマザー調査と同様に「夕

食のみ・孤食」を剥奪とみなすと，単身者が無条件で含まれてしまう。単身者においても夕食は孤食だが，そのかわりに昼食を職場の同僚や友人とともに食べて「親密性」を確保しているケースもあり，これを共食次元の剥奪とみなすのは不適当であろう。また朝食は孤食だが，昼食・夕食には共食機会を確保するケースも十分考えられる。そこで，適応効果の想定（本当は共食したいが同居者，友人がいないため孤食となっている等の想定）を朝昼食にも拡大し「3 食いずれも孤食である（共食なし)」の場合を剥奪とした。なお，ここでも欠食は孤食（共食以外）に含まれる。

充足閾値についても，同様の論理を用いる。単身者の存在をふまえて，3 食すべて共食を想定するのではなく，2 食以下とするのが適当である。しかし，朝昼夕のいずれか 1 食とすると全体の 88.2 %に及び十分な分類効果をもたないため，ここでは「2 食以上共食」を充足パターンと定義した。

6）食材調達場所

シングルマザー・剥奪閾値	%	全国・剥奪閾値	%	全国・充足閾値	%
業務スーパー・コンビニ・薬局のみ利用	7.5	業務スーパー・コンビニ 1 位（メイン調達場所）	9.2	規範 1-2 位（メイン・サブ）乖離 0 個	42.9

導出根拠：日常的食材について「善き」調達場所を一律的に決めるのは難しいが，シングルマザーへのインタビューからは，新業態（業務スーパー，コンビニ，薬局）を「善くない調達場所」とする評価が共通していることが明らかになった。業務（ディスカウント）スーパーを理想とする 5.7 %の母親も，安いから利用しているだけであって，家計的制約が緩和すれば本当は別のところで買いたいという適応効果を受けた上での規範表明となっていた（別の調達場所が思いつかないため回答は「業務スーパー」のまま)。つまり食材の非市場的価値（安価さ）を考慮外におけば「善くない調達場所」については一定の共通規範があり，これ以外の調達場所を利用できていない（実態として「業務スーパー・コンビニ・薬局」のみの利用）場合を剥奪パターンと定義した。全国調査では，「業務スーパー」と「コンビニ」のみ選択項目にあり，主な調達場所（第 1 位）と使い分け場所（第 2 位）の利用実態（第 1-2 位のみ）の内訳は以下の通りであった。

【全国】業務スーパー　第 1 位 6.7 %　第 2 位 18.8 %
　　　　コンビニ　第 1 位 2.6 %　第 2 位 6.3 %
　　　　業務スーパー・コンビニともに上位 2 位 0.5 %

「業務スーパー・コンビニ」利用のみに限定すると十分な分類効果をもたないことから「第 1 位が業務スーパーまたはコンビニ」である場合を剥奪パターンと定義した。再度になるが，業務スーパーとコンビニを日常的食材の主な調達場所とする場合，十分な品質・品揃えニーズが満たせないという前提をおいている。また，徒歩距離にスーパー等の食材調達場所がない「買い物難民」においては，コンビニに頼らざるを得ず，そうした状況も示唆する閾値としてみることもできよう（薬師寺哲郎編『超高齢社会における食料品アクセス問題』ハーベスト社，2015 年)。

充足閾値については「善き調達場所」を想定できない以上，回答者自身の主観的評価を統合せざるを得ない。上位 1-2 位の調達場所選択において「規範－実態の乖離がない」場合のみを充足パターンとした。これはメイン，サブの調達場所ともに不自由なく通えているという状態を表す。

7）食材の品質

シングルマザー・剝奪閾値	%	全国・剝奪閾値	%	全国・充足閾値	%
達成項目 0 個	7.5	達成項目 4 個以下	14.8	達成項目すべて	45.2

導出根拠：全国調査とシングルマザー調査で品質選択肢の尋ね方が異なるため回答分布が異なる。全国調査では第 7 章でみた 12 項目に「美味しさ」を加えた 13 項目について，4 段階評価のうち「使わなかった」を不達成とする。シングルマザー調査では自由回答であげられた全 9 項目のうち「直近 1 週間に使わなかった」とした場合を不達成とする。剝奪については，価格最優先でほかの非市場的価値を一つも満たせていない場合を非剝奪とみなすのは不適当であるため，「価格」項目を除外して考える。達成項目 0 個のものは全体の 2.3 %にすぎず，十分な分類効果をもたないため，達成項目数の中央値が 8 個であることをふまえ（食事時間の長さと同様に）「中央値の半分以下」すなわち「4 個以下」を剝奪閾値とする。シングルマザー調査では自由回答であることもあり達成項目数は全体的に少なくなる。達成項目 0 個（価格以外の品質を一つも達成できない）のものが全体の 35.8 %に及ぶため，これをそのまま剝奪パターンとした。

充足パターンの定義については，価格以外の品質項目も達成していることを前提とするため「価格」項目も再度統合した 13 項目で考える（品質にみあったお得な値段で買えることも重要な品質項目であるため)。最も厳しい条件である「全ての品質項目を達成」するものが全体の 45.2 %に及んでいたため，これをそのまま充足パターンとした。

8）食の楽しみ

シングルマザー・剝奪閾値	%	全国・剝奪閾値	%	全国・充足閾値	%
達成項目 0 個	49.1	達成項目 3 個以下	16.4	達成項目 7 個以上	38.7

導出根拠：閾値導出プロセスは基本的に「食材の品質」と同様である。全国調査では第 7 章でみた 8 項目について，6 段階評価のうち「どちらかといえばあてはまらない」「あてはまらない」「全くあてはまらない」を不達成とする。シングルマザー調査では自由回答であげられた全 7 項目のうち「直近 1 週間に（そうした楽しみは）なかった」場合を不達成とする。剝奪については，達成項目 0 個のものは全体の 2.8 %にすぎず，十分な分類効果をもたないため，達成項目数の中央値が 6 個であることをふまえ（食事時間の長さや品質と同様に）「中央値の半分以下」すなわち「3 個以下」を剝奪閾値とする。シングルマザー調査では自由回答であることもあり達成項目数は全体的に少なくなる。達成項目 0 個（価格以外の品質を一つも達成できない）のものが全体の 49.1 %に及ぶため，これをそのまま剝奪パターンとした。

充足パターンの定義については「全ての楽しみ項目を達成」するものは全体の 17.7 %のみで，ほかの評価次元と比較してやや厳しすぎる条件であるため，「中央値より上」の水準に相当する「達成 7 個以上（不達成 1 個以下)」を充足閾値とした。

9）食事内容（食事型）

シングルマザー・剝奪閾値	%	全国・剝奪閾値	%	全国・充足閾値	%
夕食を含む 2 食以上で「主食＋ 1 品」未満	11.3	3 食とも「主食＋ 1 品」未満	12.1	「主食＋ 2 品」以上が 1 食以上	60.2

導出根拠：現状，主流の食事型規範となっているのは「主食主菜副菜」である。全国調査で

は 67.8 %，シングルマザー調査でも 94.3 %が，「主食主菜副菜」の実現に必要な「主食＋ 2 品」以上を規範としていた。そこで充足パターンの定義においては同食事型を考慮対象とする。同食事型の実践率の内訳をみると以下の通り。

【全国】「主食＋ 2 品以上」 いずれか 1 食 37.8 % いずれか 2 食 18.0 % 3 食すべて 4.4 %

ほかの評価次元と比べても十分かつ同水準の分類効果をもつ「いずれか 1 食」およびそれ以上の場合を充足パターンと定義した。結果的に，これは「健康日本 21」の達成指標の一つである「最低 1 食きちんとした食事をとる」という内容に近いものである。一方で，その逆数である「主食＋ 2 品以上を 1 食もとれていない」場合は全体の 32.2 %に及ぶため剝奪閾値として十分な効果をもつとは言い難い。そこで剝奪パターンの定義については，もう一つの分岐的役割を果たす食事型として「主食＋ 1 品」を考える。つまり食事型が「主食＋ 1 品」を下回る際に最低水準を満たせていないとみなす。両調査における「主食＋ 1 品以上」の不達成率（「主食＋ 1 品」未満の食事率）の内訳は以下の通りである。

【全国】「主食＋ 1 品」未満 1 食 34.7 % 2 食 30.5 % 3 食 12.1 %

【シングルマザー】「主食＋ 1 品」未満 1 食 52.8 % 2 食 17.0 % 3 食 3.8 %

全国調査においては最も厳しい条件が十分な分類効果をもつため，「3 食いずれも主食＋ 1 品未満」を剝奪パターンとする。シングルマザー調査ではこの条件にあてはまるものはほぼいないため，次に厳しい条件である「2 食が主食＋ 1 品未満」である場合を検討する。このうちシングルマザーの食生活規範における「夕食」の重要性をふまえ，この 2 食のうちいずれかに「夕食」を含む場合とした。ここでは，朝昼は「主食＋ 1 品未満」で簡単に食べるが，子どもと一緒の夕食はきちんとした食事をとるという場合を剝奪パターンから除外している。

10）食事内容（栄養水準）

シングルマザー・剝奪閾値	%	全国・剝奪閾値	%	全国・充足閾値	%
BDHQ 要改善項目 6 個以上	17.0	多様性得点 0 点	18.4	多様性得点 4 点以上	29.4

導出根拠：シングルマザー調査では簡易型自記式食事歴質問票（BDHQ），全国調査では食品摂取多様性得点を用いて栄養水準を評価している。いずれもどの水準をもって剝奪とみなすか唯一解があるわけではなく，集団の状態分布をみて判断することになる。

【全国】多様性得点 0 点 18.4 % 1 点 18.3 % 2 点 18.1 % 3 点 15.8 % 4 点 12.1 % 5 点 9.0 % 6 点以上 8.2 %

【シングルマザー】要改善栄養素個数 0–2 個 30.2 % 3–4 個 32.1 % 5 個 20.8 % 6 個以上 17.0 %

全国調査では，0 点（「ほぼ毎日食べる」当該食品群が一つもない）が全体の 18.4 %に及ぶため，これをそのまま剝奪パターンとした。充足閾値については，中央値が 2 点であるため，「中央値の 2 倍」にあたる 4 点以上とした。シングルマザー調査では，十分な分類効果を持たせるため 6 個以上を剝奪とするのが適当であろう。

統計分析の詳細結果（第 8-9 章）

表 1　「食事回数」「食事場所」「食事開始時間」「食事の長さ」「共食者」の剥奪・充足者割合

（%）

	食事回数		食事場所		食事開始時間		食事の長さ		共食者	
	剥奪者	充足者	剥奪者	充足者	剥奪者	充足者	剥奪者	充足者	剥奪者	充足者
男性	11.5	62.4	22.0	52.4	17.7	63.0	8.1	37.2	25.2	45.5
女性	8.9	72.7**	22.6	60.6	8.7**	71.9*	6.5	44.8*	16.8**	56.6**
20 歳台	12.0	65.4	20.4	51.8	16.8	59.7	8.9	36.6	25.7	52.4
30 歳台	11.9	69.9	25.4	54.9	12.4	68.4	7.3	33.7	17.1*	57.0
40 歳台	12.1	64.7	20.5	61.1	17.9	60.5	10.0	38.4	21.6	43.2
50 歳台	9.1	64.6	23.2	53.5	14.1	65.2	8.6	37.4	22.2	46.5
60 歳台	6.0*	73.6	21.9	61.7	4.5**	83.6**	2.0**	58.7**	17.5	57.2
所得 I 位	11.6	69.2	22.0	56.4	8.4	72.8	9.2	40.0	22.0	50.0
所得 II 位	11.8	60.1	20.2	65.7*	11.8	70.2	5.6	43.3	21.9	50.0
所得 III 位	10.2	69.5	24.1	47.6	13.4	67.9	6.4	41.2	19.3	56.7
所得 IV 位	5.6*	68.9	24.4	57.2	15.6	63.3	6.7	40.0	20.0	51.1
所得 V 位	11.2	70.2	20.8	56.7	18.0	61.8	7.9	41.6	20.8	48.9
高卒	12.7	63.1	20.4	56.1	11.1	66.9	8.6	40.1	22.6	49.7
短大卒	7.3	71.2	22.4	60.7	7.8	75.8	6.4	41.6	20.5	52.5
大卒	9.8	69.3*	23.6	55.0	17.0	64.1	6.8	41.6	19.8	51.8
アンダー	17.6	74.4	24.8	57.6	10.4	75.2	4.8	44.8	23.2	48.0
労働者	17.2	65.2	18.9	59.7	14.6	64.4	8.2	36.9	24.5	46.4
旧中間	6.6	61.8	14.5	63.2	10.5	71.1	1.3	57.9*	21.1	57.9
新中間	18.0	62.1*	27.0	47.9	18.5	60.2	8.5	33.2	24.6	45.5
資本家	17.1	72.4	20.0	59.0	11.4	68.6	11.4*	40.0	19.0	61.0*
その他	10.1	71.7	23.8	57.8	11.1	72.2	6.7	45.7	13.0	57.0

註）二項ロジスティック回帰分析（紙幅の制約上，標準化偏回帰係数などの統計量は省略）：* p < 0.05, ** p < 0.001

表 2　「調達場所」「食材の品質」「食の楽しみ」「食事型」と「栄養水準」の剥奪・充足者割合

（%）

	調達場所		食材の品質		食の楽しみ		食事型		栄養水準	
	剥奪者	充足者	剥奪者	充足者	剥奪者	充足者	剥奪者	充足者	剥奪者	充足者
男性	9.6	44.2	17.3	50.0	23.9	28.2	14.5	49.3	26.3	20.7
女性	8.9	41.6	12.5	40.8*	9.5**	48.5**	9.8*	70.3**	11.1**	37.4**
20 歳台	13.1	38.7	18.8	44.5	20.9	29.8	15.5	50.3	23.0	23.0
30 歳台	9.3	42.5	16.1	39.4	21.2	35.8	11.9	59.5	24.4	23.8
40 歳台	12.1	42.1	20.0	44.7	16.3	38.4	13.0	57.3	18.9	27.4
50 歳台	7.1	44.4	12.1	44.4	16.7	41.4*	9.5*	63.3*	13.1**	30.3
60 歳台	5.0**	46.3	7.5**	52.7	7.5**	47.8**	11.0	69.9**	12.9**	41.8**
所得 I 位	12.4	41.6	20.0	44.0	17.6	35.2	12.7	57.6	18.4	30.4
所得 II 位	7.9	44.9	13.5	43.8	17.4	39.3	10.0	66.5	18.5	30.3
所得 III 位	10.2	40.6	17.1	44.9	17.6	36.4	11.0	61.4	20.9	21.4
所得 IV 位	6.7	47.2	12.8*	42.2	14.4	42.8	11.5	57.9	16.7	30.6
所得 V 位	7.9	40.4	8.4**	51.7	14.6	41.6	15.1	58.6	17.4	34.3
高卒	10.2	47.1	15.3	47.1	15.3	36.3	12.7	56.3	20.4	25.8
短大卒	8.7	41.6	14.6	43.4	13.7	43.8	10.4	65.8	15.5	34.7
大卒	8.9	40.5*	14.5	44.8	18.6	38.0	12.5	60.2	18.4	29.3
アンダー	12.0	44.8	16.8	41.6	18.4	34.4	13.2	60.9	12.0	28.0
労働者	8.6	39.5	13.3	46.8	13.3	36.1	9.7	58.8	20.6	21.9
旧中間	9.2	40.8	9.2	56.6	18.4	38.2	10.9	63.2	23.7*	32.9
新中間	8.1	46.0	15.2	48.8	19.9	35.5	14.0	55.0	18.5	26.5
資本家	8.6	43.8	19.0	40.0	18.1	40.0	19.0	55.8	22.9	33.3
その他	9.9	42.6	14.8	40.8	13.9	46.6	9.2	67.2	15.7	37.7

註）二項ロジスティック回帰分析（紙幅の制約上，標準化偏回帰係数などの統計量は省略）：* p < 0.05, ** p < 0.001

補論　ロバストネス・テスト

「善き食生活」や「食の貧困」に関する社会的合意が確立していない中で，操作的とはいえ，いかなる閾値や重み付けを選択するのが妥当かという問題がある。AF手法では、この問題に対処するため「ロバストネス・テスト（robustness test)」の実施を推奨している（Alkire & Foster, 2011；Alkire & Santos, 2014；Alkire et al., 2015)。ロバストネス・テストとは，一連の測定結果が選択された閾値や重み付けに対してどの程度感受的かを評価する作業である。ロバストネスが高い場合は（選択における恣意性の問題を完全に解決できないとはいえ）閾値や重み付けを多少変更したところで，測定結果は変わらないと解釈することができる。

測定結果に影響を与える要因は，各評価次元の閾値，貧困（幸福）閾値，各評価次元の重み付け，あるいは，それら3つの組み合わせと多岐にわたっている。とりわけ本研究では10個の評価次元を用いているため，可能な閾値・重み付けの組み合わせは無数にあり，このうちテストに用いる代替的組み合わせをどう有効に選択していくかは今後の検討課題である。さしあたり本書では，ロバストネス・テストの概要を紹介するため「食の貧困」指標を例に以下3つの代替的組み合わせを設定した。

1）「食の貧困」閾値を変化させる場合：k = 2，k = 4，k = 5
2）重み付けを変化させる場合：「食事内容」と「栄養」次元に2倍の重み付けを行う。比較的近い内容の次元である「食事開始時間」と「時間の長さ」，および「調達場所」と「品質」を統合する。つまり，これら4次元にそれぞ0.5倍の重み付けを行う（全体合計はd = 10で変更の必要なし)。換言すれば，従来の「食の貧困」観と折衷させて，食事内容・栄養次元を相対的に重視した組み合わせとする。
3）各評価次元の閾値を変化させる場合：10個の評価次元についてすでに厳しい条件を選択してはいるが，このうちさらに「食事回数」の剝奪閾値を「1日2食」，「品質」と「食の楽しみ」の剝奪閾値を「達成個数0」として，最も厳しい剝奪条件とする。

ロバストネス・テストの具体的手法の一つが，もともとの組み合わせとこれらの代替的組み合わせの間の順位相関性を計算することである。性別と年齢を組み合わせた10集団，および所得別の5集団をあわせた合計15集団の順位についてスピアマンの相関分析を行った結果，順位相関係数は以下の通りであった（−1〜+1：正の値が1に近いほど相関性が高い)。

1）「食の貧困」閾値を変化させる場合：0.986（k = 2)，0.914（k = 4)，0.768（k = 5)
2）重み付けを変化させる場合：0.961
3）各評価次元の閾値を変化させる場合：0.900

順位相関係数はほとんどが0.9以上であり（最も低くても0.768)，本書で用いた閾値・重み付けの組み合わせのロバストネスはかなり高いこと，つまり多少これらを変化させただけで測定結果は変わらないことが示された。先述のように，さらに多様な組み合わせを試す必要はあろうが，本書の論を進めるには今回選択した閾値・重み付けで十分であろう。